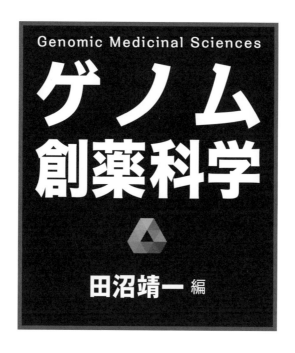

Genomic Medicinal Sciences

ゲノム創薬科学

田沼靖一 編

裳華房

Genomic Medicinal Sciences

edited by

Sei-ichi TANUMA

SHOKABO

TOKYO

序

　生命を救う医薬品の研究開発は、物理学、化学、生物学を基礎学問とした生命科学の幅広い学問領域の知識の集約によって行われている。近年、ヒトゲノムプロジェクトやDNAテクノロジーの驚くべき進展により、ヒトゲノム情報を基点として、論理的に創薬を行う「ゲノム創薬」が展開されている。そして最近では、ヒトゲノム情報と臨床ゲノム情報に基づく疾患関連遺伝子の網羅的な解析や、ケミカル情報とコンピュータシミュレーション技術を活用した in silico 創薬手法を取り入れた「ゲノム創薬」が注目されている。ここでは、生命システムに適合した副作用の起こりにくい最適医薬分子（薬物）の理論的な開発を目指している。現在、このような「ゲノム創薬」が21世紀のゲノム医療として期待される「個別化医療 (personalized medicine)」、ひいては「精密医療 (precision medicine)」の要となってきている。

　したがって、学生諸君には、創薬を単なる医薬品開発のプロセスといった狭義の意味での「創薬化学」として捉えないでもらいたい。疾患を生命のゲノム発現システムの異常として捉え、疾患関連タンパク質と薬物との相互作用を物理化学的に理解することによって、最適な医薬品（薬物）を創製するという、新たな観点からの学問分野として、"ゲノム創薬科学"に興味を持ってもらいたいと思っている。本書は、このような新しい概念としての「ゲノム創薬」（第1章）を念頭において、「創薬標的分子探索」（第2章）、「薬物－標的分子間相互作用」（第3章）、「理論創薬」（第4章）、「低分子医薬品創製」（第5章）、「バイオ医薬品創製」（第6章）、「ファーマコインフォマティクス」（第7章）、「システム生物学」（第8章）、「薬物体内動態」（第9章）、「薬物送達システム」（第10章）、「個別化医療」（第11章）を分かりやすく解説し、新たな「創薬科学」としての理解と実践に役立つことを目標としている。

　ゲノム創薬の分野の進展は、日進月歩である。これまでに、生化学、分子生物学、有機化学、物理化学、薬理学、薬剤学、医科学から医療ゲノム科学、情

報計算科学などの学問分野を結びつけて、新しい学問体系としてまとめた"ゲノム創薬科学"の教科書は、出版されていない。本書は、21世紀のゲノム医療が目指す「精密医療」の基盤となる"個別化ゲノム創薬"を見据えて編集された新しい「創薬科学」の教科書である。本書が新たにゲノム創薬を志す広い分野の学生にとって、大いに役立つものと信じている。

　本書は、「ゲノム創薬科学」について基本的に知っておかなければならない知識を網羅し、さらに、実践的なゲノム創薬につながる知識や実験手法も加えた成書となっている。また、本書の内容は、それぞれの専門分野の先生方にお願いして、図や表を多く取り込むことによって、分かりやすく解説していただいた。本書がこれから「ゲノム創薬科学」を学ぶ学部学生や大学院生の座右の書となるばかりでなく、これからの新しい創薬科学分野を切り拓く一助になることを念じて止まない。

　おわりに、このような趣旨の教科書に賛同いただき、分担執筆を賜った先生方に心から感謝申し上げる。また、本書の出版にあたり、編集にご尽力いただいた小島敏照さんをはじめとする株式会社裳華房編集部の関係者各位に感謝する次第である。

2017年　初秋

田沼　靖一

目　次

第1章　創薬科学の新潮流　［田沼 靖一］
1.1　創薬科(化)学の歴史　1
  1.1.1　創薬第一世代　1
  1.1.2　創薬第二世代　3
  1.1.3　創薬第三世代　5
1.2　ゲノム創薬　8
  1.2.1　ゲノム創薬の要　8
  1.2.2　創薬標的タンパク質分子の探索　9
  1.2.3　創薬リード化合物の創製　11
  1.2.4　薬理効果の評価　14
1.3　システム創薬　15
  1.3.1　*in silico* 創薬手法の活用　16
  1.3.2　システム創薬の構築　16
1.4　ゲノム診断と個別化医療　19
  1.4.1　ゲノム診断とSNPs解析　19
  1.4.2　「テーラーメイド創薬」と「精密医療」　20
1.5　ゲノム創薬とシステム生物学　21
  1.5.1　ゲノム創薬とファーマコインフォマティクス　21
  1.5.2　システム生物学の重要性　22
演習問題　24／参考文献　25

第2章　創薬標的分子の探索　［佐藤　聡］
2.1　創薬標的分子の探索・同定　26
  2.1.1　創薬標的分子の特徴　27
  2.1.2　創薬標的分子の探索アプローチ　29
2.2　疾患ゲノム情報の解析　39
  2.2.1　疾患ゲノム解析　39
  2.2.2　疾患ゲノム情報　40
  2.2.3　遺伝子多型　40

2.3 ゲノム医療の実現　43
　2.3.1 テーラーメイド医療　43
　2.3.2 バイオインフォマティクス　44
2.4 今後の展望　45
演習問題　45／参考文献　46

第3章　薬物−標的分子の相互作用　[横山 英志・秋本 和憲]

3.1 薬物−標的分子間相互作用に働く力　47
　3.1.1 相互作用に働くエネルギー　47
　3.1.2 イオン結合　49
　3.1.3 イオン−双極子相互作用　51
　3.1.4 水素結合　51
　3.1.5 ファンデルワールス相互作用　52
　3.1.6 疎水性相互作用　53
3.2 酵素を標的とした薬物相互作用　54
　3.2.1 酵素の特性　54
　3.2.2 「鍵と鍵穴」モデル　56
　3.2.3 「誘導適合」モデル　57
　3.2.4 酵素反応速度論　58
　3.2.5 酵素阻害剤　59
　3.2.6 酵素に作用する医薬品　62
3.3 受容体を標的とした薬物相互作用　63
　3.3.1 リガンド−受容体システム　63
　3.3.2 チロシンキナーゼ型細胞膜表面受容体を標的とした薬物の作用機序　64
　3.3.3 チロシンキナーゼ型細胞膜表面受容体の細胞内ドメインを
　　　　　　　　　　　　　　　　　　　　　標的とした創薬　66
　3.3.4 チロシンキナーゼ型細胞膜表面受容体の細胞外ドメインを
　　　　　　　　　　　　　　　　　　　　　標的とした創薬　67
　3.3.5 免疫チェックポイント阻害抗体医薬　69
演習問題　71／参考文献　72

第4章 理論的ゲノム創薬手法　[吉森 篤史]

4.1 標的タンパク質による薬物の認識　73
  4.1.1 「鍵と鍵穴」モデル　73
  4.1.2 「誘導適合」モデル　75
  4.1.3 「構造活性相関」と薬物設計　75
4.2 タンパク質の立体構造データ　76
  4.2.1 タンパク質の立体構造表示法　76
  4.2.2 タンパク質構造データバンク　77
4.3 タンパク質の立体構造予測　79
  4.3.1 タンパク質立体構造の予測法　79
  4.3.2 ホモロジーモデリング　80
4.4 タンパク質の立体構造に基づく薬物設計 (SBDD)　83
  4.4.1 薬物設計による創薬プロセス　83
  4.4.2 薬物設計の *in silico* 手法　85
4.5 タンパク質の立体構造に基づく化合物の探索　89
  4.5.1 リガンド構造に基づく化合物の探索 (LBVS)　89
  4.5.2 SBVS のプロセスと特徴　92
  4.5.3 ドッキングスタディ　93
  4.5.4 SBVS の性能　97
4.6 SBDD の実例：カスパーゼ-3 の立体構造に基づく特異的阻害剤の創製　99
  4.6.1 カスパーゼ　99
  4.6.2 カスパーゼ-3 特異的阻害剤　100
4.7 分子動力学法を用いた *in silico* 創薬　102
  4.7.1 分子動力学法の基礎　102
  4.7.2 タンパク質と化合物との結合親和性の計算　105
演習問題　106 ／ 参考文献　106

第5章 低分子医薬品の創製　[倉持 幸司]

5.1 リード化合物の探索　107
  5.1.1 生物活性に基づく探索　107
  5.1.2 生体分子の構造や相互作用に基づく探索　111

 5.2 リード化合物の分子設計 112
  5.2.1 *in silico* 創薬手法、SBDD 112
  5.2.2 *in silico* 創薬手法、LBDD 113
 5.3 リード化合物の製造 117
  5.3.1 天 然 物 117
  5.3.2 化学合成 118
  5.3.3 バイオテクノロジー 127
 演習問題 130／参考文献 131

第6章　バイオ医薬品の創製　［原田 陽介］
 6.1 バイオ医薬品とは 132
 6.2 抗体産生のメカニズム 133
  6.2.1 抗体産生と獲得免疫 133
  6.2.2 免疫システムの特性 137
 6.3 抗体医薬の特徴 139
  6.3.1 抗体医薬の作用機序 139
  6.3.2 抗体医薬の生体内における安定性 140
 6.4 モノクローナル抗体の重要性 142
  6.4.1 モノクローナル抗体の作製法 142
  6.4.2 ヒト化モノクローナル抗体 142
  6.4.3 ヒト抗体医薬の創製 145
 6.5 Fc 融合タンパク質の医薬品への応用 147
 6.6 抗体医薬品の命名法 148
 6.7 抗体医薬品の臨床応用 150
  6.7.1 関節リウマチに対する抗体医薬品 150
  6.7.2 がんに対する抗体医薬品 152
  6.7.3 免疫チェックポイント 154
 演習問題 157／参考文献 158

第7章　ファーマコインフォマティクス　［山西 芳裕］
 7.1 ビッグデータ時代の創薬 159

7.2　化学構造の情報解析技術　162
　7.2.1　ケモインフォマティクスとバイオインフォマティクス　162
　7.2.2　グラフ表記　162
　7.2.3　線形表記　163
　7.2.4　フィンガープリント表記　165
7.3　医薬品候補化合物のゲノムワイドな in silico スクリーニング　167
　7.3.1　従来の情報技術　167
　7.3.2　ポリファーマコロジーと機械学習による予測　167
　7.3.3　ゲノムワイドな in silico スクリーニングの枠組み　169
7.4　ドラッグリポジショニングによるゲノム創薬　172
　7.4.1　ドラッグリポジショニングの意義　172
　7.4.2　薬物応答遺伝子発現プロファイルを用いた適応可能疾患の予測　173
　7.4.3　薬物の標的分子に基づく適応可能疾患の予測　175
　7.4.4　疾患の類似性に基づく薬物の新規効能の予測　176
7.5　ADME の in silico 予測　177
　7.5.1　ADME と創薬　177
　7.5.2　in silico ADME 予測手法　178
7.6　創薬の将来展望　180
演習問題　181／参考文献　182

第8章　創薬とシステム生物学　[広井 賀子]

8.1　システム生物学とは　183
　8.1.1　システムとは何か　183
　8.1.2　細胞システムを表す生化学反応ネットワーク　185
　8.1.3　システム生物学マークアップ言語（SBML）と
　　　　　　　　　　　　システム生物学グラフィカル表記（SBGN）　185
　8.1.4　細胞内生化学反応回路のモデル化　186
8.2　モデルの設計と解析　188
　8.2.1　モデル制御系設計法の基礎　188
　8.2.2　ボトムアップアプローチとトップダウンアプローチ　191
8.3　システム生物学に基づく薬剤標的探索法　193

8.3.1 がんと治療薬開発　193
8.3.2 システム生物学的薬剤の開発戦略　197
8.3.3 自己フィードバック機構 ＋ ネガティブフィードバック機構と
　　　ネガティブ−ポジティブダブルフィードバック機構　202
8.3.4 色々な制御モチーフとその挙動　206
8.4 将来の展望：システム生物学と創薬　206
演習問題　210／参考文献　211

第9章　薬物の体内動態　［檜垣 和孝］

9.1 生体膜透過機構　212
  9.1.1 生体膜の構造　212
  9.1.2 生体膜透過機構　213
9.2 吸 収　215
  9.2.1 消化管吸収　215
  9.2.2 消化管以外からの薬物吸収　219
9.3 分 布　222
  9.3.1 分布を制御する生体側因子　222
  9.3.2 分布を制御する薬物側因子　223
  9.3.3 分布容積　225
  9.3.4 特殊組織バリア　225
9.4 代 謝　227
  9.4.1 代謝様式　227
  9.4.2 シトクロム P450 と酸化的代謝　227
  9.4.3 CYP 以外の酵素が関与する第Ⅰ相反応　230
  9.4.4 抱合代謝　231
9.5 排 泄　232
  9.5.1 腎排泄　232
  9.5.2 胆汁中排泄　237
  9.5.3 その他の排泄経路　239
演習問題　240／参考文献　241

第10章　薬物の送達システム　[大河原 賢一]

10.1　DDS とは　242
10.2　コントロールドリリース（放出制御）を目的とした DDS 技術　244
　10.2.1　経皮吸収型コントロールドリリース製剤　245
　10.2.2　注射・注入型コントロールドリリース製剤　247
　10.2.3　静脈内注射用コントロールドリリースデバイス　248
10.3　アブソープションエンハンスメント（吸収改善）を目的とした DDS 技術　249
　10.3.1　膜透過性改善のアプローチ　250
　10.3.2　難水溶性改善のアプローチ　252
　10.3.3　消化管内移行形態を制御するためのアプローチ　254
10.4　ターゲティング（標的指向化）を目的とした DDS 技術　256
　10.4.1　ターゲティングの目的　256
　10.4.2　ターゲティングの方法論　257
　10.4.3　薬物キャリアの種類　259
　10.4.4　ナノ DDS 製剤を用いた腫瘍へのターゲティング　262
演習問題　267 ／ 参考文献　268

第11章　遺伝子診断と個別化医療　[齋藤 義正]

11.1　がんに対する分子標的薬　269
　11.1.1　がん細胞におけるシグナル伝達の異常　269
　11.1.2　分子標的薬　271
11.2　抗体医薬の抗腫瘍機序と適応　274
　11.2.1　抗 EGFR 抗体　274
　11.2.2　抗 VEGF 抗体　275
　11.2.3　抗 HER2 抗体　275
　11.2.4　抗 CD20 抗体　276
　11.2.5　その他のモノクローナル抗体医薬　277
11.3　分子標的低分子医薬品の作用機序と適応　278
　11.3.1　EGFR チロシンキナーゼ阻害薬　278
　11.3.2　BCR-ABL チロシンキナーゼ阻害薬　279
　11.3.3　ALK チロシンキナーゼ阻害薬　280

11.3.4　マルチキナーゼ阻害薬　280
11.4　がんの遺伝子診断と個別化医療　281
　11.4.1　個別化医療の概要　281
　11.4.2　*EGFR* 遺伝子を標的とした個別化医療　282
　11.4.3　*HER2* 遺伝子を標的とした個別化医療　283
　11.4.4　*BCR-ABL* 融合遺伝子を標的とした個別化医療　284
　11.4.5　*c-KIT* 遺伝子を標的とした個別化医療　284
11.5　今後の展望　285
演習問題　287／参考文献　287

演習問題解答　288
索　引　299
執筆者一覧　308

Column

診断・治療支援システム IBM,"ワトソン"　24
遺伝子変異を標的とした新しいがん治療　44
遠くまで働く相互作用と至近距離で働く相互作用　50
ゲーマーがタンパク質の立体構造を予測!!!　83
ハイスループットスクリーニング　111
リピンスキーの「ルール オブ ファイブ」　116
医薬品とキラリティー　126
ニボルマブ（オプジーボ）誕生の物語　156
AI 創薬　180
システムバイオロジーの二人の生みの親　192
細胞周期研究とシステムバイオロジーの接点　199
SGLT2 阻害薬　235
DDS は薬の宅配便　266
「未来のドラッグストア」　286

1 創薬科学の新潮流

　ヒトゲノム約30億の塩基配列を決定するヒトゲノムプロジェクトの完了により、創薬研究は、ポストゲノム時代の重要な課題の一つとなっている。ここでは、網羅的な遺伝子解析を基にして、疾患関連タンパク質の構造と機能の解明や、医薬品開発のための創薬標的タンパク質の同定と新薬の分子設計など、臨床現場を見据えた新たなアプローチが進められている。さらに、創薬研究は、ゲノム情報だけではなく、ケミカル情報およびクリニカル情報などのいわゆる"ビッグデータ"をリンク解析することによって、薬を理論的に創る「ゲノム創薬」が進展している。そして、この「ゲノム創薬」は、21世紀のゲノム医療が目指す「個別化医療」の実現のための鍵となっている。また近い将来、患者各人のゲノム診断に基づいて、人工知能（artificial intelligence；AI）なども活用した統合的な分析から、薬物応答性や副作用および薬物耐性などを予測することによって、最適な薬物を用いた適正な投薬による「精密医療（precision medicine）」が現実のものとなるだろう。

　本章では、ゲノム創薬による医薬品研究開発のための基礎となる創薬科学の沿革と最新の展開、将来展望について概説する。

1.1　創薬科（化）学の歴史

1.1.1　創薬第一世代

　人類は古来、様々な病気と戦ってきた。その治療薬を求めて薬草や鉱物から、有効成分の分析が行われた。代表的な例としては、マラリアの特効薬となったキニーネがキナ樹皮から発見された（表1.1）。また、ケシの種子の滲出物からは、強い鎮痛作用を持つアルカロイドのモルヒネや、鎮痙作用のあるパパベリン、鎮咳作用を有するコデインが分離された。その一方で、フレミング

表 1.1 天然物の医薬品

基原	医薬品	
キナノキ (*Cinchona ledgeriana*) (樹皮)	キニーネ (抗マラリア剤)	
ケシ (*Papaver somniferum*) (種子滲出物)	モルヒネ (持続性がん疼痛治療剤)	
	パパベリン (血管拡張・鎮痙剤)	
	コデイン (麻薬性鎮咳剤)	
マオウ (*Ephedra sinica*) (地下茎)	エフェドリン (気管拡張 β_2-刺激剤)	
カンゾウ (*Glycyrrhiza uralensis*) (根)	グリチルレチン酸 (非ステロイド抗炎症剤)	
アオカビ (*Penicillium chrysogenum*)	ペニシリン (ベンジルペニシリン) (ペニシリン系抗生物質)	
放線菌 (*Streptomyces griseus*)	ストレプトマイシン (アミノグリコシド系 抗生物質)	

(A. Fleming) によるアオカビからのペニシリンの発見 (1928 年) や、放線菌などの微生物が産生する種々の抗生物質が発見され、感染症克服のための大きな契機となった。

その後も、多くの生薬や様々な微生物から、種々の生物活性を持つ化合物が単離・同定された。そして、その化合物および誘導体の化学合成が精力的に行われ、新たな合成医薬品の開発へと発展した (**表 1.2**)。ここに、有機化学を基礎とする治療薬創製を目的とした科学として、「創薬化学」が登場した。

創薬の第一世代 (〜1980 年) では、薬物に関する経験的あるいは偶発的な事象と、動物を用いた *in vivo* 薬効評価法とによる創薬が主流であった (**表 1.3**)。例えば、ヤナギの樹皮には、鎮痛・解熱作用がある、ということがすでに紀元前 400 年ころから分かっており、ヒポクラテスが使っていたという記録もある。この昔からの経験によって、サリチル酸誘導体であるアスピリンが創製された。また、ストレプトマイシンやカナマイシンなどの数多くの抗生物質が発見されたが、いずれも地道な努力と偶発的な幸運による創薬であった。このような天然物由来の薬物の探索とは別に、生体の機能に基づいた薬として、胃酸分泌を抑制するシメチジンなどの医薬品が開発され始めた。

1.1.2 創薬第二世代

第二世代 (1981〜2000 年) の創薬では、第一世代に続く経験と実験的な検証を深めた創薬が行われた (**表 1.3**)。特に、薬理作用の評価として、酵素や培養細胞を用いた *in vitro* 評価系が開発され、作用機序も含めて詳細な解析が行われた。ここでは、酵素阻害剤などの多くの合成医薬品が開発された。例えば、アスピリンの標的分子として同定されたシクロオキシゲナーゼ (cyclooxygenase；COX) の阻害剤が化学合成され、さらに優れた新しい抗炎症薬の開発へと展開した。また、様々なリン酸化酵素 (キナーゼ) 阻害剤が化学合成され、臨床応用されるに至った。

しかし、このような創薬プロセスでは、合成した有機化合物ライブラリの中からハイスループットスクリーニング (high-throughput screening；HTS)

表 1.2 生薬成分の誘導体による医薬品の開発

生薬	成分	誘導体
ヤナギ (*Salix*) (樹皮)	サリチル酸	アスピリン (鎮痛解熱剤)
ムラサキウマゴヤシ (*Medicago sativa*) (発酵物)	ジクマロール	ワルファリンカリウム (抗凝血剤)
サンズコン (*Sophorae subprostratae*) (根茎)	ソホラジン	ソファルコン (消化性潰瘍治療剤)
タイヘイヨウイチイ (*Taxus brevifolia*) (樹皮)	タキソール (パクリタキセル)	ドセタキセル (タキソテール) (抗悪性腫瘍剤)
ポドフィルムコン (*Podophyllum peltatum*) (根茎)	ポドフィロトキシン	エトポシド (抗悪性腫瘍剤)

表 1.3 創薬の歴史

世代	療法	特徴	評価系
第一世代（～1980）	対症療法	偶発的、経験的	*in vivo*
第二世代（1981～2000）	対症療法	経験的、実験的	*in vitro/in vivo*
第三世代（2001～）	根治療法	予見的、実験的	*in silico/in vitro/in vivo*

系などを用いて実験的に活性評価を繰り返し、候補化合物を同定していくという試行錯誤的な手法がほとんどである。この方法では、膨大な労力と時間、莫大な費用がかかり、効率が悪い。そればかりでなく、薬効や副作用の面からも、最適な化合物に到達しているのかどうか、理論的な評価ができないという欠点がある。したがって、前臨床あるいは臨床試験の段階で、毒性などにより不採択になるケースが多く、成功率が上がらないままであった。

1.1.3 創薬第三世代

2001年2月にセレラ社と日米欧の国際共同研究チームによって、ヒトゲノムのドラフトシークエンスが発表され、これまでとは逆に、ゲノム情報を利用した演繹的アプローチによる「ゲノム創薬」が登場してきた（図1.1）。ここで

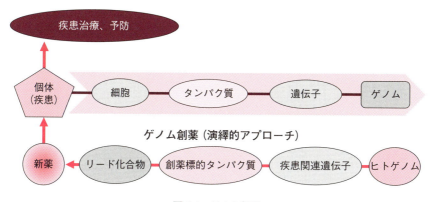

図 1.1 ゲノム創薬

は、従来型の経験や偶発的な事象からの帰納的アプローチによる創薬を脱却して、ゲノムを基点として網羅的かつ理論的な創薬へとパラダイムシフトするようになった。このような新しい「ゲノム創薬」を中心とした第三世代（2001年〜）の創薬の展開により、新薬開発の成功率も上がってきている。

この第三世代の創薬では、化合物を系統的に合成するコンビナトリアルケミストリーなどの手法が開発され、スクリーニング化合物の多様性が増大している。その化合物ライブラリの中から、コンピュータシミュレーション技術を活用して、活性化合物を2Dおよび3D類似度探索やファーマコフォア探索によって、前もって絞り込む in silico スクリーニング手法 (SBVS) が開発されている（**図1.2**）。また、創薬標的タンパク質分子の立体構造がX線結晶構造解析データなどによって解明されている場合には、その情報を基にした in silico 分子設計手法 (SBDD) による理論的な創薬が行われる（**図1.3**）。さらにここ

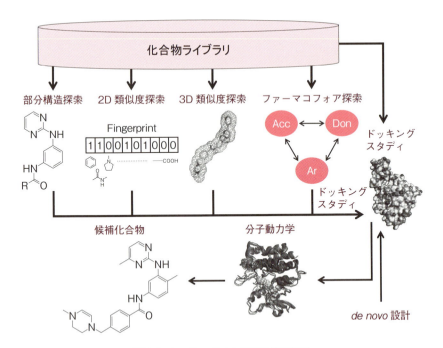

図1.2 *in silico* ゲノム創薬手法の概要

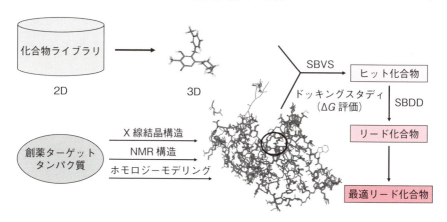

図 1.3 *in silico* 創薬
SBVS：structure-based virtual screening, SBDD：structure-based drug design

では、直接的に候補化合物を分子設計する *de novo* 設計の手法や、分子動力学の手法による標的タンパク質の動的なゆらぎを考慮した分子設計が進められている（**図 1.2**）。このようなコンピュータシミュレーションを駆使した新たなゲノム創薬では、予見的な理論と実験による実証を繰り返すことによって、論理的に最適な薬物が創製される可能性が高いことから、根治療法が期待されている（**表 1.3**）（第 3 章、第 4 章、第 5 章参照）。

第三世代の創薬での評価系としては、分子生物学および DNA テクノロジーの知識を基に、DNA マイクロアレイによる遺伝子発現プロファイルの網羅的解析、遺伝子多型（SNPs）の体系的解析、ポジショナルクローニング法、siRNA や shRNA などの処理による遺伝子発現ノックダウン細胞などを用いることによって、疾患関連遺伝子の同定と医薬品候補化合物の薬効評価が精度高く行われるようになった。そればかりでなく、トランスジェニックマウスやノックアウトマウス、ヒト型マウスなどの遺伝子改変実験動物を用いた新たな *in vivo* 評価系も充実してきている（第 2 章、第 7 章参照）。また最近では、患者から提供を受けた細胞を用いて iPS 細胞を作製し、疾患状態を再現した細胞による医薬品候補化合物の評価が行われるようになってきている。

第三世代の創薬は、理論的創薬研究と実験的創薬研究が両輪となって実施されているのが特徴である。しかし、将来は、量子化学のさらなる発展とAIの技術であるディープラーニング（多層構造のニューラルネットワークを用いた機械学習）とを組み合わせることによって、創薬標的タンパク質の構造情報をベースに最適医薬分子を直接（*de novo*）分子設計できるようになってくるに違いない。そして、希少疾患を含めたすべての疾患に対して、「個別化医療」から「精密医療」を可能とする理論的なゲノム創薬が行われる時代がくることだろう。

1.2　ゲノム創薬

　21世紀の生命科学の新しい大きな流れは、ヒトゲノム情報を活用した「ゲノム創薬」から「個別化医療」、「精密医療」を確立することにある。特に、創薬の分野では、従来の偶発的な事象や経験に基づく創薬から、ゲノムを基点としてゲノムワイドで医薬品を論理的に開発する「ゲノム創薬」への期待が高まっている。この「ゲノム創薬」では、網羅的なゲノム解析から同定した疾患関連遺伝子を中心として、タンパク質、細胞、組織・臓器、個体へと演繹的にアプローチすることにより、個々人のゲノム体質に適合した最適医薬分子を創製することを第一目的としている（**図1.1**）。

1.2.1　ゲノム創薬の要

　「ゲノム創薬」とは、創薬プロセスのすべてに、ゲノム情報を有効利用した合理的かつ理論的な創薬ということになる。このプロセスの要は、以下の三つである（**図1.4**）。(1) ゲノム情報を基盤としたゲノム (genome)/トランスクリプトーム (transcriptome)/プロテオーム (proteome)/メタボローム (metabolome) などのいわゆる"オーム主義"の解析による創薬標的分子（タンパク質）の探索 (target discovery)（第2章参照）、(2) タンパク質の構造情報に基づく薬物候補化合物のスクリーニングやドラッグデザインによる創薬リ

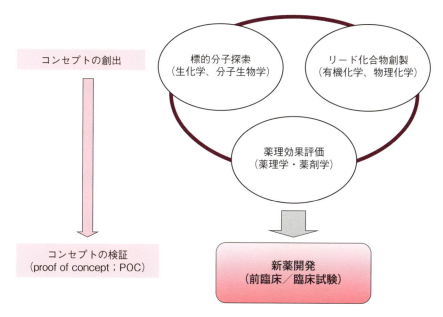

図 1.4　ゲノム創薬の要

ード化合物の創製 (lead generation)（第 4 章、第 5 章参照）、(3) 酵素や細胞を用いた *in vitro* 評価系および疾患動物モデル系を用いた *in vivo* 評価系による薬理効果の評価 (lead evaluation) である（第 3 章、第 9 章参照）。また、ここでは創薬コンセプトの作用メカニズム (mode of action) の検証 (proof of concept) が行われる（**図 1.4**）。

　この主要な三過程のいずれにもコンピュータシミュレーション技術を導入して迅速に回し、その都度、実験実測値をリード化合物の構造最適化にフィードバックすることによって効率的な創薬を行い、最良の臨床開発化合物を決定することがゲノム創薬の成功の鍵を握っている。

1.2.2　創薬標的タンパク質分子の探索

　ある疾患に対して医薬品を開発しようとする場合、まず、その疾患情報や疾患に関与する標的細胞の応答反応などから、治療戦略とする創薬コンセプトを

立てる。そして、それに基づいて、薬物の対象となる（作用点となる）標的タンパク質、つまり「創薬標的タンパク質分子」を同定（target identification）し、その妥当性を実験によって査定（target validation）することが重要な課題となる。ここでは、トランスフェクションマイクロアレイ、siRNA などを用いたノックダウン細胞、ノックアウト/トランスジェニックマウスなどの in vivo 評価系を組み合わせて創薬標的分子の検証を行う（第 2 章参照）。

これまでに上市された医薬品の創薬標的タンパク質をみると、その特性から二つに大別することができる（図 1.5）。一つは、低分子リガンドが結合するタンパク質であり、もう一つは高分子のタンパク質（ペプチド）や核酸（DNA/RNA）が結合するタンパク質である。現在使われている医薬品（低分子化合物）の 9 割以上は、前者から開発されたものである。後者には、非常に重要な創薬標的タンパク質が数多くあり、創薬の宝庫といわれている。しかし、ここを標的とした創薬は難しいという意見が根強くある。

後者のタンパク質－タンパク質相互作用を標的とした創薬として、モノクローナル抗体を用いた抗体医薬（第 6 章参照）や、最近では、siRNA や RNA ア

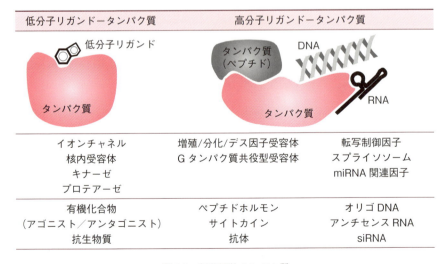

図 1.5　創薬標的タンパク質

プタマーなどの RNA 医薬の開発が進んでいる。しかし、これらの医薬品は、特異性の面では優れているが、生産コストが高く、安定性、品質管理、副作用などでも不利な点が多いことや、高額な医療費の面を考慮すると、経口投与できる安価な低分子化合物としての医薬品の開発が望ましい。

近年、X 線結晶構造解析や NMR によるタンパク質の立体構造情報が急速に蓄積している。また、ホモロジーモデリング技術が進化したことによって、コンピュータシミュレーション技術を駆使して、タンパク質の立体構造情報に基づく in silico 創薬手法を取り入れたゲノム創薬が展開されている。その軸となる手法は、ドッキングスタディ（docking study）と呼ばれ、創薬標的タンパク質と低分子化合物ライブラリに収容されている化合物との結合親和性（結合自由エネルギー、ΔG）を予測して選定する方法（SBVS）である（hit screening）（第 3 章参照）。さらに、得られたヒット化合物から SBDD などによるリード化合物の分子設計へと進め、最適化を行う（lead optimization）（**図 1.3**）（第 4 章、第 5 章参照）。

しかし、タンパク質間相互作用面を標的として化合物を探索する場合、標的部位の空間的広がりなどによって、膨大な計算時間を必要とすることになる。このようなタンパク質間相互作用面に対して in silico 創薬を実施するには、現実的な計算時間内でドッキングスタディ評価を可能とする新しいアルゴリズムによる創薬方法論の確立が不可欠になってくる（第 4 章参照）。

1.2.3　創薬リード化合物の創製

生体情報の伝達から生体反応の制御に至るまでの多くのプロセスは、主にタンパク質間相互作用によって遂行されている。そのため、新規な医薬品開発の標的分子となるタンパク質の多くは、ここから同定されている。しかし、一般的にタンパク質間相互作用面（1300〜3000 Å^2）は広く、比較的平坦で顕著なキャビティ（穴）がないことから、そこを低分子化合物で制御することは難しいと考えられている。とはいえ、タンパク質間相互作用を制御する低分子化合物がまったく見つかっていないわけではない。

タンパク質間相互作用面には、低分子化合物の結合に大きく寄与するアミノ酸残基からなる重要な部位（ホットスポット、hot spotと呼ぶ）が存在し、そこを標的とすることによって、タンパク質間相互作用を制御できる低分子化合物を分子設計することは可能であると考えられている。しかしながら、生化学的あるいは分子生物学的手法によってホットスポットを同定して、単にそこを標的として大規模化合物ライブラリからヒット化合物を探索（SBVS）しようとしても、活性のある化合物が見つかってこないことが多い（第4章、第7章参照）。

　タンパク質間相互作用は、タンパク質中の特定領域間の結合であるため、その結合領域のアミノ酸配列が重要な情報となる。しかし、その領域のペプチドを化学合成して解析しても、単独では充分な結合親和性がみられないことが多い。また、この結合力の弱い天然ペプチド領域の標的タンパク質への結合配座を基にして、低分子化合物のスクリーニングを行っても、活性の強いリード化合物を得ることは、期待しにくい。

　筆者らは、この問題を解決するために、タンパク質間相互作用を標的とした新しい創薬方法論と、それを実装する新しい *in silico* 分子設計手法の開発を行った（COSMOS法）。そのコンセプトは、「創薬標的タンパク質の活性／制御部位（hot spot）に対して相互作用する最適結合ペプチドを *in silico* で網羅的にスクリーニングすることによって同定し、その結合立体配座をフィルターとして低分子化合物への変換設計を行い、最後に *in silico* で自動最適化を実施する」というものである（**図 1.6**）。このCOSMOS法の要点は、"最適ペプチドを「設計素子」とする"ということである。これによって、結合力の強い低分子化合物への変換設計が可能となった。

　ここで、最適ペプチドの分子設計の実施例として、アポトーシスに関与するデス受容体／デスリガンドの一つであるFas/Fasリガンド（FasL）をモデル標的分子として、FasL模擬ペプチドの創製を行った結果を以下に示す（**図 1.7**）。FasとFasLは、共に三量体で相互作用し、その結合領域のコアドメインを受容体結合ドメイン予測法を用いて予測し、そのコアドメインの最適ペプチドをCOSMOS法により分子設計した（**図 1.7A**）。この最適ペプチドを三量体に自

1.2 ゲノム創薬

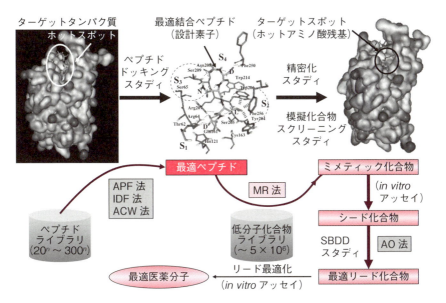

図1.6 タンパク質相互作用を標的とした *in silico* 創薬手法
COSMOS (conversion to small molecules through optimized-peptides strategy) 法

己凝集化する α-ヘリックスペプチドにスペーサーを入れて結合させた機能性ペプチド（FRAP）を創製した（**図1.7B**）。この三量体化機能性ペプチドは、Fas を発現させたがん細胞にアポトーシスを誘導する活性を有することが明らかとなった（**図1.7C**）。

筆者らは、COSMOS 法の方法論を実装するための *in silico* 分子設計手法として、最適ペプチド設計 → 低分子変換設計 → 低分子最適化設計を稼動させるための新しいアルゴリズムによるソフトウェアの開発を行い、最適医薬分子の設計を可能とする道を拓いた。この手法は、タンパク質間相互作用を標的とするゲノム創薬にとって、重要なブレークスルーとなった。また、この COSMOS 法を用いることによって、抗体医薬をペプチド医薬に変換することも可能である（第6章参照）。最終的には、最適ペプチドを低分子変換したリード候補化合物を化学合成し、その活性評価の実測値を再びコンピュータにフィードバックすることによって、リード化合物のさらなる最適化を行っていく

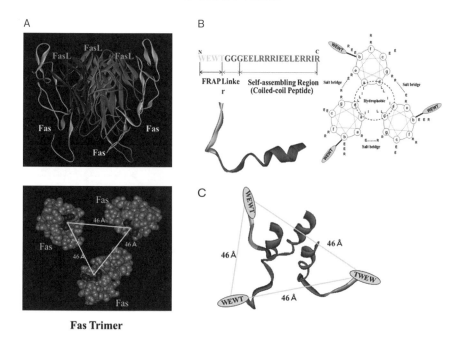

Fas Trimer

図 1.7 COSMOS 法による FasL 模倣ペプチドの創製
Fas/FasL 相互作用の共結晶像（A），FasL 模倣機能性ペプチドの分子設計（B），FasL 模倣ペプチドの三量体化予測構造（C）

ことになる（第 4 章参照）。

1.2.4 薬理効果の評価

創製された最適リード化合物の薬効評価としては、まず、最初に立てた創薬コンセプトの作用メカニズム（mode of action）に合致するか否かを、酵素や培養細胞を用いた in vitro 評価系や、疾患モデル動物を用いた in vivo 評価系により検証する。また、標的分子－薬物間の相互作用（第 3 章参照）や、薬物の代謝、体内動態（第 9 章参照）に関する解析を行う。さらに、治療薬物量での二次作用、および副作用については、QT 延長や HERG (human ether-a-go-go related gene) カリウムチャネルへの影響などについて検討することに

よって、安全性の評価を行う。

以上の評価結果を総合的に判断して、臨床開発化合物の決定を行い、臨床試験（治験）の段階に入っていく（図 1.4）。ここでは、臨床プロトコルが薬剤の特性をうまく引き出す（POC；proof of concept）ために重要となる。また、ゲノム診断による標的疾患の患者の層別化による治験群の選定や、医療現場ではさらに実務的な問題が絡んでくる（第 11 章参照）。

1.3　システム創薬

21 世紀の「個別化医療」の中核となる「ゲノム創薬」は、まだ充分に稼動しているとは言い難いのが現状である。その主な原因は、創薬プロセスのなかで、創薬標的タンパク質に対するヒット化合物の探索と同定に長い時間を要することにある。この問題を解決するためには、適正な医薬分子を理論的にスクリーニングする structure-based virtual screening (SBVS) や、分子設計する structure-based drug design (SBDD) の確度の高い手法を開発する必要がある（図 1.8）。また、従来の基礎的学問体系（生物学、化学、物理学等）だけでは「ゲノム創薬」を支えるのに充分ではないことにもよると考えられる。したがって、「ゲノム創薬」を確実に展開するためには、「ゲノム科学」だけでは

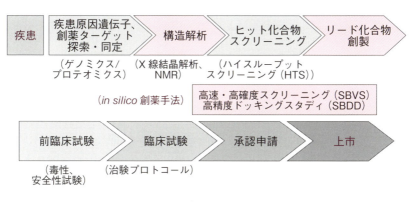

図 1.8　ゲノム創薬プロセスと in silico 創薬手法

なく、「情報計算科学」とさらに AI によるディープラーニングなどを取り入れた、これまでにない理論的な創薬を指向した新しい学問体系を創出することが必要であろう。

1.3.1 *in silico* 創薬手法の活用

近年、疾患に対する遺伝子解析から多くの創薬標的タンパク質が同定され、X 線結晶解析や NMR などの構造解析技術の進歩により、タンパク質の立体構造に関する情報も急速に蓄積されてきている。これらのデータベースを効果的に創薬プロセスに活用するには、分子構造レベルから理論的に最適な医薬分子を創製する創薬方法論とそれを実装する *in silico* 創薬手法を組み込んだシステムを開発することが求められる。それには、その基盤となる新しい学問領域を創出することが重要であり、今後の創薬分野の発展において極めて重要な課題となっている。

その一つの方策として、これまでの「ゲノム科学」と「情報計算科学」とを融合した新しい学問領域としての"システム創薬科学"を創出することが考えられる。ここでは、「個の生命システム」に対応した「個の創薬システム」を追究するとともに、「個の創薬システム」から逆に「個の生命システム」を理解することにもなるだろう。この「システム創薬科学」を基盤として、コンピュータシミュレーション技術を、創薬プロセスのすべてに積極的に取り入れ、臨床応用までを見据えた新しい創薬システムを確立していくことが重要であると考えられる。

1.3.2 システム創薬の構築

「システム創薬科学」を基盤とした「システム創薬」では、六つの重要な創薬プロセス：標的査定 (target validation)（第 2 章参照）、薬物設計 (drug design)（第 4 章、第 5 章参照）、薬効評価 (bioactivity evaluation)（第 3 章参照）、薬物動態 (pharmacodynamics)（第 9 章参照）、薬物送達 (drug delivery)（第 10 章参照）、臨床試験 (clinical study)（第 11 章参照）に重点を

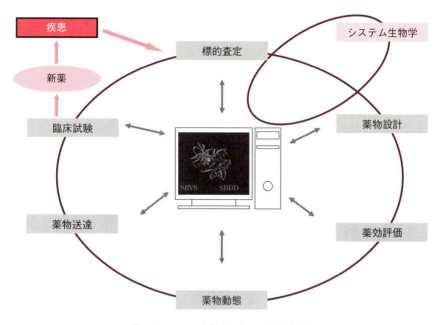

図 1.9 システム創薬とシステム生物学

置く。そして、このリングが効率よく回転することによって、迅速かつ成功率の高い新薬開発システムが稼動することが期待される (**図 1.9**)。

　ここでは、各プロセスにコンピュータシミュレーション技術を活用し、リアルタイムに情報を共有することによって、データ解析を多角的に行い、効率よく最適な新薬を開発できる体制をとる必要がある。さらに、システム生物学による生命反応の近似的モデル系を取り入れること (第 8 章参照) や、ファーマコインフォマティクスの解析技術を用いること (第 7 章参照) によって、薬効や副作用、毒性等のシミュレーション解析を精度高く実施することが可能となるであろう。

　この「システム創薬」でのキーポイントは、「薬物設計」をいかに確度高く、迅速に行うかである。ここではまず、創薬標的分子に対して、計算科学を基盤とした様々な *in silico* 創薬手法を駆使して、分子設計を行う。次に、その化合物を化学合成し、生物活性を酵素や培養細胞を用いた *in vitro* 評価系で解析

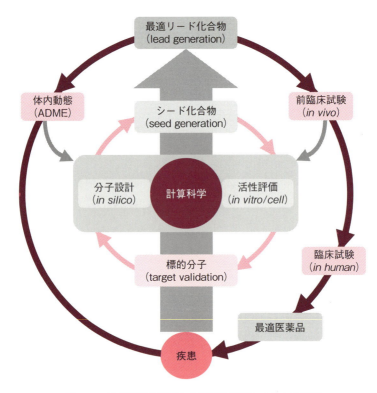

図 1.10 計算科学を活用した理論的創薬システムの構築

し、その情報を化合物の構造式の最適化にフィードバックすることになる。これによって、*in vitro* での化合物の最適化を図る（**図 1.10**）。さらに、得られたリード候補化合物について、*in vivo* 実験および体内動態の解析を行い、その情報を再び化合物の構造式にフィードバックさせることによって、*in vivo* での最適化を行う。そして最後に、臨床候補化合物を決定し、臨床試験に入っていく。このような「システム創薬」を確実に実践していくことが、今後のゲノム創薬の発展に求められている。

1.4　ゲノム診断と個別化医療

1.4.1　ゲノム診断と SNPs 解析

　ゲノム創薬の最終目標は、「個別化医療」から「精密医療」の実現である（第11章参照）。これには、次世代シークエンサーの開発により、患者個々人のゲノム情報が一日で安価に解読できるようになったことが大きく貢献している。これによって、疾患関連遺伝子やSNPsと疾患、および薬物応答性との因果関係などを理解する「ゲノム診断」が容易に行われるようになってきている。そして、将来的には、患者各人の遺伝子変異や創薬標的タンパク質の立体構造などに関する情報を用いて、最適な薬剤を適正量で処方する、「精密医療」が可能となってくるだろう（図 1.11）。また、ゲノム診断は、疾患の予防や早期発見にも有効活用されることが期待される。

　複数のヒトゲノム配列を比較解析したときに、相同位置に一塩基の変異があり、しかもそれが多くの集団で共有されている場合、その変異を一塩基多型

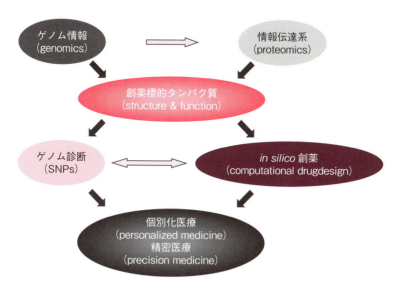

図 1.11　ゲノム診断と個別化医療

(single nucleotide polymorphisms；SNPs) という。この SNPs が遺伝子のコード領域に存在し、タンパク質のアミノ酸配列を変え、立体構造にも変化を与えて活性に影響を及ぼす可能性のある SNP を、cSNP (coding SNP) と呼ぶ。また、遺伝子のプロモータ領域の SNPs でタンパク質の発現量を変える SNP を、rSNP (regulatory SNP) という。今後、このような SNPs データ、および遺伝子ハプロタイプの解析データと疾患との関連性をさらに明らかにすることによって、「個別化医療」、「精密医療」への応用展開が期待されている。ここではまた、各人のゲノムデータをどのように管理していくのか、プライバシー保護などの法的な整備が重要な課題となっている。

1.4.2 「テーラーメイド創薬」と「精密医療」

現在、薬の処方は、患者のゲノム情報とはほとんど無関係に行われており、それが副作用の原因ともなっている。その例として、肺がん治療薬ゲフィチニブ (gefitinib；商品名：イレッサ®) が挙げられる。イレッサの投与により、効果の現れる患者と、間質性肺炎などの副作用が強く現れてしまう患者がいる。その薬物応答性の違いを、ゲノム情報の網羅的な解析から解明する研究が進められている。このような副作用機序と SNPs 解析などの「ゲノム診断」データから、事前に効果と副作用の程度をゲノムレベルで予測できることが期待されている。

最近、がんの種類は異なっていても、がん遺伝子の変異が同じなら、同じ制がん剤が効果を発揮することが分かってきた。つまり、がんの種類に関係なく、特定のがん遺伝子の変異ごとに制がん剤を選定して治療することになる。現在、その治験が進められている。今後、治療方針の決定において、薬物応答性を判断する新たなゲノム診断技術や適切なバイオマーカーの開発が重要な課題となってくる。

次の問題点は、患者各人のゲノム診断がなされたとしても、必ずしもそれに対応する適正な薬物 (医薬品) が用意されているわけではないということである。その対策として、各ハプロタイプや SNPs 解析などによる「ゲノム診断」

に対応した薬物を、SBDDなどの *in silico* 分子設計手法を用いて理論的に開発し、準備しておくことが求められる。このいわゆる"テーラーメイド創薬"を展開することによって、真の「個別化医療」から「精密医療」が可能になるものと考えられる（第11章参照）。

1.5 ゲノム創薬とシステム生物学

1.5.1 ゲノム創薬とファーマコインフォマティクス

現在、ゲノム創薬では、網羅的なオミクス情報（ゲノム、トランスクリプトーム、プロテオーム、メタボローム、フェノームなど）から必要な情報を適確に引き出すバイオインフォマティクス（生物情報科学）の技術が一層重要性を増してきている。特に、創薬のためのバイオインフォマティクスをファーマコインフォマティクス（創薬情報科学）という（第7章参照）。そして、その解析情報から明らかとなった生命現象をモデル化し、シミュレーションすることによって全体像を理解する「システム生物学（systems biology）」が最近、活発に研究されている（第8章参照）。

薬物（医薬品）がどのタンパク質と相互作用して薬効を発揮するのか、あるいは、副作用を引き起こすかを分子レベルで理解することは、ゲノム創薬の最重要課題である。つまり、薬物は予定している標的タンパク質だけでなく、想定外の複数のタンパク質（オフターゲット）に結合することによって、予想外の薬理作用を示すことがある。最近、薬物がすべてのタンパク質とどのように相互作用するかを理解するポリファーマコロジー（polypharmacology）が、ゲノム創薬研究で注目されている。したがって、ゲノム創薬において、膨大なゲノム／薬物／臨床ビッグデータ（genome/chemical/clinical big data）から重要な知見を引き出し、適正に対処できるか否かは、ファーマコインフォマティクスの活用にかかっているといっても過言ではないだろう。

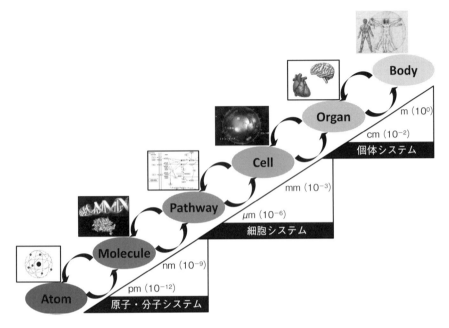

図1.12　生命システムの階層性

1.5.2　システム生物学の重要性

　バイオインフォマティクス／ファーマコインフォマティクスを活用して得られた生命現象のメカニズムをモデル化して、シミュレーションすることによって、その全体像を理解する研究が「システム生物学」である。そもそも、生命体は、階層性を持ったシステムの集合体である（**図1.12**）。つまり、原子、分子、細胞、組織・臓器（器官）、個体レベルへと階層構造をとっている。その中で、一つひとつの細胞内の代謝系とシグナル伝達系を根底として、神経系－内分泌系－免疫系の細胞外情報伝達系による統御システムが作動している。さらに、時間と空間のファクターを考慮することが、システム生物学では必要となってくる。

　システム生物学では、具体的には生命情報、薬物情報などの学術論文のデータを基に、生体内で起こっている様々な反応を、コンピュータ内でシステムと

してモデル化し、シミュレーションする。それによって、反応システムを定量的に可視化することを行う。これにより、生命現象を本来のゆらぎを考慮した動的な生命システムとして表現することが可能となる。この動的シミュレーションは、細胞から始まって、発生、増殖、分化、アポトーシスの現象を模擬し、さらには臓器の動き、病態の理解へと展開されている。

例えば、オックスフォード大学のノーブル（D. Noble）博士らによって進められているバーチャル心臓モデルがある。ここでは、100万個以上の細胞の集合体として、バーチャル心臓のモデル化を完成させている。それは、その中で起こっている複雑な生化学反応が3千万以上の方程式で制御されている。これを用いることによって、薬物がどのように心臓に作用するのかをバーチャルに検証できるという。日本では、慶應義塾大学の冨田博士らのグループによって開発された、細胞シミュレーションのための汎用ソフトウェアであるE-Cellがある。これを用いて、エネルギー代謝、DNA複製、転写、翻訳、シグナル伝達といった細胞プロセスをネットワークとして捉えることが行われている。また、理化学研究所のシステムバイオロジー研究チームでは、哺乳類の概日リズムや体節形成における時間・空間的振動現象を、システムとして理解する研究が進められている。

現在、システム生物学では、ある条件下で決まった変化が起こるという論理式の見方が、生体内でのゆらぎをどの程度模倣しているのか、その原理的な困難さを克服できるかが重要な課題となっている。例えば、立脚する基礎方程式の不在、普遍性を抽出する方法論の不在、新しい刺激に対する応答反応の妥当性を検証する手段、方法の不在などにより、単に入力現象を再現したとしても、真の生命システムを理解したことにはならないのではないかという疑問が残されている。

このような問題点はあるにしても、生命体をシステムとしてモデル化する研究は、本来、システムとして稼動している生命現象を支配する動的原理を、時間と空間を考慮して理解するために重要である。また、ゲノム創薬の分野においても、多岐にわたる薬物のシグナル伝達系のクロストークを理解するうえで

Column

診断・治療支援システム IBM、"ワトソン"

　人工知能（artificial intelligence；AI）を用いた診断・治療支援システムが、アメリカのスローンケタリング記念がんセンターの協力のもと、IBM によって開発された。その名称が「ワトソン・フォー・オンコロジー；Watson for Oncology（WFO）」だ。がん治療薬選択において、WFO が推奨する標準治療が二重盲検安全性確認試験において、腫瘍内科医らの推奨治療法と高い一致を示した。また、このシステムは、製薬企業における新薬研究開発のプロセスの効率化にも威力を発揮する可能性がある。これは個別化医療に向けた新たな第一歩ではあるが、本当に最良の治療薬・治療法の選択肢が何であるかを判断するには、まだ解決すべき多くの問題点が残されている。しかし近い将来、このような AI システムによる精密な解析を活用することによって、患者個々人の遺伝子タイプに合致した最適な薬を用いた医療、「精密医療（precision medicine）」が現実のものとなることだろう。

有用であろう。さらに、標的分子の査定の妥当性、薬物の薬効と副作用をバーチャルに予測することも可能となってくるであろう（第 8 章参照）。それによって、医薬品の開発スピードも上がり、開発コストの削減にもつながる可能性がある。よって、システム生物学は、今後、ゲノム創薬においてさまざまな観点から有用性を発揮することが期待される。

演習問題

1.1　ゲノム創薬の特徴を簡潔に述べよ。
1.2　ゲノム創薬の要をまとめよ。
1.3　システム創薬の有効性について述べよ。
1.4　ゲノム診断と個別化医療の問題点を挙げ、解決策を考えよ。
1.5　バイオインフォマティクスとシステム生物学の関連性を述べよ。

参 考 文 献

1) 村上康文:『ゲノム解析は何をもたらすか』東京化学同人 (2002).
2) 田沼靖一:『ゲノム創薬－合理的創薬からテーラーメイド医療実現へ－』化学フロンティア 12, 化学同人 (2003).
3) 田沼靖一:「アポトーシス制御とゲノム創薬の展望」細胞, **35**, 548-549 (2003).
4) 長野哲雄・夏苅英昭・原 博 編:『創薬化学』東京化学同人 (2004).
5) 橘高敦史 編:『創薬科学・医薬化学』ベーシック薬学教科書シリーズ, 化学同人 (2007).
6) 佐藤健太郎 著, 久能祐子 監修:『創薬科学入門－薬はどのようにつくられる？－』オーム社 (2011).
7) 赤路健一・林 良雄・津田裕子:『ベーシック創薬化学』化学同人 (2014).
8) 服部成介・水島-菅野純子:『よくわかるゲノム医学』羊土社 (2015).
9) 岡田随象:『ゲノムデータをどう扱えば、医学と医療は変わるのか』羊土社 (2016).
10) Huang, Z.:『Drug Discovery Research: New Frontiers in the Post-Genomic Era』Wiley (2007).
11) Tair, L. W.:『Structure-based Drug Discovery』Springer (2012).
12) Anderson, W.:『Structure Genomics and Drug Discovery: Methods and Protocols』Springer (2014).

創薬標的分子の探索

　ゲノム（genome）とは、生命の基本単位である細胞に含まれるDNAとしての遺伝情報全体のことで、その生物を創ることができる遺伝子の総体である。ゲノム創薬は、このゲノム情報を基点にして、新薬開発を行うことである。1990年に始まったヒト国際ゲノムプロジェクトは、2001年2月にヒトゲノムのドラフトシークエンスが発表され、2003年4月にヒトゲノムの全解読が完了したことにより、"ゲノム創薬"研究の時代が幕を開けた。ゲノム創薬において、ゲノム情報は主に次の四つのプロセスにおいて利用されている。創薬標的分子の探索、薬理・安全性評価（ファーマコゲノミクス・トキシコゲノミクス）、タンパク質立体構造に基づくドラッグデザイン、遺伝子変異（多型）に基づく薬剤奏効患者群の選定。

　本章では、ゲノム創薬において、疾患発症メカニズムに関与し、薬物の作用点となる標的分子を選定する重要なステップである「創薬標的分子」の探索と解析について、基本的な知識を習得する。また、疾患ゲノム情報に基づいた、テーラーメイド医療やゲノム医療の重要性を理解する。

2.1　創薬標的分子の探索・同定

　創薬標的分子とは、薬剤が直接結合して活性に影響を与える生体内分子（タンパク質、DNA、RNA）である。ヒトゲノム上にはおよそ2万数千個の遺伝子が存在し、そこから産生されるタンパク質は10万種以上であるといわれている。また、大規模トランスクリプトーム[†1]解析から、タンパク質をコードしないゲノム領域が大量にRNAに転写されており、これら非コードRNAが

[†1] ある特定の細胞に存在する全mRNA。

DNA の転写や翻訳を制御していることが明らかになっている。このような DNA の転写・翻訳を制御する RNA は、機能性 RNA と呼ばれており、マイクロ RNA（microRNA；miRNA）あるいは長鎖非コード RNA（long-non-coding RNA；lncRNA）などがあり、新しい創薬標的分子の一つとして注目されている。

2.1.1 創薬標的分子の特徴

これまでに開発されている医薬品の標的分子の種類については、ドリューズ（J. Drews）[1]、オーバーリントン（J. P. Overington）ら[2]、ジョン（C. J. Zheng）ら[3] の報告がある。ドリューズは、『Current Drug Therapy』に記載されている 483 医薬品の標的分子について調べた。その結果、受容体 45 ％、酵素 28 ％、ホルモンと増殖因子 11 ％、イオンチャネル 5 ％、DNA 2 ％、核内受容体 2 ％、不明 7 ％であると報告している[1]。オーバーリントンらは、FDA（Food and Drug Administration；アメリカ食品医薬品局）に承認されている 1,357 医薬品について、その標的分子 324 個を分類すると、ロドプシン様 GPCRs（G protein coupled receptors）26.8 ％、核内受容体 13 ％、イオンチャネル（リガンド[†2]依存性と電位依存性イオンチャネルを合わせて）13.4 ％であると述べている[2]。また、ジョンらは、創薬研究において、薬剤の標的となっている標的分子は約 1,300 あり、その内訳は、酵素 44 ％、受容体 18 ％が全体の約 6 割を占めており、他に、核内受容体、トランスポーターなどがあると述べている[3]（図 2.1）。

創薬の標的分子はその物理化学的な特性から、大きく三つのカテゴリーに分類することができる（図 2.2）。

第一群は酵素である。酵素は、基質の結合する活性中心が分子上にポケットとして限局していることから、低分子化合物で阻害することが可能である。実際に、これまでに多くの特異的な阻害剤が開発されている。

[†2] 特定の受容体に特異的に結合する分子のこと。

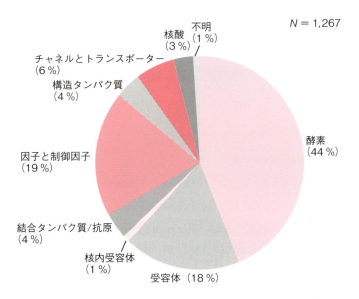

図 2.1 創薬研究において薬剤の標的となっている標的分子の内訳

第二群は、低分子生理活性物質が結合するGタンパク質共役型受容体（GPCR；G protein coupled receptor）やイオンチャネル、核内受容体である。これらも、特異的にリガンドが結合するポケットが分子上に局在しており、そこに結合してアゴニスト、アンタゴニスト[3]として作用する低分子化合物が多数見出されている。既存医薬品の半数以上はこの第二群から開発されている。

第三群は、タンパク質あるいは核酸（DNA、RNA）などの生体高分子と相互作用するタンパク質分子である。これら高分子間の相互作用（タンパク質ータンパク質間相互作用、protein-protein interaction (PPI)；タンパク質ー核酸相互作用、protein-nucleic acid interaction (PNI)）は、結合が比較的広い分子表面で起こるため、低分子化合物で制御するのは難しいと考えられている。この第三群での既存薬は現在のところ、エリスロポエチンやインターフェ

---

[3] アゴニストは特定の受容体に結合して神経伝達物質やホルモンなどと同様の作用を示す化合物のこと。アンタゴニストはアゴニストの対義語で、拮抗薬であり、特定の受容体に結合して神経伝達物質やホルモンなどの作用を阻害する化合物のこと。

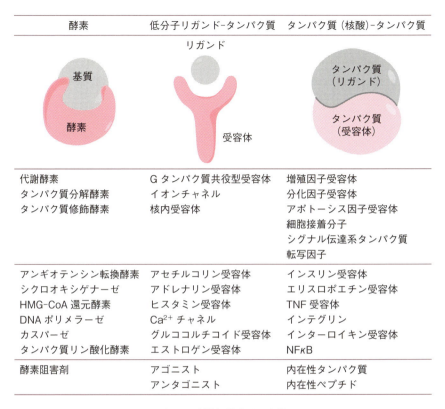

図 2.2　創薬標的分子の分類

ロン、インスリンといった内在性タンパク質自身を使った生物製剤が大部分であり、低分子化合物はほとんど存在しない。この第三群に分類される分子の多くは、細胞内情報伝達系および応答に関与するタンパク質であり、極めて重要な創薬標的分子が存在している。

2.1.2　創薬標的分子の探索アプローチ

ゲノム情報を基にして、対象とする疾患に対して治療効果が期待できる適正な標的分子を同定することは、創薬において極めて重要である。創薬の進め方としては、個体や細胞レベルでの観察・評価から、創薬の標的分子となるタン

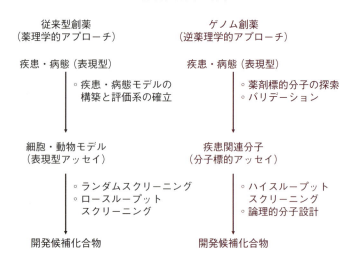

図 2.3 従来型創薬とゲノム創薬の違い

パク質、遺伝子の同定へと進む従来型創薬から、遺伝子を基点として、タンパク質、細胞、組織・器官、個体、さらには個体差を考慮に入れてゲノムワイドに創薬を展開するゲノム創薬へとパラダイムシフトしている（**図 2.3**）。

創薬標的分子の探索・同定のためのアプローチを**表 2.1**にまとめる。創薬標的分子の探索において、ゲノム情報を活用して機能未知遺伝子を網羅的かつ体

表 2.1 創薬標的分子の探索アプローチ

アプローチ	手法
in silico 探索	バイオインフォマティクス（データベース、データマイニングツール）
遺伝子発現プロファイリング	mRNA レベル：DNA マイクロアレイ、RNA seq、real-time PCR タンパク質レベル：プロテオーム解析（二次元電気泳動/質量分析計）、定量プロテオミクス
既知薬剤の標的分子の同定	ケミカルプロテオミクス
分子ネットワーク解析（タンパク質間相互作用解析）	酵母ツーハイブリッド法、免疫沈降法
疾患関連遺伝子の同定	ポジショナルクローニング、DNA マイクロアレイ、SAGE、クリニカルシークエンス

系的に探索する「遺伝子から疾患」のアプローチと、疾患あるいは薬剤に対する応答などの生体応答から関連遺伝子を探索する「疾患から遺伝子」のアプローチがある。以下に述べる手法を組み合わせることにより適切な創薬標的分子を効率良く選定することが可能となり、合理的なゲノム創薬が迅速に進展することが期待されている。

in silico 探索

ゲノム情報から、情報科学、計算科学、生物統計学の手法を用いて、生命現象に関する"知見"を導き出すアプローチのことをバイオインフォマティクス (bioinformatics；生物情報科学) と呼ぶ (第7章参照)。ゲノム情報を基に、すべての遺伝子を対象にして創薬標的分子を探索するためには、このバイオインフォマティクスの手法が重要となっている[4,5]。ポストゲノム研究において、機能ゲノミクス、比較ゲノミクスが大規模に進められ、類似配列を持つ相同遺伝子の探索から機能の類推がアノテーション[†4]を参考に行われ、ゲノムデータベースが構築・整備されている。種々のデータベースを利用することで、疾患関連遺伝子または、既知の薬剤標的の遺伝子など注目している遺伝子について、DNAおよびRNAの遺伝子配列、タンパク質のアミノ酸配列、機能、局在、関連する生物学的プロセス、ホモロジー、ドメインまたはモチーフ配列、三次元タンパク質構造、相互作用するタンパク質、阻害剤の有無、関連する疾患などが瞬時に検索・入手できる。機能が未知の遺伝子についても、相同配列を各種生物で比較することにより、その機能を推測することが可能となっている。**表2.2**には、創薬標的分子を *in silico* で探索する際に有用となるデータベースをまとめる。

ゲノムデータベースの成熟とバイオインフォマティクスの進歩、それにシステム工学の考えと解析手法を取り入れ、生命現象を数理モデル化し、シミュレーションによって生命現象を理解するシステム生物学 (systems biology) の研

---

†4 脚注。遺伝子の機能について、何らかの脚注を付すこと。

表 2.2 創薬標的分子の探索に役立つ各種データベース

名称	URL	備考
NCBI	https://www.ncbi.nlm.nih.gov/	米国の NCBI が構築している統合データベースであり、塩基配列、アミノ酸配列、立体構造、文献情報などが参照できる。
UniProt	http://www.uniprot.org/	タンパク質のアミノ酸配列データベースで、タンパク質の機能などの情報も体系的に整理されている。
GeneCards	http://www.genecards.org/	ヒト遺伝子のデータベースで、遺伝子の機能や構造、疾患との関連などの情報が充実している。
GeneMANIA	http://genemania.org/	遺伝子ネットワークのデータベースで、ある遺伝子と関連する遺伝子情報を検索できる。
STRING	http://string-db.org/	タンパク質-タンパク質相互作用データベース。
miRBase	http://www.mirbase.org/	microRNA の塩基配列やアノテーション、ターゲット遺伝子の予測などの情報が提供されている。
TargetScan	http://www.targetscan.org/	microRNA のターゲット遺伝子を予測するデータベース。
OMIM	https://www.ncbi.nlm.nih.gov/omim	ヒトの遺伝子変異と疾患に関するデータベース。

究が活発に行われており、治療方針や薬剤の効果予測などでの活用が期待されている（第 8 章参照）。また、AI (artificial intelligence；人工知能) 創薬として、膨大なゲノム情報やパーソナルゲノムデータを含んだ医療ビッグデータを活用するために、ディープラーニング（深層学習）[5] により機能が高まった AI の利用が行われている。実際に、IBM 社の IBM Watson を用いた創薬支援が進んでおり、薬剤標的の探索、開発管理プロセス、新薬開発サイクルの短縮化

---

[5] AI による相関・層別分析やパターン認識、質疑に対する判断を高めることを目的に行われるコンピューターの学習アルゴリズムの一つ。

を通して新薬開発の成功率を高めることが期待されている。日本国内でも産官学連携による創薬用 AI の開発が行われており、疾患メカニズムや創薬標的分子の発見や研究での応用が期待されている。

遺伝子発現プロファイリング

薬剤が投与されたとき、または疾患あるいは病理学的な刺激を与えられたとき、どのような遺伝子の発現が増減するのかを明らかにすることは、その分子機構に関与する分子群を把握するのに有効な手段となる。網羅的に遺伝子発現プロファイリングを行う手法としては、DNA マイクロアレイ、SAGE (serial analysis of gene expression) 法と、次世代シークエンサーを用いた RNA シークエンスがある。

DNA マイクロアレイ[6]の基本原理はハイブリダイゼーションであり、その技術として affymetrix 型 gene chip とスポット型アレイの二種類がある。Affymetrix 型 gene chip は、オリゴヌクレオチドをチップ表面上で合成したチップ型のマイクロアレイであり、スポット型アレイは、スライドガラス上にcDNA、オリゴヌクレオチド、PCR 産物のいずれかをロボットスポッターによりスポットして作製されたマイクロアレイである。それぞれのマイクロアレイには、検出感度、精度、検出特異性、ダイナミックレンジ、プローブデザイン、設計されているプローブ数、価格などに違いがあるが、チップまたはアレイ上に搭載されているプローブを用いて網羅的に mRNA の発現を解析することができる。

SAGE 法は、タグと呼ばれる cDNA 断片をライゲーション反応[7]により 1本につなぎ合わせ、そのシークエンスを標準的な DNA シークエンサーで読む手法である。タグを検出し、シークエンスされる回数は、タグ配列に相当するmRNA の量に相関するので、つなぎ合わされたタグの塩基配列を充分な数だ

---

[6] DNA マイクロアレイ。遺伝子の発現パターンを mRNA レベルで捉えて網羅的に解析可能な技術。
[7] DNA リガーゼを用いた DNA 分子の連結反応のこと。

表 2.3 マイクロアレイと RNA シークエンスの各遺伝子プロファイリング手法の特徴

	マイクロアレイ	RNA シークエンス
網羅性	高	高
データ量	MB	TB
必要な RNA 量	10 ng 〜（真核細胞）	1 μg 〜
感度	高	高
ダイナミックレンジ	5 $\log_{10}$	5 $\log_{10}$
簡便性	簡便	煩雑
新規遺伝子の探索	配列情報が必要	可能
コスト	安価（数万円/サンプル）	高価（10 数万円/サンプル）

け調べることで mRNA の定量的な測定ができる。

　RNA シークエンス（RNA sequence；RNA seq）は、RNA 配列を網羅的に読み取り、リード（1 本の配列）の本数を数えることでその発現情報とする手法である。次世代シークエンサーの登場により、急速に普及している。RNAシークエンスとは、成熟 mRNA の解析を指しており、mRNA シークエンスとも呼ばれている。ここでは、ポリ A セレクション[8]の後に RNA を断片化して、cDNA に変換した後に、シークエンスアダプターを両端末に付加したものを鋳型として、シークエンス解析を行う。表 2.3 には、マイクロアレイとRNA シークエンスの各遺伝子プロファイリング手法の特徴をまとめる。

　これらの、RNA 発現を網羅的に調べるトランスクリプトーム解析手法とRNAi（RNA interference；RNA 干渉）[9]を組み合わせて、遺伝子の機能とその表現型を解析する手法も行われている。その一つとして、プール型レンチウイルス shRNA ライブラリーとマイクロアレイ、または次世代シークエンサー

---

[8] mRNA の濃縮のこと。total RNA からオリゴ dT ビーズを用いて mRNA の濃縮を行う。

[9] 細胞内に二本鎖 RNA や siRNA を導入すると、それと相補的な配列を持つ mRNA を特異的に分解してタンパク質の合成を阻害することができる。細胞内に導入された二本鎖RNA（dsRNA；double strand RNA）は、細胞内で dicer と呼ばれる酵素により 21 塩基程度の短鎖の RNA に切断される。次に、二本鎖 RNA の一方の RNA が RISC（RNA-induced silencing complex）と呼ばれるタンパク質複合体に取り込まれ、RNA 鎖の配列と相補的な配列を持つ mRNA が特異的に分解される。

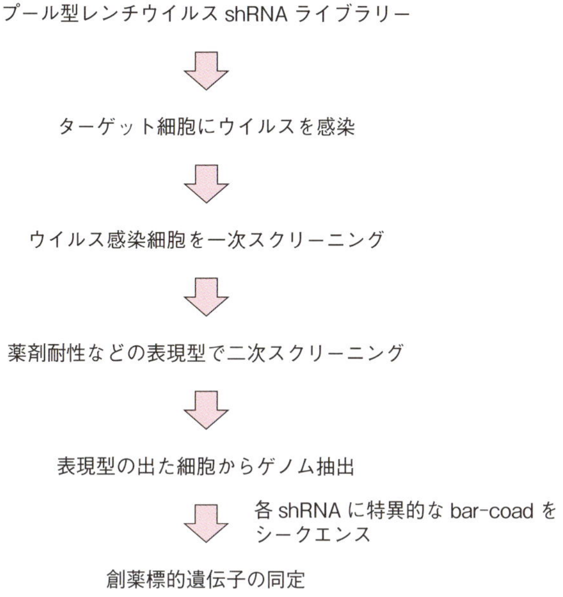

2.1 創薬標的分子の探索・同定

プール型レンチウイルス shRNA ライブラリー

ターゲット細胞にウイルスを感染

ウイルス感染細胞を一次スクリーニング

薬剤耐性などの表現型で二次スクリーニング

表現型の出た細胞からゲノム抽出

 各 shRNA に特異的な bar-coad を
シークエンス

創薬標的遺伝子の同定

図 2.4 shRNA ライブラリーを用いた創薬標的遺伝子の探索

を組み合わせることで、ゲノムワイドに創薬標的遺伝子、疾患関連遺伝子を探索することが可能となっている（**図 2.4**）。

遺伝子の最終転写産物であるタンパク質の網羅的な発現解析手法としてプロテオミクスがある。従来から行われている古典的プロテオミクス手法としては、二次元電気泳動法と、質量分析計として MALDI-TOF/MS (matrix assisted laser desorption/ionization time of flight mass spectrometry；マトリックス支援レーザー脱離イオン化飛行時間型質量分析計) または LC-MS/MS (liquid chromatography-tandem mass spectrometry；液体クロマトグラフィー質量分析計) を組み合わせたプロテオーム解析がある。

SDS ポリアクリルアミド電気泳動で量的に変化の見られたタンパク質スポットをゲルから切り出し、トリプシンなどのタンパク質消化酵素を用いてゲル内消化の後、得られたペプチド混合物の質量分析を行いデータベースで検索することでタンパク質を同定することが可能である。電気泳動を行うことなく、

免疫沈降法やプルダウン法などで分離・精製した目的タンパク質をトリプシン消化後、直接 LC-MS/MS などで質量分析してタンパク質を同定するショットガンプロテオミクスの手法もある。また、質量分析計を用いた定量プロテオミクスの手法も開発されている。ノンターゲットプロテオミクス手法として、ラベルフリー法、安定同位体標識を用いる代謝（metabolic）標識法などの相対定量解析、安定同位体で標識した濃度既知のペプチドを解析サンプルに添加して測定するスパイク法による絶対定量解析が可能になっている。これらは、網羅的にタンパク質の動態が理解できることから、創薬研究において汎用されている。また、質量分析計の高速化やスケジュール化（液体クロマトグラフィー上での保持時間の指定）の進歩により、一度に数百のペプチドの定量が可能になっている。ここでは、複数のタンパク質セットを同時に定量するターゲットプロテオミクス手法も開発され、生体試料を用いたバイオマーカー探索の検証などが行われている[7]。

図 2.5 にプロテオミクス研究の分類を示した。プロテオミクスは、タンパク質をトリプシンなどの酵素により消化して得られるペプチドを解析するボトムアッププロテオミクスと、タンパク質を酵素で消化せずにそのまま解析するトップダウンプロテオミクスに分類できる[7]。トップダウンプロテオミクスは、本来の構造を保ったままタンパク質の精密な質量情報と翻訳後修飾に関する情報が直接得られるが、解析可能なタンパク質のサイズに制限（< 50 kDa）がある。

既知薬剤の標的分子の同定

すでに臨床使用されている薬剤の大半はその薬剤標的分子が明確になっていないことから、既存薬剤の標的分子の同定は、薬剤の作用機序を理解し、新たな薬剤を開発するうえで重要となっている。すでに薬効が明確な既知薬剤の標的分子を同定することによって、新しい薬剤の創薬につなげるアプローチとして、ケミカルプロテオミクスの手法がよく用いられる。ケミカルプロテオミクスは、薬剤と直接相互作用するタンパク質を分離、精製して、同定することを

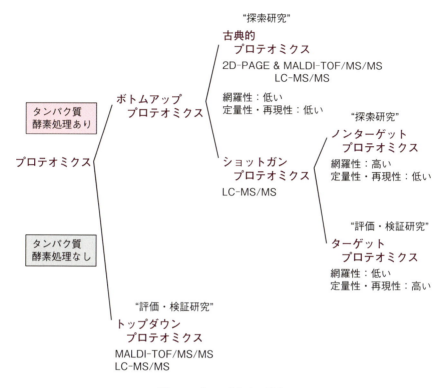

図 2.5　プロテオミクス研究

目的としており、アフィニティークロマトグラフィー[†10]とプロテオミクスの手法を組み合わせて行われる。まず、アフィニティークロマトグラフィーによって、クロマトグラフィー担体に固定された特異的なリガンド（薬剤など）とタンパク質との可逆的な相互作用を用いて薬剤の標的タンパク質を分離し、その後、ショットガンプロテオミクスにより LC-MS/MS などの質量分析計を用いて、標的タンパク質を同定することができる。

---

†10　表面にリガンドを固定した担体を用いた吸着クロマトグラフィー。リガンドに対して親和性を持つタンパク質を選択的に分離できる。

分子ネットワーク解析（タンパク質間相互作用）

分子ネットワーク解析の手法としては、酵母ツーハイブリッド法[†11]、免疫沈降法、プルダウン法などにより、詳細なタンパク質－タンパク質間相互作用（PPI）が調べられ、創薬標的分子が見出されている。また、STRING などの分子ネットワークのデータベースも構築されており、表2.2 に示したようなデータベースを活用することで、注目している因子がどのような因子とネットワークを形成しているかを調べることができる。

疾患関連遺伝子の同定

遺伝子の変異、遺伝子のメチル化パターン、および遺伝子発現パターンの変化は、遺伝性疾患だけでなく生活習慣病も含めて、疾患の発症と進展、増悪に深く関わっている。疾患関連遺伝子を明らかにすることは、創薬標的分子を明らかにするうえで極めて重要となっている。

疾患関連遺伝子の解析手法としては、① 疾患関連遺伝子データベースを活用した疾患ゲノム情報の解析（次節で述べる）、② 疾患モデル動物を用いて新規の疾患関連遺伝子を同定する方法、③ ヒト臨床検体を用いて既知の候補遺伝子の関与をヒトの疾患で検証する方法、④ ヒト臨床検体を用いて新規の疾患関連遺伝子を同定する方法がある。これまでの疾患遺伝子の探索・同定には、キャピラリーシークエンサーやリアルタイム PCR が利用されていたが、これらの手法ではその効率性、検出感度に限界があった。近年の次世代シークエンサーの登場により、疾患関連遺伝子の探索と同定の手法は大きく変化しており、目的の遺伝子群について、変異、欠損、転座などを高感度に短時間で網羅的に解析することが可能になっている。

[†11] 特定のタンパク質がどのようなタンパク質と相互作用しているのかを探索する手法である。転写因子は DNA 結合ドメインと転写活性化ドメインからなる。DNA 結合ドメインと解析対象分子の融合遺伝子、転写活性化ドメインと cDNA ライブラリーの各分子との融合遺伝子を酵母に発現させる。解析対象分子と相互作用する分子を持った酵母のみが、タンパク質－タンパク質相互作用により転写を活性化するので、その酵母が持つ cDNA から相互作用する分子を同定できる。

疾患モデル動物の細胞・組織または、患者からバイオプシー（生体組織検査）で得られた臨床検体について、そこで発現変動している遺伝子をRNAレベル、タンパク質レベルで網羅的に解析し、疾患関連遺伝子を同定する手法も行われている。また、疾患の病態を模した表現型を引き起こす化合物を投与したときに発現変動する遺伝子を網羅的に解析する手法も、疾患に関連する遺伝子群を選別するのに有効である。

人工多能性幹細胞（induced pluripotent stem cells；iPSCs；iPS細胞）を利用した疾患細胞モデル、特に希少難病の病態解明、治療薬探索の取り組みも進んでおり、創薬研究への展開が行われている。

2.2 疾患ゲノム情報の解析

薬物の標的を同定する創薬標的分子の探索において、疾患ゲノム情報の活用が行われている。また、疾患ゲノム情報は、テーラーメイド医療、疾患の予防や早期発見においても重要となっている。

2.2.1 疾患ゲノム解析

ハプロタイプとは、染色体上で対立遺伝子がどのような組合せで並んでいるのかを表すものである。染色体上でSNPs（2.2.3項参照）が検出されるようになると、対立遺伝子の組合せではなくSNPsの組合せにより一倍体ゲノムを分類するようになった。このときに、分類のもとになるSNPsの位置を染色体上に記したものを「ハプロタイプ地図」という。現在では、特定のSNPsの組合せが染色体上にどのような順序で並んでいるかの詳細な地図が公開されている。この地図を作製するプロジェクトは「ハップマップ計画」と呼ばれている。特定の疾患に特定のSNPsの組合せ、すなわち特定のハプロタイプが関連していることが明らかなときには、SNPs変異が直接、疾患の原因遺伝子上に存在することもある。ハプロタイプ地図を利用することで、特定の疾患の原因遺伝子をクローニングすることも可能になっている。

がんなどの遺伝子変異が引き起こす疾患では、疾患の原因となっているDNAの変異部分を特定することが、原因究明から治療につながる最も重要な課題となる。DNA変異の特定は、一般的には、健康なヒトと病気のヒトを比較して、両者で異なった塩基部分を対応させていくことから始まる。各個人を比較したときに違いが見られる部分は遺伝子マーカーとして利用され、疾患の原因遺伝子の特定へとつながる。したがって、遺伝的マーカーは、疾患原因遺伝子を絞り込むための重要なツールであり、SNPsもその一つである。

2.2.2 疾患ゲノム情報

ゲノム創薬の医療応用としては、テーラーメイド医療(オーダーメイド医療)やゲノム医療が期待されている。ここでは、SNPsあるいはその組合せであるハプロタイプ(遺伝子型)と疾患および薬剤応答性の因果関係の知見など、疾患ゲノム情報を基にしてゲノム診断が行われ、個別に最適な治療法、薬剤を選択して最適な投与量を処方する。また、疾患ゲノム情報を基にしたゲノム診断は、疾患の発症頻度、疾患の予防、早期発見において有用となっている。

2.2.3 遺伝子多型

同一生物種の集団において、遺伝子型の異なる遺伝子、すなわちDNA配列に違いがあることを、遺伝子多型または遺伝子変異という。一般的にその生物種の集団において特定の遺伝子変異の頻度が1％以上の場合を多型と呼び、それより少ない場合は突然変異と呼ぶ。突然変異とは、親と異なる形質が子に現れることをいう。突然変異には、遺伝子突然変異と染色体突然変異がある。遺伝子突然変異は、DNAの複製の際の誤りが原因となり、このエラーには塩基配列の置換、挿入、欠失、逆位、重複などがある。一方、染色体突然変異には、染色体数の変異(倍数体の存在)や染色体の構造の変異(同一染色体内での欠失、重複、逆位、断片化、転位、および異染色体間での転座、付着、挿入)がある。

DNAの変異として、点突然変異がある。点突然変異のうち、DNA塩基配

列へのヌクレオチドの挿入や欠失は、DNAの遺伝情報が3塩基ごとにアミノ酸に変換されるので、このアミノ酸を規定する遺伝暗号（コドン）の読み枠（フレーム）がずれるフレームシフトを起こしてしまい、以降のアミノ酸がまったく異なるアミノ酸に変換されてしまう。挿入や欠失ではなく、1つの塩基が他の塩基に置換した場合（塩基置換変異）には、フレームシフトは起こらないが、コドンが変わってしまう。この塩基置換変異には、塩基が置換してもアミノ酸が変わらない変異（サイレント変異）、塩基の置換によって他のアミノ酸へ変わってしまう変異（ミスセンス変異）、塩基の置換によって終止コドンへ変わってしまう変異（ナンセンス変異）がある。ナンセンス変異は、そこでタンパク質の合成が停止してしまい、途中までの不完全なタンパク質しかできない。これらは、変異がタンパク質のアミノ酸配列をコードしている領域に起こった場合の変化であるが、ヒトの場合でゲノムの98％以上を占める非翻訳領域でも、1塩基の変異（点突然変異）が遺伝子発現の調節やmRNAのスプライシングを変えてしまい、生理機能に影響を与えてしまうことがある。

　ヒトゲノムは、各人ほぼ共通のDNA配列から成り立っているが、ゲノム配列を複数のヒトで比較したときに所々で差異が見られる。このDNA配列の差異を遺伝的多型という。遺伝的多型の中で、1塩基だけが他の塩基に置き換わった部位をSNPs (single nucleotide polymorphisms；一塩基変異、一塩基多型) という。SNPsはヒト全ゲノム中に約300万カ所 (1,000 bp当たり1つの頻度) あると推定されており、SNPsが存在する部位によって、タンパク質の機能に与える影響が異なる。

　遺伝子をコードしている領域（エキソン）に見られるSNPsはcSNP (coding SNP) と呼ばれ、アミノ酸配列の変化を起こす可能性がある。cSNPがアミノ酸配列の変化をさせない場合でも、イントロンに見られるiSNP (intronic SNP) と同様に、mRNAのスプライシングに影響を与えることがある。転写調節領域にあるSNPsは、rSNP (regulatory SNP) という。転写調節領域は遺伝子の発現量や発現時期を規定している部分なので、遺伝子発現量に影響を与えタンパク質の量が変化する可能性がある。uSNP (untranslated

領域	名称	略称	影響
調節領域	regulatory SNP	rSNP	転写量
非翻訳領域	untranslated SNP	uSNP	mRNA 安定性
エキソン	coding SNP	cSNP	アミノ酸配列変異
イントロン	intronic SNP	iSNP	スプライシング異常
スペーサー領域	genome SNP	gSNP	なし

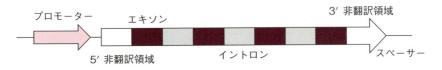

図 2.6 SNPs の種類

SNP) は、非翻訳領域に見られる SNPs である。mRNA の安定性に影響を与える非翻訳領域に存在する uSNP により、mRNA の安定性が変化すると、結果として転写産物のタンパク質の量が変化することになる。これらの領域以外の部分に見られる SNPs は gSNP (genome SNP) と呼ばれ、アミノ酸配列などに影響を与えることはほとんどないと考えられている。現在、SNPs データを活用して、個人がどのタイプの SNPs を持つのか、ハプロタイプの解析と疾患との関連性について研究が進められている。図 2.6 には、SNPs の分類をまとめた。

縦列反復数多型 (VNTR；variable number of tandem repeat) は、遺伝子群中に数百から数千ヶ所存在している。このうち、短縦列反復配列多型 (STRP；short tandem repeat polymorphism、マイクロサテライト多型) は、2～数塩基からなる配列が 2～数十回反復する際の反復回数が異なっていることによって生じる。STRP は VNTR より多く分布するため、目的とする遺伝子の位置を検討するなど、マーカーとして用いられてきたが、最近は SNPs の方が、突然変異する割合が STRP より低いものの、遺伝子群中に高頻度分布し、多型の欠失が少ないため、よく利用されている。

2.3 ゲノム医療の実現

2.3.1 テーラーメイド医療

現在の薬の処方は、各個人の遺伝的背景とはほとんど無関係に行われており、それが副作用の原因となっている場合も多い。薬の効果が適正に現れる患者と薬の副作用が強く出てしまう患者、あるいは弱い効果しか現れない患者などの違いについて、ゲノム情報を網羅的に比較することによって、薬物の作用と体質とを科学的に解明する研究が進められている。テーラーメイド医療では、SNPs 解析などを用いて、薬の投与前に薬効と副作用の出現有無を遺伝子レベルで予測できることを期待している。このように、個人の SNPs やハロタイプのゲノムデータを基にして個人にあった最適な医療を行うことを、テーラーメイド医療またはオーダーメイド医療と呼んでいる（第 11 章参照）。

このテーラーメイド医療を可能にするためには、薬物応答性や疾患感受性に関するゲノム多型を、どのような DNA マーカーを利用して的確に判定するかについて決めなければならない。現在、薬物代謝酵素などに関する SNPs やハロタイプの情報を収集して適正なマーカーの選定が行われている。さらに、今後の重要課題は、ゲノム多型に対応した多様な薬剤をどのようにして開発し、用意できるかということである。それには、in silico 創薬手法を用いて、創薬標的タンパク質分子の構造に基づいた理論的な創薬研究を推進することが求められている（第 4 章参照）。このいわゆる「テーラーメイド創薬」が、テーラーメイド医療の実現にとって重要となると考えられる。

個々人のゲノム情報、疾患ゲノム情報をはじめとして各種のオミクス解析情報を調べて、その結果を基に、より効果的、効率的に疾患の予防、診断、治療を行うことが「ゲノム医療」である。ゲノム医療の対象となるのは、一部の難病やがんなどの、単一遺伝子が原因となる疾患ばかりでなく、複数の遺伝子や多くの環境因子が原因となる生活習慣病などもある。ゲノム医療が現実のものとなれば、医療費や、経済効率の面が良くなり、かつ質の高い効果的な医療が実現できることから、現在、世界的な取組みが推進されている。

2.3.2 バイオインフォマティクス

患者情報とゲノム解析データからなる膨大な疾患ゲノム情報の解析において、バイオインフォマティクス（bioinformatics；生物情報科学）の知識と技術が重要となっている。

ヒトだけでなく、各種生物のゲノム解析が進むにつれて、膨大なゲノムデー

Column

遺伝子変異を標的とした新しいがん治療

がんはゲノム異常の蓄積によって発症、進展するゲノムの病気である。がんの診断・治療・予防を考えるうえで、個々のがんにおいて起きている遺伝子の変異を網羅的に解析することが重要となっている。これまでに、*EGFR* 遺伝子変異や *ALK* 融合遺伝子などの、がんの発症に関わるドライバー遺伝子の異常を標的とした分子標的薬の有効性が証明され、治療方針の決定にもがんゲノム情報の重要性が増している。

国際的な取り組みとして、臨床的に重要ながんを選定して、国際協力のもと包括的かつ解像度の高いゲノム解析を行い、がんのゲノム異常カタログが作成されている。その網羅的がんゲノム情報を研究者間で共有し、無償で公開することで、がんの研究および治療を推進することを目的とする国際がんゲノムコンソーシアムが 2008 年に発足した。17 カ国が参画し、73 のがん種について大規模なゲノム研究プロジェクトが進められている。国内では、代表研究機関である国立がん研究センターが、肝臓がん、胆道がん、胃がんの解析を担当しており、成果を挙げている。

このような大規模ゲノム研究プロジェクトから、生命予後と相関するがんの分子タイプを分類し、効果が期待できる分子標的制がん剤を、従来のがん種による施薬ではなく、特定の遺伝子の変異に基づいて施薬する新しいがん治療が行われるようになってきている。今後、がんにおいて重要な遺伝子の異常を検索して、最適な治療法を患者の遺伝子変異のタイプをもとに選択するがんゲノム医療が進むことが期待されている。

タ（ビッグデータ）が蓄積されている。また、医療情報、患者情報に紐付けされた疾患ゲノム情報のデータベース化も急速に行われている。このような膨大なデータを体系的に格納し、検索、解析するバイオインフォマティクスには、生物学、薬学、医学の知識に加えて、情報科学の知識が必要とされる。疾患ゲノム情報の解析からゲノム医療の実現において、バイオインフォマティクスはなくてはならない知識と技術になっている（第7章参照）。

2.4 今後の展望

　これまでにも、ゲノム情報を基にして、さまざまな解析手法を組み合わせることによって、創薬標的分子の探索と同定が積極的に進められてきた。今後、さらに創薬用AIやシステム生物学（第8章参照）などの技術革新により、ゲノム情報などの生命科学ビッグデータとパーソナルゲノムデータなどの医療ビッグデータを融合した解析によって、患者個々人の標的分子がより詳細に解明されることが期待される。そして、それらを有効活用することにより、新たなゲノム創薬研究がますます活発になることが予想される。

演習問題

2.1 ゲノム創薬と従来型創薬の違いを述べよ。
2.2 薬剤標的分子の選定方法を二つに分け、用いられる手法について述べよ。
2.3 テーラーメイド医療とSNPsについて述べよ。
2.4 疾患ゲノム情報とゲノム創薬の関連性について述べよ。
2.5 ゲノム創薬におけるバイオインフォマティクスの重要性について述べよ。

参 考 文 献

1) Drews, J.：Drug discovery: a historical perspective. *Science*, **287**, 5460, 1960-1964 (2000).
2) Overington, J. P., Al-Lazikani, B. and Hopkins, A. L.：How many drug targets are there? *Nat. Rev. Drug Discov.*, **12**, 993-996 (2006).
3) Zheng, C. J., Han, L. Y., Yap, C. W., Ji, Z. L., Cao, Z. W. and Chen, Y. Z.：Therapeutic targets: progress of their exploration and investigation of their characteristics. *Pharmacol. Rev.*, Jun；**58**(2), 259-279 (2006).
4) 田沼靖一 編：『ゲノム創薬－合理的創薬からテーラーメイド医療実現へ－』化学フロンティア 12, 化学同人 (2003).
5) Kohane, I. S., Kho, A. T., Butte, A. J. 著，星田有人 訳：『統合ゲノミクスのためのマイクロアレイデータアナリシス』シュプリンガー・ジャパン (2004).
6) Steen Knudsen 著，塩島 聡・松本 治・辻本豪三 監訳：『わかる！使える！DNA マイクロアレイデータ解析入門』羊土社 (2002).
7) 松本雅記・中山敬一：「精密な定量プロテオミクスにもとづく生命科学の研究」領域融合レビュー，**6**, e002 (2017).

3

薬物-標的分子の相互作用

　本章では、医薬分子（薬物）と生体内の標的分子との間に働く力（相互作用）の種類と特徴を学ぶ。医薬分子は、標的分子と相互作用することによって、様々な薬理作用を発現する。また、医薬分子と標的分子はどちらもある立体構造をとっており、標的分子は医薬分子の立体構造を認識している。3.1 節では、医薬分子と標的分子との相互作用を五つに分類する。標的分子として 3.2 節では、酵素、3.3 節では、受容体を取り上げ、薬物と標的分子との相互作用の具体例を理解する。

3.1　薬物-標的分子間相互作用に働く力

3.1.1　相互作用に働くエネルギー

　医薬分子（薬物）は、生体内の標的分子（酵素、受容体、イオンチャネル、トランスポーターなど；第 2 章参照）と相互作用することにより薬理作用を示す。相互作用するためには、標的分子が薬物の立体構造を認識し、薬物-標的分子の複合体を形成することが必要になる。複合体が形成されると、薬物は標的分子の機能を抑制したり、あるいは活性化したりすることによって、標的分子の機能を調節する。このように、医薬分子と標的分子との相互作用を考えることは、薬物が作用するメカニズムを理解したり、合理的に薬物を設計したりするうえで大変重要である。そこではじめに、薬物と標的分子とが相互作用して複合体を形成する際に働く力について説明する。

　薬物が標的分子に充分接近すると、薬物は標的分子の結合部位に到達する。はじめは、主に長い距離まで作用する静電相互作用で接近し、近接した後は、短い距離で作用する水素結合やファンデルワールス相互作用などにより結合が

増強される。ここで標的分子のコンフォメーション（立体配座）が変化して、医薬分子－標的分子の最適な複合体構造が形成されることがある。複合体の結合の強さは、結合定数 K_A で示される。$[X]$ は X の濃度を示す（例えば [医薬分子] は医薬分子の濃度）。

$$K_A = \frac{[医薬分子－標的分子]}{[医薬分子][標的分子]}$$

また、結合定数と結合によるギブズエネルギーの変化には、気体定数 R、絶対温度 T として

$$\Delta G = -RT \ln K_A$$

の関係が成立する。医薬分子と標的分子それぞれが単独で存在する場合のギブズエネルギー G_1 と、医薬分子－標的分子複合体のギブズエネルギー G_2 の差が ΔG である（**図 3.1**）。

自発的に複合体を形成する際には、ΔG は負となる。この式より、医薬分子と標的分子の結合定数が大きいほど、ギブズエネルギーの変化 ΔG は、大きな負の値になる。$T = 310$ K の生理的条件下では、$\Delta G = -RT \ln 10 \times \log K_A = -5.94 \log K_A$ (kJ·mol^{-1}) となる。医薬分子と標的分子の結合定数 K_A は、たいてい $10^2 \sim 10^{12}$ M^{-1} の範囲にあるため、ΔG は $-10 \sim -70$ kJ·mol^{-1} の範囲にある。結合定数 K_A がマイクロモル 10^6 M^{-1} なら、ΔG は -35 kJ·mol^{-1}、ナノモル 10^9 M^{-1} なら、ΔG は -50 kJ·mol^{-1} 程度となる。

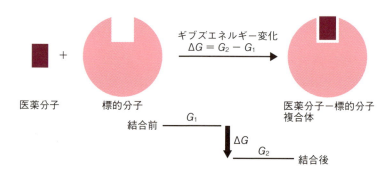

図 3.1 医薬分子と標的分子の複合体形成とギブズエネルギー変化

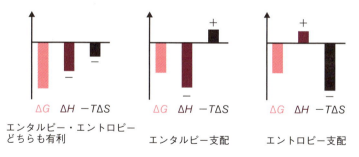

図 3.2 医薬分子－標的分子相互作用の ΔG に対するエンタルピーとエントロピーの関係

さらに、ギブズエネルギー変化は、エンタルピー変化 ΔH とエントロピー変化 $-T\Delta S$ で示される。

$$\Delta G = \Delta H - T\Delta S$$

エンタルピー変化 ΔH の項は、結合の際の（水素結合やファンデルワールス相互作用など）分子間結合エネルギーの度合いを示す。エントロピー変化 $-T\Delta S$ の項は、結合の際の分子の自由度の度合いや分子の周りを取り巻く水和水の配置の度合いを示す。複合体形成がエンタルピーの減少 $\Delta H < 0$、エントロピーの増加 $-T\Delta S < 0$ の方向に進む場合、ギブズエネルギー変化は、$\Delta G < 0$ となり自発的に進む（**図 3.2**）。

エンタルピー変化 ΔH の項やエントロピー変化 $-T\Delta S$ の項の一方が正の場合でも、他方が大きく負になればギブズエネルギー変化は、$\Delta G < 0$ となり自発的に進む。それぞれをエンタルピー支配、エントロピー支配と呼ぶ。医薬分子と標的分子が特異的に相互作用して複合体を形成する際、多くの場合で、それぞれの分子の動きが制限され、エントロピーが減少する（$-T\Delta S > 0$）。このエントロピー的に不利な分を補うように、特異的な相互作用によりエンタルピー変化が大きく負になっている。

3.1.2 イオン結合

イオン結合は、正電荷と負電荷を有するもの同士のクーロン力による相互作用である。クーロン引力 F は、距離の 2 乗に反比例し、クーロン引力のポテ

ンシャルエネルギー V は、距離に反比例する。

$$F = \frac{1}{4\pi\varepsilon_0\varepsilon_r} \frac{q_1 q_2}{r^2}$$

$$V = \frac{1}{4\pi\varepsilon_0\varepsilon_r} \frac{q_1 q_2}{r}$$

(ε_0 は真空の誘電率、ε_r は比誘電率、q_1 と q_2 は電荷、r は二つの電荷間の距離)

クーロン引力は、他の相互作用に比べ比較的長い距離までその作用が及ぶため(コラム参照)、二つの分子を引き寄せるために重要な働きをする。共有結合のギブズエネルギー変化 ΔG は $-800 \sim -200$ kJ・mol^{-1} と非常に大きく、クーロン引力も本来、共有結合と同程度に強い。クーロン引力のポテンシャルエネルギーは、溶媒の比誘電率に反比例し、水は比誘電率が高い(78.5)ため、水中でのクーロン引力は真空中に比べ大きく低下している。医薬分子と標的分子との相互作用では、周囲の水分子と各イオンとの相互作用があるため、ΔG は

Column

遠くまで働く相互作用と至近距離で働く相互作用

相互作用には、長い距離で作用する静電相互作用と、短い距離で作用する水素結合やファンデルワールス相互作用などがあり、それぞれ long-range interaction と short-range interaction と呼ばれている。静電相互作用では、クーロン力によるポテンシャルエネルギーが距離に反比例するのに対し、ファンデルワールス相互作用では、ポテンシャルエネルギーが距離の6乗に反比例する。したがって、距離が少し離れるとポテンシャルエネルギーの大きさが急激に小さくなるため、短い距離しか作用できない(short-range interaction)。一方の静電相互作用では、長い距離でもポテンシャルエネルギーの大きさの減衰の程度が緩やかなため、比較的長い距離まで作用できる(long-range interaction)。以上のことから、長い距離と短い距離では、それぞれ異なる相互作用が働いていることが分かる。

$-20\,\mathrm{kJ\cdot mol^{-1}}$ 程度である。標的分子となるタンパク質は、生体内の pH では、リシンやアルギニンといった塩基性アミノ酸が正電荷を有し、アスパラギン酸やグルタミン酸といった酸性アミノ酸が負電荷を有し、これらが医薬分子とのイオン結合に関与している（**図 3.3**）。

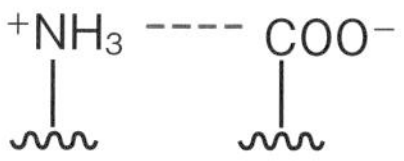

図 3.3 イオン結合の例

3.1.3 イオン－双極子相互作用

化学結合を形成する原子間で電気陰性度が異なるとき、電気陰性度の大きな原子に電気陰性度の小さな原子から電子が引き寄せられることにより、部分的な電荷の偏りが生じる。これを分極といい、分極した化学結合が持つ正と負の電荷の対を双極子という。電荷の偏りの程度は、双極子モーメントで定量的に表すことができる。ある化学結合で正および負の電荷 $\pm q$ が距離 r 離れて存在する場合、双極子モーメントの大きさ μ は、$\mu = qr$ で定義される。

分子内に双極子が存在すると、イオンや他の双極子と相互作用することができる（**図 3.4**）。イオン－双極子相互作用の ΔG は、$-15\sim-5\,\mathrm{kJ\cdot mol^{-1}}$ 程度である。双極子の電荷はイオンに比べて一般に小さいため、イオン－双極子相互作用は、イオン間の相互作用であるイオン結合より弱く、双極子－双極子相互作用より強い。

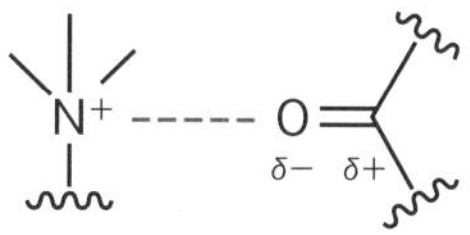

図 3.4 イオン－双極子相互作用の例

3.1.4 水素結合

水素原子が電気陰性度の大きい酸素や窒素などの原子と共有結合している場合、分極により水素原子は、部分的に正電荷を帯びる。正電荷を帯びた水素原子が電気陰性度の高い酸素や窒素などの他の原子と相互作用して、X－H⋯Y 型の結合を生じる。これを水素結合という（**図 3.5**）。ここ

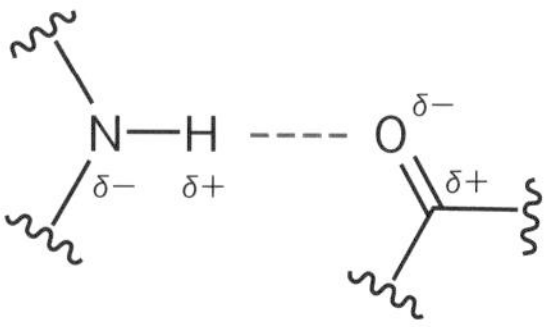

図 3.5 水素結合の例

で、Xを水素結合の供与体、Yを受容体という。XとYとの間の距離は、2.5 ～ 3.2 Å 程度と短く（short-range interaction）、典型的な X−H⋯Y の角度は、130 ～ 180° となっている。X−H⋯Y が同一直線上にある場合（角度が 180°）が最適な向きとなり、結合が最も強くなる。水素結合の ΔG は $-40 \sim -4\,\mathrm{kJ \cdot mol^{-1}}$ 程度だが、たいていの場合は、$-20 \sim -12\,\mathrm{kJ \cdot mol^{-1}}$ の範囲にある。また、水素結合1本当たり結合定数は1桁程度増加する。水素結合は、共有結合やイオン結合より弱いが、最適な距離と方向性を示すため、医薬分子と標的分子の特異的な相互作用において重要な働きをすると共に、生体高分子の立体構造を形成するうえでも（α ヘリックスや β シートなど）大変重要である。

3.1.5　ファンデルワールス相互作用

隣り合う分子が接近すると、それらの原子間にファンデルワールス相互作用という弱い相互作用が働く。これは、(1) 双極子−双極子相互作用、(2) 双極子−誘起双極子相互作用、(3) 誘起双極子−誘起双極子相互作用（ロンドン分散力）からなる。

(1) 双極子−双極子相互作用

双極子同士が接近すると働く相互作用で、双極子同士が異なる向きに配向した場合に引力が働き、同じ向きに配向した場合に反発力が働く（図 3.6）。相互作用の ΔG は、$-15 \sim -0.5\,\mathrm{kJ \cdot mol^{-1}}$ 程度である。

図 3.6　双極子−双極子相互作用の例

(2) 双極子−誘起双極子相互作用

双極子が中性分子に接近すると、中性分子中に電荷の偏りが生じ、中性分子に双極子が誘起される。ここで生じる誘起双極子と双極子との間で働く相互作用を、双極子−誘起双極子相互作用と呼ぶ（図 3.7）。相互作用の ΔG は、$-4 \sim -0.4\,\mathrm{kJ \cdot mol^{-1}}$ 程度である。

図 3.7　双極子−誘起双極子相互作用の例

(3) 誘起双極子－誘起双極子相互作用（ロンドン分散力）

中性分子だけでも分子中の電子は、常に動いているため、瞬間的に電荷の偏りが生じ、分子内に瞬間的に双極子が誘起される。このわずかな誘起双極子が、他の中性分子にも双極子を誘起する。このような相互作用を誘起双極子－誘起双極子相互作用、またはロンドン分散力と呼ぶ（図 3.8）。相互作用の ΔG は、$-2 \sim -0.05$ kJ·mol^{-1} 程度である。

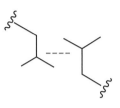

図 3.8 誘起双極子－誘起双極子相互作用の例

以上の三つの相互作用を総称してファンデルワールス相互作用と呼ぶ。この三つのポテンシャルエネルギーは、いずれも双極子間距離 r の 6 乗に反比例する。クーロン引力のポテンシャルエネルギーが $1/r$ で減衰するのに対し、ファンデルワールス相互作用のポテンシャルエネルギーは、$1/r^6$ で減衰するため、短い距離でのみ働く相互作用だといえる（short-range interaction）。個々のファンデルワールス相互作用は、非常に弱いが、すべての原子間に働く力であり、医薬分子－標的分子間の相互作用の数は膨大なため、大変重要な相互作用である。一方、分子同士がさらに接近すると、逆に反発力（斥力ともいう）が働く。これをファンデルワールス反発力と呼び、そのポテンシャルエネルギーは、距離 r の 12 乗に反比例する。至近距離では、この反発力が働くため、立体障害が生じる。

3.1.6 疎水性相互作用

医薬分子や標的分子は、いずれも水分子に取り囲まれているが、これらの疎水性部分が接近すると、疎水性の溶媒に面した部分同士は相互作用し、疎水性表面の面積は減少する。その際、疎水性表面を取り囲んでいた水分子が放出され、自由度が増す。放出された水分子のエントロピーが増大するため、全体のギブズエネルギーが低下する。このような相互作用を疎水性相互作用と呼ぶ（図 3.9）。疎水性相互作用の強さを決める要因の一つに、立体的な相補性がある。医薬分子と標的分子がもともと相補的でない場合、疎水性相互作用が駆動

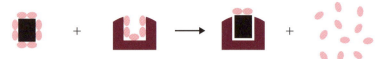

図 3.9 疎水性相互作用の模式図

力となり、標的分子がコンフォメーション変化を起こしてうまく適合しようとする。1つのメチレン基（$-CH_2-$）同士の疎水性相互作用の ΔG は、-3 kJ・mol^{-1} 程度である。

3.2 酵素を標的とした薬物相互作用

3.2.1 酵 素 の 特 性

薬物の標的となるタンパク質のほとんどは酵素や受容体であり、医薬分子は、これらのタンパク質と特異的に結合して、それらを活性化したり阻害したりする。ここでは、酵素と薬物との相互作用について見ていく。

酵素は、生体内の反応を温和な反応条件（中性付近の pH、37 ℃付近の温度、大気圧程度の圧力、生理食塩水程度の塩濃度）で効率よく進行する触媒として働く。化学反応が進行する際、エネルギーの高い障壁（遷移状態）を乗り越える必要があり、反応物と遷移状態とのエネルギー差を、活性化ギブズエネルギー $\Delta G^{\neq}$ と呼ぶ。酵素は、基質と作用して活性化ギブズエネルギー $\Delta G^{\neq}$ を低下させる（図 3.10）。反応速度定数 k と活性化ギブズエネルギー $\Delta G^{\neq}$ は、ボルツマン定数 k_B、絶対温度 T、プランク定数 h として

$$k = \frac{k_B T}{h} \exp\left(-\frac{\Delta G^{\neq}}{RT}\right)$$

の関係にあり、$\Delta G^{\neq}$ が低下すると遷移状態を乗り越える分子の割合が増し、反応速度は増加する。一方、反応のギブズエネルギー変化 ΔG は、酵素を加えても変化せず、平衡定数は変化しない。

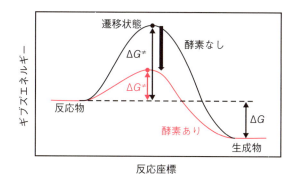

図 3.10 反応座標に沿ったギブズエネルギーの変化

　通常の化学反応は、反応物同士がランダムに接近し衝突することで進行するが、酵素は、特定の基質のみが収まるポケット、すなわち、効率的な反応の場（活性部位）を提供し、選択的に反応させるため、効率が良く、また、特異性が高い。酵素は、基質が反応して遷移状態にあるところで結合して安定化するため、活性化ギブズエネルギー $\Delta G^{\neq}$ が低下する。

　3.1.1 項で述べたのと同じように、活性化ギブズエネルギーは、

$$\Delta G^{\neq} = \Delta H^{\neq} - T\Delta S^{\neq}$$

と書けるため、活性化ギブズエネルギー $\Delta G^{\neq}$ を下げたい場合、活性化エンタルピー $\Delta H^{\neq}$ をより下げるか、活性化エントロピー $\Delta S^{\neq}$ をより大きくする必要がある。酵素は、反応して遷移状態となる基質に安定して結合することで、活性化エンタルピー $\Delta H^{\neq}$ を下げることができる。また、酵素は、次に述べるように、活性化エントロピー $\Delta S^{\neq}$ をより大きくすることができる。

　基質が酵素と反応し遷移状態となる際、酵素との結合には厳密な方向性が必要なため、遷移状態の各原子は、整然と並んでおりエントロピーは低くなっている。一方、酵素と結合する前の基質には、厳密な方向性は必要ない。そのため、基質が遷移状態に移行する際には、エントロピーを大量に失っており、これが活性化エントロピー $\Delta S^{\neq}$ の低下につながっている。そこで、もともと自由度（エントロピー）の低い基質を用いるか、あるいははじめに酵素－基質複合体を形成する際、直後に起こる反応にとって適切な向きに基質を整然と並べ

ることで基質のエントロピーを低下させておけばよい。このようにして活性化エントロピー $\Delta S^{\neq}$ を大きくすることができる。酵素は、このように基質同士を近づける（基質が複数ある場合）「近接効果」、基質を適切な向きにする「配向効果」を示すのが大きな特徴である。

　酵素や基質は、多くの水分子に取り囲まれており水和している。ほとんどの酵素の活性部位はくぼみや空洞にあり、酵素の活性部位に基質が入り結合すると、活性部位は水から遮断され、反応に必要な水分子以外は排除される。この利点は三つある。一つ目は、水には反応性があるため、不必要な水分子が活性部位近くにあると副反応が起こる可能性があるが、そのような副反応を起こりにくくしている点である。二つ目は、水分子は双極子を持ち、電荷を持つ他の分子を溶媒和する性質があり、反応に関わる分子に水分子が作用すると、反応を妨げるように働くため、反応速度を低下させてしまう可能性があるが、それを防ぐことができる点である。三つ目は、これが最も重要だと思われるが、先にふれたように、水は高い比誘電率 (78.5) を持つのに対し、タンパク質内部での比誘電率はその約 1/20 程度と小さい。そのため、酵素の活性部位ではクーロン引力のポテンシャルエネルギーが水中に比べ約 20 倍高いことから、電荷の関わる相互作用がより強くなり、反応がより効果的に起こる点である。このように、相互作用において水分子の挙動も大変重要になってくる。

　酵素は、基質と結合する際、構造をほとんど変えない場合（「鍵と鍵穴」モデル）と大きく変化させる場合（「誘導適合」モデル）がある。以下の項で両者について詳しく説明する（第 4 章参照）。

3.2.2 「鍵と鍵穴」モデル

　1894 年、フィッシャー (E. Fischer) は、酵素（鍵穴）に対し、基質（鍵）が、立体的にも電荷的にも相補的にうまく結合するという「鍵と鍵穴」モデルを提唱した。これは形の相補性に加え、水素結合の供与体と受容体、正電荷と負電荷、疎水性基同士の相互作用といった、性質の相補性も含む。いくつかの酵素についての X 線結晶構造解析で、酵素単独の構造、酵素－基質（もしくは

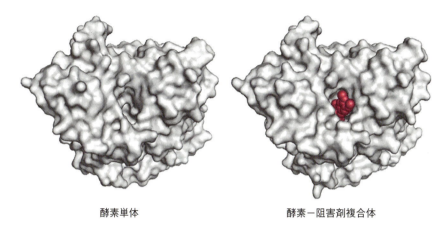

酵素単体　　　　　　　　　　酵素－阻害剤複合体

図3.11　アセチルコリンエステラーゼの単体と阻害剤（塩酸ドネペジル）複合体の構造（「鍵と鍵穴」モデル）[PDB ID：1W75、1EVE]

基質アナログ、反応中間体、生成物）複合体の構造が決定されることにより、このモデルが正しいことが証明されている。アセチルコリンエステラーゼと阻害剤である塩酸ドネペジルとの複合体がその例である（図3.11）。アセチルコリンエステラーゼは、神経伝達物質であるアセチルコリンの加水分解酵素であり、塩酸ドネペジルは、アルツハイマー病の治療薬として用いられている。図3.11は、アセチルコリンエステラーゼの構造を分子表面モデルで示したもので、酵素は単体でも阻害剤との複合体でも立体構造はほぼ同じである。複合体構造では、アセチルコリンエステラーゼの大きなくぼみに阻害剤の塩酸ドネペジルがうまく適合していることが分かる。このような構造の相補性から酵素の基質特異性が生じている。

3.2.3　「誘導適合」モデル

多くの酵素と基質は、「鍵と鍵穴」のようにそれぞれの構造がほとんど変化せずに結合するのではなく、酵素が基質に結合する際、酵素自体が酵素活性を起こしやすいようにコンフォメーション変化を起こして基質に結合する。1958年、コシュランド（D. E. Koshland）は、「誘導適合」モデルを提唱した。

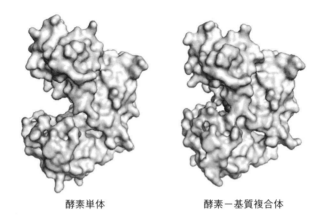

酵素単体　　　　　　　酵素－基質複合体

図 3.12 グルコキナーゼの単体と基質（グルコース）複合体の構造（誘導適合モデル）[PDB ID：1Q18、1SZ2]

いくつかの酵素についての X 線結晶構造解析により、酵素単独の構造、酵素－基質（もしくは基質アナログ、反応中間体、生成物）複合体の構造が決定され、このモデルの正しさが証明された。グルコキナーゼ（**図 3.12**）やカルボキシペプチダーゼがその例である。グルコキナーゼは、グルコースの 6 位をリン酸化する酵素である。グルコキナーゼ単体では、基質の結合ポケットが大きく開いているのに対し、基質であるグルコースとの複合体では、グルコキナーゼのコンフォメーションが変化してグルコースを挟み込むように結合ポケットが閉じている。このように酵素の構造が変化することで、基質との結合が強くなり反応が進行する。

3.2.4　酵素反応速度論

酵素反応において、基質濃度に対し反応速度をプロットすると双曲線のパターンが得られる。酵素 (E) と基質 (S) が反応して複合体 (ES) を形成し、反応して生成物 (P) が得られる。

$$E + S \rightleftarrows ES \longrightarrow E + P$$

このときの基質濃度 [S] と反応初速度 v の関係を示したのが、ミカエリス-メ

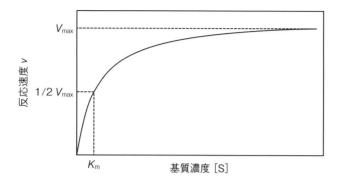

図 3.13　ミカエリス-メンテン式のプロット

ンテン（Michaelis-Menten）の式

$$v = \frac{V_{\max}[\mathrm{S}]}{K_{\mathrm{m}} + [\mathrm{S}]}$$

で、グラフでは図 3.13 のようになる。ここで最大速度 $V_{\max}$、ミカエリス定数 K_{m} である。最大速度 $V_{\max}$ は、基質濃度が無限大のときの反応速度であり、ミカエリス定数 K_{m} は、反応速度 $= V_{\max}/2$ となるときの基質濃度に相当する。K_{m} が小さいほど酵素と基質の親和性が高い。

ミカエリス-メンテンの式を変形することで、ラインウィーバー-バーク（Lineweaver-Burk）の式が得られる。

$$\frac{1}{v} = \frac{K_{\mathrm{m}}}{V_{\max}[\mathrm{S}]} + \frac{1}{V_{\max}}$$

ラインウィーバー-バークプロットは図 3.14 のようになる。このプロットでは、横軸の切片が $-1/K_{\mathrm{m}}$、縦軸の切片が $1/V_{\max}$ に相当することから、プロットの切片から最大速度 $V_{\max}$、ミカエリス定数 K_{m} を求めることができる。

3.2.5　酵素阻害剤

医薬分子が酵素に影響を与える場合、酵素反応を促進か、あるいは阻害することがあるが、圧倒的に多いのは阻害するタイプである。酵素の阻害剤 (I) に

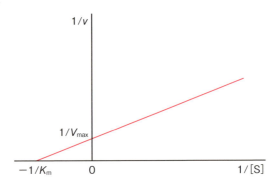

図 3.14 ラインウィーバー–バークプロット

は、可逆的な阻害剤と不可逆的な阻害剤がある。可逆的な阻害剤は、阻害機構の違いにより大きく三つに分けられる。競合阻害剤、非競合阻害剤、不競合阻害剤である。それぞれ阻害剤濃度 [I] を増加させることにより、**図 3.15** のようにラインウィーバー–バークプロットが変化する。阻害剤がこれらのどのプロットとなるか解析することで、阻害様式を推定することができる。

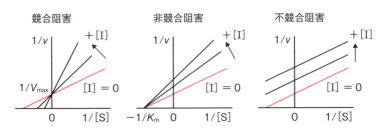

図 3.15 酵素阻害がある場合のラインウィーバー–バークプロット

競合阻害剤は、基質結合部位に阻害剤が基質と競合して結合するものである（**図 3.16**）。最大速度の半分の反応速度を得るためには、阻害剤がない場合に比べより多くの基質を加える必要があり、ミカエリス定数 K_m は増加する（図 3.15、競合阻害の横軸の切片の大きさが小さくなる）。充分基質を加えれば最大速度に達するため V_{max} は変わらない。

非競合阻害剤は、阻害剤の結合部位が基質結合部位と異なるものである（**図**

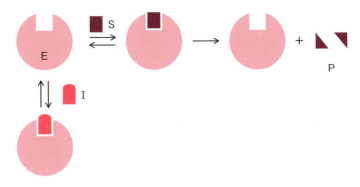

図 3.16 競合阻害の模式図

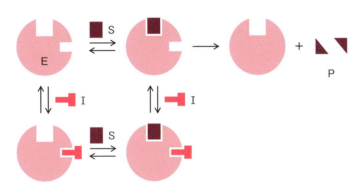

図 3.17 非競合阻害の模式図

3.17)。基質と酵素の親和性は、阻害剤の存在により影響を受けないため、K_m は変化しないが、V_{max} が減少する(図 3.15、非競合阻害の縦軸の切片の大きさが大きくなる)。

不競合阻害剤は、基質と結合した酵素にのみ阻害剤が結合する(**図 3.18**)。この場合は、ラインウィーバー-バークプロットの傾きは変化せず、上にシフトする(図 3.15、不競合阻害)。すなわち K_m も V_{max} も減少する。

ラインウィーバー-バークプロットによる三つの分類に単純に当てはめるのが難しい例もある。ある化合物が基質結合部位とは異なる部位(アロステリック部位)に結合して、酵素のコンフォメーションを変化させ、基質との親和性

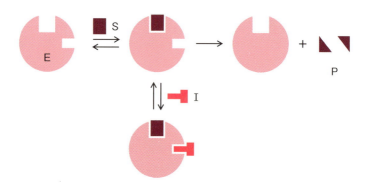

図 3.18 不競合阻害の模式図

も変化させることで酵素活性を調節する機構を、アロステリック制御と呼ぶ。このような酵素をアロステリック酵素と呼ぶ。アロステリック制御により活性が低下する場合は、アロステリック阻害と呼ばれる。

以上は、可逆的に阻害する阻害剤についてだが、医薬品と酵素とが共有結合を形成することで不可逆的に阻害する阻害剤もある。ペニシリンなどのβラクタム系抗生物質は、細菌が細胞壁を合成する酵素を不可逆的に阻害する。ペニシリンは、酵素により求核攻撃を受けアシル化され、共有結合を形成した酵素は化学的に安定になり、触媒機能を失う。不可逆的阻害剤の場合、基質濃度を上げても阻害剤を除くことができない。

3.2.6　酵素に作用する医薬品

酵素に作用する医薬品は様々だが、大きく分けて以下の四つが挙げられる。

(1) 疾患の原因物質の生成を阻害する医薬品

生体内物質が異常に産生されることで疾患を起こす場合、生体内物質の生合成酵素を阻害すれば生体内物質が減少し、疾患を抑えることができる。HMG-CoA 還元酵素阻害剤は、コレステロールの生合成に必要な反応を阻害することで、多くなっていたコレステロールを減少させ効果を示す。

(2) 生理活性物質の分解を阻害する医薬品

　生体内の生理活性物質が異常に減少することで疾患を起こす場合、その生理活性物質の分解酵素を阻害すれば、その物質が減少しなくなり、疾患を抑えることができる。前述のアセチルコリンエステラーゼ阻害剤は、アセチルコリンの加水分解反応を阻害することで、少なくなっていたアセチルコリン量を増加させ効果を示す。

(3) 細菌、ウイルスに作用する医薬品

　細菌やウイルスの生存に必要な酵素を阻害することで、抗菌、抗ウイルス作用を起こすことができる。前述のペニシリンなどのβラクタム系抗生物質は、細菌の細胞壁を合成する酵素を阻害するため、細菌は生存できず死滅する。

(4) がんに作用する医薬品

　がん細胞のDNA合成を阻害することで、がん細胞の細胞分裂を抑えることができる。チミジル酸合成酵素阻害剤は、DNA合成に必要なチミジンの生合成を阻害するため、がん細胞はDNA合成が阻害され、細胞分裂が停止する。

3.3　受容体を標的とした薬物相互作用

3.3.1　リガンド－受容体システム

　リガンドとその受容体との相互作用（リガンド－受容体システム）によって惹起されるシグナルは、細胞の機能変化や運命決定（生存、増殖、分化、老化、死など）に重要な役割を果たしている。がんをはじめ様々な病気において、このリガンド－受容体システムの異常が起きている。そのため、このシステムを標的とした創薬は、非常に重要な分野として発展してきた。

　受容体は、細胞内受容体と細胞膜受容体に大別できる。細胞内受容体のリガンドは、疎水性が高く、小さい分子であり、細胞膜を容易に通過できることが特徴として挙げられる。このタイプの受容体の場合、例えば、エストロゲン受容体のような核内ホルモン受容体は、ホルモン結合ドメインを有しているので、タモキシフェンのような偽リガンドの結合で不活化されやすい。一方、細

胞膜受容体のリガンドは、親水性で細胞膜を通過できないという特徴を有する。このタイプの受容体は、三種類の受容体、すなわち、イオンチャネル直結型受容体、Gタンパク質共役型受容体、酵素内在・会合型受容体に大別される。酵素内在・会合型受容体には、チロシンキナーゼ型受容体とセリン・トレオニンキナーゼ型受容体がある。また、受容体そのものが細胞内ドメインに酵素活性を有するものと、酵素分子と会合しているものが存在する。このタイプの受容体を標的とした薬物としては、細胞膜に発現する細胞膜表面受容体を標的としたものが多く開発されてきた。また最近では、細胞小器官の膜に発現する受容体も創薬標的として注目されている。ここでは、多くの薬物が開発されてきた経緯がある。

以下に、チロシンキナーゼ型細胞膜表面受容体を標的とした創薬を中心に説明する。また最近、受容体を標的とした抗がん剤として、免疫チェックポイントを標的としたまったく新しいタイプの抗体医薬が開発された（第6章参照）。この免疫チェックポイント阻害薬についても併せて説明する。

3.3.2　チロシンキナーゼ型細胞膜表面受容体を標的とした薬物の作用機序

図 3.19 に示すように、一般的に、チロシンキナーゼ型細胞膜表面受容体に代表される膜受容体は、リガンドと結合するとコンフォメーション変化を起こ

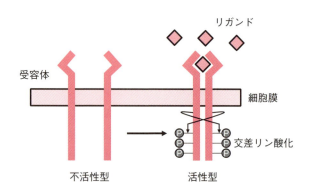

図 3.19　チロシンキナーゼ型細胞膜表面受容体の活性化

し、受容体同士がホモ・ヘテロ二量体、もしくは多量体を形成する。これによって受容体の細胞内ドメインのチロシンキナーゼが酵素活性を発揮できるようになり、受容体の交差（自己）リン酸化が起きて活性化する。

このチロシンキナーゼ型細胞膜表面受容体を標的とした薬物は、主に抗体医薬と低分子化合物に分けられる。抗体は基本的に細胞膜（形質膜）を透過できないので、抗体医薬の標的抗原は、受容体の細胞外ドメインに限定される。主に、受容体のリガンド結合部位や二量体形成に必要な部位を標的として、受容体の活性化を阻害する様式が多い。受容体の細胞外ドメインを認識する抗体医薬のメリットの一つは、NK（ナチュラルキラー）細胞やマクロファージあるいは補体が、抗体で覆われたがん細胞を認識し、そのがん細胞を殺傷する作用を発揮することである。これにより、抗体による受容体の直接の機能阻害に加えて、間接的に患者自身の免疫システムを利用できる（第6章参照）。

一方で、低分子化合物は、受容体の細胞膜貫通ドメインや細胞内ドメイン、特に、チロシンキナーゼ活性を有する触媒活性中心を標的とした薬物が多い。キナーゼの多くは、悪性腫瘍の増殖や生存を促進するように作用する腫瘍化タンパク質として機能する。ヒトゲノムには、518個のキナーゼをコードする遺伝子が存在し、そのうちの90個は、チロシンキナーゼをコードする。これらの多くがヒトのがんで主要な役割を担っている。

キナーゼは、基質分子（主にタンパク質）をリン酸化する酵素活性を有するが、このとき活性中心において、ATPのγ位のリン酸基を基質分子に移行する反応を触媒する。そのため、酵素活性に必須なATPと競合して活性中心にはまり込んで活性を阻害するタイプの薬物が多く開発されている。キナーゼ分子は、進化的に互いに関連しているので、高い構造的類似性を示し、その触媒裂溝の構造は、多くのキナーゼで類似している。そのため、あるキナーゼの触媒裂溝（触媒活性部位）を標的としたATPと競合するタイプの薬物を創出する場合、他のキナーゼに対する選択的特異性が高い薬物を創出することが難しい傾向にある。それゆえ、このタイプの薬物は、標的とした受容体以外のキナーゼやATP結合分子に非特異的な影響を及ぼしてはいないかという議論が付

いて回る。がんで頻繁に見られる細胞外ドメインが欠失した活性型変異受容体は、抗体医薬の標的にならないので、低分子阻害化合物が必要となる。また、活性中心の類似性を避けて、より特異的な構造を有するキナーゼのアロステリック調節部位を標的とした低分子阻害化合物の開発も進められている。

3.3.3　チロシンキナーゼ型細胞膜表面受容体の細胞内ドメインを標的とした創薬

　チロシンキナーゼ活性を有し、受容体機能を遂行するために用いる触媒裂溝（触媒活性部位）の立体構造が明らかにされている場合、魅力的な創薬標的となる。この触媒活性部位は通常、小さな有機分子が極めて特異的な様式で結合できる空洞を形成している。これらの空洞では、低分子化合物が、空洞を形成する複数のアミノ酸と非共有結合を形成することが可能である。よって、薬物分子は、標的タンパク質に強い特異性と親和性で結合することができ、薬物分子がチロシンキナーゼ活性、ひいては受容体機能を阻害することになる。

　例として、エルロチニブ（タルセバ®）による EGF 受容体の阻害について示す。EGF 受容体は、典型的なチロシンキナーゼ型細胞膜表面受容体であり、様々な悪性腫瘍で異常活性化を示す突然変異や、欠失あるいは過剰発現が認められている。そのため、悪性腫瘍の増殖や生存を促進するように作用する腫瘍化タンパク質として重要な創薬標的分子である。図 3.20 は、EGF 受容体の細胞内ドメインの立体構造を示す。エルロチニブが EGF 受容体の触媒裂溝の ATP 結合空洞部分に、「鍵と鍵穴」の関係のようにぴったりとはまり込み、それにより EGF 受容体活性を阻害していることがわかる。このとき、ATP 結合空洞部分の空洞内表面を形成している複数のアミノ酸残基とエルロチニブが、主に水素結合による特異的な結合をしている。このような「鍵と鍵穴」を形成する特異的な結合は、薬物の阻害効果を発揮するうえで重要である。この点が創薬分子設計を進めるときの重要なポイントとなる。しかし、それがゆえに、例えば、悪性腫瘍がこの「鍵と鍵穴」の形成に重要なアミノ酸変異を獲得した場合、それまでの治療で効果的であった薬物に対して耐性を獲得し、悪性腫瘍

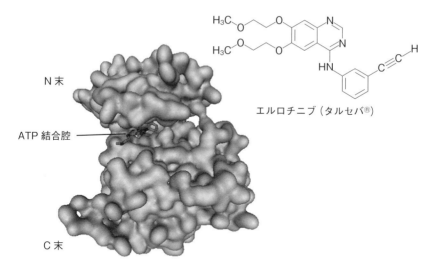

図 3.20 EGF 受容体の細胞内ドメインと低分子阻害剤エルロチニブ

が再発することが臨床上問題となる。そのため、常に新たなタイプの克服薬の開発が求められる。

3.3.4 チロシンキナーゼ型細胞膜表面受容体の細胞外ドメインを標的とした創薬

近年、チロシンキナーゼ型に限らず、細胞膜表面受容体の細胞外ドメインを抗原として認識する抗体医薬が著しく発展してきている（第6章、第11章参照）。悪性腫瘍の治療薬としては、造血系腫瘍では血液分化抗原が、固形がんではチロシンキナーゼ型細胞膜表面受容体が、抗体医薬の主要な標的分子となっている。

抗体医薬の阻害作用機序は、三つに大別される。一つ目は、抗体が受容体の細胞外ドメインに結合することによって、リガンドと受容体との結合を阻害したり、受容体の二量体形成を阻害することによる直接的な受容体機能の阻害によるものである。二つ目は、NK 細胞やマクロファージ等の細胞傷害性細胞や、貪食細胞表面に発現している Fcγ 受容体に由来する間接的な受容体機能

の阻害によるものである。γ免疫グロブリン（IgG）抗体（抗体医薬）は、がん細胞表面の抗原と反応し、がん細胞表面を覆う。これら抗体の定常領域にFcγ受容体が結合するので、Fcγ受容体を発現しているNK細胞やマクロファージ等は、抗体で覆われたがん細胞を認識し、そのがん細胞を殺傷する抗体依存性細胞傷害（antibody-dependent cellular cytotoxicity；ADCC）作用を発揮する。三つ目は、標的細胞膜抗原と結合した抗体Fcの補体結合部にC1qが結合し、補体の古典的経路を活性化する間接的な受容体機能の阻害によるものである。細胞膜表面に膜侵襲複合体（membrane attack complex；MAC）が形成され、標的細胞が傷害される補体依存性細胞傷害（complement-dependent cytotoxicity；CDC）である。

例として、EGF受容体とEGF受容体ファミリーに属するHER2に対する抗体医薬について説明する。EGF受容体はがん全体の約1/3で過剰発現したり変異しており、HER2は、乳がんの約15〜30％程度や胃がん等で過剰発現している。両分子は悪性腫瘍の増殖や生存を促進するように作用する腫瘍化タンパク質として重要な創薬標的分子である。図3.21に示すように、EGF受容体の細胞外ドメインは、ドメインI-IVからなる。リガンドであるEGF、TGF-αやアンフィレギュリンは、ドメインIとIIIを架橋するようにして

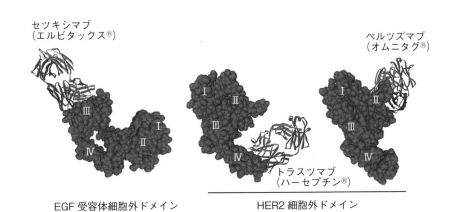

図3.21　チロシンキナーゼ型膜表面受容体の細胞外ドメインを認識する抗体医薬

EGF受容体に結合し、ドメインIIで受容体同士の二量体を形成する。セツキシマブ（エルビタックス®）は、EGF受容体の細胞外ドメインのドメインIIIと結合し、リガンドの結合をブロックすることで、EGF受容体機能を阻害する（図3.21）。HER2の細胞外ドメインも、EGF受容体同様にドメインI-IVからなる。しかしながら、HER2はリガンドが存在せず、リガンドと結合した他のEGF受容体ファミリー（EGF受容体、HER3、HER4）とヘテロ二量体を形成して活性化する。また、過剰発現したHER2同士のホモ二量体形成によっても活性化する。HER2阻害薬のペルツズマブ（オムニタグ®）は、HER2の二量体形成に必要なドメインIIに結合して、HER2機能を阻害する。また、世界で最初に開発された抗体医薬であるトラスツマブ（ハーセプチン®）は、HER2細胞外ドメインのドメインIVを認識して結合する。このトラスツマブ抗体の阻害機序については、ADCC作用以外は論争の対象になったままである。

このような受容体に対する抗体医薬は、低分子化合物のときに問題となるような標的受容体以外の受容体型チロシンキナーゼに対しては影響が少なく、低分子化合物よりも高い特異性を持って標的受容体の機能を阻害する。しかしながら、多くのヒト悪性腫瘍では、細胞外ドメインを欠失したEGF受容体を発現しており、リガンド非依存的に恒常的にEGF受容体が活性化している。このような場合、受容体の細胞外ドメインを認識する抗体医薬では、抗原部位がないため、効力を発揮できないことになる。

3.3.5　免疫チェックポイント阻害抗体医薬

がんが免疫機構の監視を逃れて、生存・増殖する「がん免疫逃避機構」の存在が近年明らかとなってきた。この機構の中心的役割を担う、T細胞性免疫を抑制する二つの免疫抑制性補助シグナル（免疫チェックポイント）、B7/CTLA-4経路とPD-1/PD-L1経路が存在する。これら二つの経路を標的とした抗体医薬が、新しい治療法として注目されている。

図3.22に示すように、抗原提示能が高い樹状細胞は、リンパ節に遊走し、

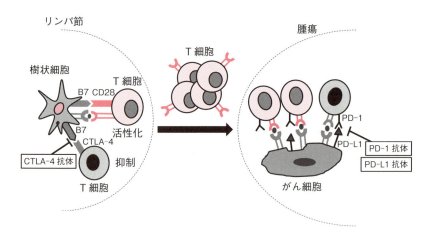

図 3.22 免疫チェックポイント阻害の原理

T細胞にがん抗原を提示し、T細胞ががんを認識する。このときに、T細胞機能を促進して活性化するか、抑制するかを決める免疫補助シグナルが重要となる。このなかで、代表的な抑制性の免疫補助シグナル（免疫チェックポイント）の一つが、T細胞膜表面上に発現するCTLA-4受容体と、樹状細胞膜上に発現するB7との相互作用である。CTLA-4抗体がこの相互作用を阻害すれば、T細胞の抑制が解除されて、T細胞が、がん細胞を攻撃する。

　活性化したT細胞膜表面にはPD-1が発現している。一方で、がん細胞にはPD-L1が発現しており、PD-1とPD-L1とが相互作用すると、T細胞機能が抑制される。PD-1抗体やPD-L1抗体によりPD-1とPD-L1との相互作用が抑制されると、T細胞の働きが抑えられず、がん細胞への攻撃を促す。実際に、PD-L1抗体のニボルマブ（オプジーボ®）のような様々な免疫チェックポイント阻害抗体医薬の開発が、急速に進められている。

演習問題

3.1 医薬分子（薬物）と標的分子の相互作用を司る力には、どのようなものがあるか。

3.2 反応速度定数 k と活性化ギブズエネルギー $\Delta G^{\neq}$ の関係式を用いると、37 ℃ での $\Delta G^{\neq}$ が $6\,\mathrm{kJ \cdot mol^{-1}}$（およそ水素結合 1 本分のギブズエネルギー）低下した場合、反応速度定数は何倍になるか。気体定数を $8.31\,\mathrm{J \cdot K^{-1}\,mol^{-1}}$ とする。

3.3 ミカエリス-メンテンの式は、酵素－基質複合体 ES の濃度を一定とする定常状態近似により導かれる。この式を誘導せよ。

3.4 酵素阻害剤のうち競合阻害剤、非競合阻害剤、不競合阻害剤の特徴について、K_m、V_max に着目してそれぞれ説明せよ。

3.5 チロシンキナーゼ型膜表面受容体を標的とした薬物について、抗体医薬と低分子化合物のそれぞれの長所と短所を述べよ。

3.6 チロシンキナーゼ型膜表面受容体の細胞内ドメインに存在する触媒裂溝を標的とした薬物の特徴を説明せよ。

3.7 チロシンキナーゼ型膜表面受容体の細胞外ドメインを標的とした薬物について説明せよ。

3.8 免疫チェックポイント阻害薬について説明せよ。

参 考 文 献

1) 日本薬学会 編：『化学系薬学 II 生体分子・医薬品の化学による理解』東京化学同人 (2016).
2) 日本薬学会 編：『医薬品の開発と生産』東京化学同人 (2005).
3) Wermuth, C. G., Aldous, D., Raboisson, P. and Rognan, D. eds.：『The Practice of Medical Chemistry』4th Edition, Academic Press (2015).
4) Alberts, B. ら 著，中村桂子・松原謙一 監訳：『細胞の分子生物学』5th Edition, Newton Press (2010).
5) 日本薬学会 編：『物理系薬学 I 物質の物理的性質』東京化学同人 (2015).
6) Chang, R. 著，岩澤康裕・北川禎三・濱松宏夫 訳：『化学・生命科学系のための物理化学』東京化学同人 (2003).
7) 日本薬学会 編：『生物系薬学 I 生命現象の基礎』東京化学同人 (2015).
8) 桐野 豊 編：『生命薬学テキストシリーズ 物理化学 (上)』共立出版 (1999).
9) Lehninger, A. L., Nelson, D. L. and Cox, M. M. 著，山科郁男・川嵜敏祐 監修，中山和久 編：『レーニンジャーの新生化学 (上) (第5版)』廣川書店 (2010).
10) 津本浩平・植田 正・前仲勝実 監修：『Essential タンパク質科学』南江堂 (2016).
11) Albert, B., Johnson, A., Lewis, J., Morgan, D., Raff, M., Roberts, K. and Walter, P.：『Molecular Biology of The Cell』6th Edition, Garland Science (2014).
12) Weinberg, R. A.：『The Biology of Cancer』2nd Edition, Garland Science (2013).

理論的ゲノム創薬手法

　1990年以降、タンパク質の立体構造解析が急速に進められ、現在では、12万件以上の立体構造がタンパク質構造データバンク（PDB）に登録されている。創薬において、タンパク質の立体構造は、活性化合物の探索や最適化に利用されており、医薬品開発の効率化に大きく寄与している。本章では、主にタンパク質の立体構造に基づく薬物設計（SBDD）の代表的な手法について学ぶ。具体的には、タンパク質のポケット内で新規化合物を設計する *de novo* 設計法、およびタンパク質と化合物の複合体構造と結合親和性を予測するドッキングスタディについて理解する。

4.1　標的タンパク質による薬物の認識

4.1.1　「鍵と鍵穴」モデル

　酵素は、様々な基質の中から特定の基質を識別する基質特異性、そして、ある特定の反応のみを触媒する反応特異性により生成物を作り出す。「鍵と鍵穴」モデルは、この基質特異性を説明するために、1894年にフィッシャー（E. Fischer）により提案された（図4.1A）。このモデルでは、「基質と酵素」の関係を「鍵と鍵穴」の関係に似たものと考える。鍵は、それにぴったりと合う鍵穴にのみ作用し、施錠・解錠を行うことができる。これと同様に基質は、酵素の基質結合部位の形状に当てはまるものだけが識別され、特定の化学反応を受ける。また、基質結合部位は、鍵穴のように固定された形状であると考える。

　「鍵と鍵穴」モデルは、基質だけではなく酵素阻害剤の作用機序の説明にも利用できる（図4.1A）。酵素阻害剤は、酵素に結合することにより、その触媒作用を減少、または消失させる化合物である。これまでにアンギオテンシン変

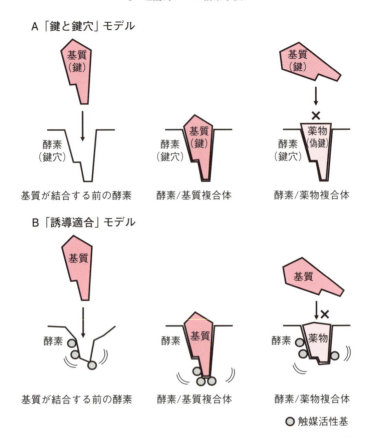

図 4.1 タンパク質による薬物の認識

換酵素阻害剤、HMG-CoA 還元酵素阻害剤など、多くの阻害剤が上市されている。

　「鍵と鍵穴」モデルでは、薬物は偽鍵に相当する。偽鍵は、鍵穴とぴったりと合うが、施錠・解錠を行うことのできない鍵である。これと同様に薬物は、基質結合部位に結合はするが、基質とはならない化合物である。阻害剤の酵素への結合は、基質の酵素への結合を抑制するため、酵素は本来の働きをすることができなくなる。したがって、疾患の原因となる酵素の阻害剤は、薬物として機能する可能性がある。

「鍵と鍵穴」モデルにおける薬物の設計は、酵素の基質結合部位の形状にぴったりと当てはまり（形状相補性）、かつ基質とはならないように最適化する必要がある。さらに、阻害剤の官能基と酵素の基質結合部位に存在するアミノ酸との電気的性質の相補性（静電相補性）も考慮する必要がある。

4.1.2 「誘導適合」モデル

一方で、1958年にコシュランド（D. Koshland）により提案された「誘導適合」モデルでは、基質の結合に伴い、酵素の基質結合部位の構造が変化する（図4.1 B）。これにより、触媒活性基が適切に配置され、触媒作用が発揮されると説明されている。「誘導適合」モデルにおいて阻害剤は、酵素の基質結合部位に結合するが、触媒活性基が適切な位置に配置されないため、基質とはならない化合物と考えることができる（図4.1 B）。ただし、いずれのモデルにおいても、基質の形状と触媒活性基の適切な配置が重要であることに変わりはない。

4.1.3 「構造活性相関」と薬物設計

これまでの創薬では、基質、または活性化合物に類似した多数の化合物を合成・評価することにより、構造と生物学的活性の関係を明らかにしてきた。このような関係は、「構造活性相関」と呼ばれており、薬物の設計において最も重要な情報の一つである。「構造活性相関」による創薬では、タンパク質と化合物間の相互作用を推測しながら、化合物の設計を行い、合成・評価を繰り返し実施することになる。

一方で、タンパク質の立体構造解析が普及した現在では、タンパク質と化合物間の相互作用を"推測"ではなく、直接的に"見る"ことが可能となり、鍵穴にぴったりと当てはまる鍵の設計、すなわち、基質結合部位に相補的な化合物の設計を効率的に行うことができる。このような創薬手法は、タンパク質の立体構造に基づく薬物設計（structure-based drug design；SBDD）と呼ばれており、「鍵と鍵穴」モデルは、その基盤となるモデルである。現在、「誘導適

合」による基質結合部位の構造変化は、SBDD による創薬の重要課題となっており、分子動力学法の利用など、その解決に向けた様々な試みが行われている (4.7 節参照)。

4.2 タンパク質の立体構造データ

4.2.1 タンパク質の立体構造表示法

タンパク質の X 線結晶構造解析は、1959 年にケンドリュー（J. Kendrew）らによるミオグロビンの立体構造解析により幕を開けた。ミオグロビンは、筋肉中に多く存在する色素タンパク質であり、一分子中にヘムを一分子含む。また、酸素に対し親和性が強いため、ヘモグロビンから酸素を受け取り、貯蔵することができる。ケンドリューらが解明した立体構造は、マッコウクジラのミオグロビンである。クジラやイルカなど水に長時間潜る哺乳類は、酸素を大量に貯蔵しなければならないため、その筋肉には多くのミオグロビンが含まれている。ミオグロビンの立体構造は、α ヘリックス構造が大部分を占めており、それらはヘムを取り囲んでいる。また、ヘムの中心にあるヘム鉄の近傍に酸素原子が位置していることが分かる（図 4.2）。このように、タンパク質の立体構

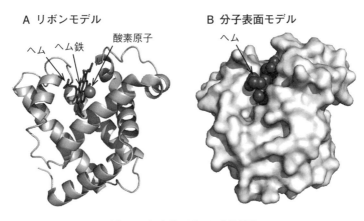

図 4.2　ミオグロビンの立体構造

造は、コンピュータグラフィクスにより可視化して見ることができる。

可視化にはいくつかの表示方法があり、タンパク質の二次構造を確認したい場合は、「リボンモデル」、分子表面の形状を確認したい場合は、「分子表面モデル」などが利用される。「リボンモデル」では、αヘリックス構造、βストランド構造、ループ構造など、二次構造を反映した表示が可能である。ミオグロビンにおいては、らせん状に表示されている領域がαヘリックス構造となる（**図 4.2 A**）。一方、「分子表面モデル」では、二次構造の判別はできないが、基質結合部位の形状や、基質との形状的な適合度を確認することができる。ミオグロビンにおいては、そのヘム結合部位にヘムがぴったりと結合している様子を視覚的に理解することができる（**図 4.2 B**）。

コンピュータグラフィクスでは、目的に合わせて表示方法を変えることで、タンパク質の構造上の特徴や化合物との相互作用を確認することができる。最近では、3Dプリンターを使ってタンパク質の立体構造模型を容易に作製でき、"見る"だけでなく"さわる"ことで、活性部位の形状などを確認することができる。さらには、仮想現実空間でタンパク質や化合物を操作できるシステムも開発されている。ここでは、ユーザの操作に対して力のフィードバックを与える"反力デバイス"と呼ばれる装置を介して、タンパク質に作用する力を"感じる"ことも可能となっている。

4.2.2　タンパク質構造データバンク

タンパク質の立体構造は、タンパク質構造データバンク（Protein Data Bank；PDB）[1]に登録されており、インターネットを介して取得することができる。ここで取得できるデータのファイル形式には、PDB、mmCIF、PDBMLなどがある。PDBは、最も古くから用いられているファイル形式であり、多くの分子表示ソフトウェアの入力ファイルとして利用することができる。

PDBへの立体構造の登録は、1972年から始まり、1980年ごろまでは年間10件程度の登録であったが、1990年頃から急激に増加した。2015年には、年間の登録数が1万件を超え、累積登録数は12万件に達している（**図 4.3 A**）。

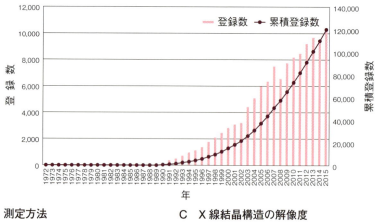

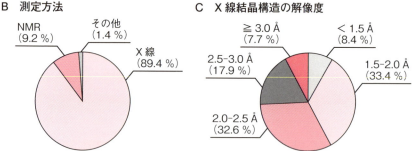

図 4.3　タンパク質構造データバンク（PDB）の概要

　ケンドリューらによるミオグロビンの立体構造は，PDB エントリー 1 mbn として登録されている。PDB には，X 線結晶構造解析により得られた立体構造の他に，NMR で解析された立体構造も登録されている。登録総数に対するそれぞれの割合は，89.4 ％と 9.2 ％となっている（図 4.3 B）。

　タンパク質の立体構造を創薬に用いるためには，X 線結晶構造の解像度が重要な因子となる。一般的には，2.0 Å 以下の解像度を持つ X 線結晶構造が好ましいとされている。PDB に登録されている X 線結晶構造では，約 40 ％が 2.0 Å 以下の解像度を持っており，高解像度の立体構造が多数登録されていることが分かる。また，上市されている薬物とタンパク質の立体構造も多数登録

されている。例えば、慢性骨髄性白血病の治療薬であるイマチニブ（グリベック®）とその標的タンパク質である Bcr-Abl のキナーゼドメインとの共結晶構造は、PDB エントリー 1IEP として、降圧剤として利用されているカプトリルとその標的タンパク質であるアンギオテンシン変換酵素との共結晶構造は、PDB エントリー 1UZF として登録されている。

近年、タンパク質の X 線結晶構造解析において最もインパクトのあった研究成果は、G タンパク質共役型受容体（GPCR）の立体構造の解明であるといえる。GPCR は、7 回膜貫通型受容体であり、細胞外からの様々なシグナルを細胞内に伝達する役割を担っている。受容体を標的とした多くの薬物は、GPCR を標的としたものである（第 2 章参照）。初めて X 線結晶構造解析の成功した GPCR は、2000 年にサイエンス（Science）誌で発表されたウシ・ロドプシンである。米国・ワシントン大学と日本の研究グループの共同研究の成果であり、兵庫県にある大型放射光施設「Spring-8」を用いてその立体構造が決定された。ロドプシンは、網膜の視細胞に含まれる光受容タンパク質であり、光の認識の初期段階に関わっている。創薬の標的となる GPCR は、2007 年に β2-アドレナリン受容体の立体構造が解明され、これ以降、β1-アドレナリン受容体、アデノシン A2A 受容体、CXCR4 ケモカイン受容体など、次々と立体構造が明らかとなった。GPCR の立体構造を収集したデータベースである GPCR-EXP[2] には、2015 年までに 125 件の GPCR の PDB エントリーが登録されている。

現在、SBDD の標的タンパク質は、酵素だけではなく、シグナル伝達系に関与するタンパク質、および GPCR のような膜貫通型受容体と拡がっており、SBDD は重要な創薬手法の一つとなっている。

4.3　タンパク質の立体構造予測

4.3.1　タンパク質立体構造の予測法

生体高分子の働きを、その立体構造から理解していこうとする構造生物学の

進展により、PDB へのタンパク質の立体構造の登録数は、年間 1 万件を超えている。また、GPCR の立体構造の登録数も増えている。しかしながら、依然として、立体構造の分からない標的タンパク質も多く存在していることから、タンパク質の立体構造予測は、創薬において必須の技術となっている。

　タンパク質の立体構造予測は、比較モデリングと ab initio モデリングの大きく二つの手法に分類できる。前者は、標的タンパク質の立体構造を、既知の立体構造を基に予測する手法である。一方、後者は、既知の立体構造情報を用いずに、アミノ酸配列のみから標的タンパク質の立体構造を予測する方法である。また、比較モデリングは、ホモロジーモデリングとスレディングの二つに分類することができる。前者は、立体構造既知のタンパク質のアミノ酸配列と標的タンパク質のアミノ酸配列との配列同士の比較から、類似性の高いタンパク質を選択し、その立体構造を基に予測をする方法である。一方、後者は、立体構造既知のタンパク質の立体構造と標的タンパク質のアミノ酸配列の適合性を指標とし、その指標の高いタンパク質を選択することで、立体構造を予測する方法である。

4.3.2　ホモロジーモデリング

　PDB におけるタンパク質立体構造の登録数の増加は、タンパク質の立体構造予測の精度の向上にも大きく寄与している。様々な予測法が提案されているが、その中でも「ホモロジーモデリング」が最も普及している手法といえる。その概要を以下に示す (**図 4.4**)。

Step 1： テンプレートの検索

　標的タンパク質の立体構造を予測するに当たり、まずは、そのテンプレートとなる立体構造の検索が行われる。具体的には、構造既知のタンパク質データベースから、標的タンパク質のアミノ酸配列に類似したタンパク質を、FASTA や BLAST を用いて配列アライメントを行うことで、検索が実施される。配列アライメントとは、配列の中から共通部分を抽出し、整列させる方法である。ここで、標的タンパク質のアミノ酸配列とテンプレートとなる

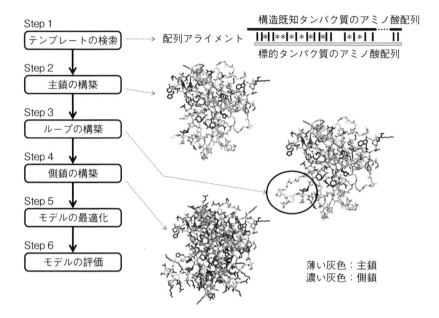

図 4.4 ホモロジーモデリングの手順

立体構造のアミノ酸配列の一致率は、25 ～ 30 ％以上必要である。類似性の高いテンプレートがない場合は、ホモロジーモデリングは適用できない。

Step 2： 主鎖の構築

　標的タンパク質の主鎖の構築を行う。その構築にあたり、配列アライメント上、アミノ酸が同一な場合は、主鎖の座標、および側鎖の座標がコピーされる。同一でない場合は、主鎖の座標のみがコピーされる。

Step 3： ループの構築

　標的タンパク質とテンプレートとの配列アライメントでは、ギャップが生じることが多い。ギャップは、進化の過程において、配列上で生じた挿入あるいは欠損を意味している。ギャップの生じた部分は、テンプレートの立体構造から、主鎖のコピーができないため、何らかの方法で補う必要がある。特に、ループ領域にギャップが生じやすいことから、ループ構築のための立体構造データを事前に用意しておき、その構築に利用する。ループ構築のた

めの立体構造データは、立体構造既知のタンパク質に含まれるループ領域を抽出することで行われる。

Step 4：　側鎖の構築

配列アライメント上、標的タンパク質とテンプレートのアミノ酸が同一でない領域には、側鎖が付加されていない。側鎖の付加は、ロータマーライブラリを用いて行われる。ロータマーライブラリは、タンパク質立体構造データベースから、側鎖の取り得る配座を収集したライブラリである。側鎖の配座の特徴は、いくつか特定の配座を取り、かつそれは主鎖の構造への依存性が高いことである。したがって、側鎖構造の予測は、標的タンパク質の主鎖の構造に合わせて、ロータマーライブラリから適切な側鎖の配座を選び、主鎖に付加することにより行われる。

Step 5：　モデルの最適化

側鎖同士、または側鎖と主鎖などの接触を緩和するために、分子力学法によるエネルギー極小化計算が行われる。もしくは分子動力学法を行った後に、エネルギー極小化計算が行われることもある。分子動力学法は、ニュートンの運動方程式を解くことにより、タンパク質の時間経過に伴う構造変化、およびエネルギー変化を取り扱うことができる手法である。

Step 6：　モデルの評価

予測された標的タンパク質の立体構造は、その妥当性を評価する必要がある。評価は、原子間の接触や結合距離、主鎖二面角の妥当性など、複数の評価指標により実施される。代表的なソフトウェアとしてVerify3D[3]が挙げられる。Verify3Dでは、予測構造のアミノ酸ごとに3D-1D averaged scoreという指標が計算され、80％以上のアミノ酸が0.2以上の値を持つことが妥当性の判断基準となっている。

Column

ゲーマーがタンパク質の立体構造を予測 !!!

ワシントン大学の研究グループは、タンパク質の立体構造をパズルとしてプレイヤーに解かせることができないかと考え、「Foldit」というオンラインゲームを開発した。「Foldit」のプレイヤーは、はじめは簡単な構造で訓練をし、それを解くうちに本物のタンパク質の立体構造を解くことになる。プレイヤーは、タンパク質の構造を変化させることができ、適切な構造であれば良いスコアを得ることができる。このスコアを指標として、試行錯誤をしながら立体構造を予測するのである。

「Foldit」によるタンパク質の立体構造予測の試みは、2010年にネイチャー (Nature) 誌に掲載された。驚くべきことに、「Foldit」のプレイヤーは、M-PMV レトロウイルスプロテアーゼの正確なモデル構造の構築にも成功した。この成果は、2011年にネイチャー姉妹誌 (Nature Structural & Molecular Biology) に掲載された。

「Foldit」を使った試みは、人間の経験や直観により、タンパク質の立体構造予測が実現できることを示している。ここで得られる試行錯誤の過程は、膨大なデータとなってコンピュータに蓄積され、新しい立体構造予測ソフトウェアの開発に反映されるであろう。現在、様々な分野で応用されている深層学習がここでも活躍するかも知れない。

皆さんも Foldit (http://fold.it/portal/) に参加して、タンパク質の立体構造予測に挑戦してみてはどうだろうか？

4.4 タンパク質の立体構造に基づく薬物設計 (SBDD)

4.4.1 薬物設計による創薬プロセス

SBDD は、医薬品開発におけるリード化合物の探索、および最適化に広く利用されている。タンパク質の立体構造に基づく創薬プロセスの例を図 4.5 に示す。SBDD を行うためには、薬物が作用するタンパク質 (標的タンパク質)

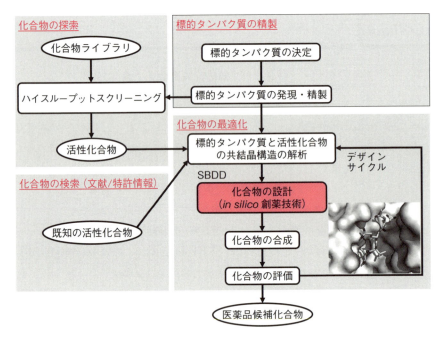

図 4.5 標的分子の立体構造に基づく創薬プロセス

を決める必要がある。標的タンパク質の同定については、第2章で述べられている。

　標的タンパク質の立体構造は、PDB もしくは立体構造予測により取得することができる。一方で、適切な立体構造が取得できない場合は、大腸菌による標的タンパク質の発現、クロマトグラフィーによる高純度かつ高精度な精製などを経て、結晶化を試みることになる。タンパク質の結晶化は、X線結晶構造解析の重要な工程であり、タンパク質の純度、濃度、沈殿剤、添加物など、多くのパラメータを調節しながら、結晶化条件を検討する必要がある。

　X線結晶構造解析により、標的タンパク質の立体構造が取得できれば、次は、化合物の設計を行う領域（標的部位）を決める必要がある。酵素であれば活性中心、受容体であればリガンド結合部位などが標的部位となる。一方で、リガンドの結合部位ではない別の部位を意味するアロステリック部位を標的部

4.4　タンパク質の立体構造に基づく薬物設計 (SBDD)

位とすることもできる。アロステリック部位に結合する薬物は、その結合に伴い標的タンパク質に構造変化をもたらし、リガンドがオルソステリック部位（リガンドの本来結合する場所）に結合することを抑制する。また、基質やリガンドの結合していない状態（アポ体）の標的タンパク質を用いて SBDD を行うこともできるが、通常は、標的タンパク質と化合物の複合体構造（ホロ体）を基に SBDD を行うことが多い。独自に結晶化を進める場合においては、ハイスループットスクリーニング (HTS) などで得られた活性化合物と標的タンパク質との共結晶構造を取得することになる。もしくは、文献などで公知となった活性化合物との共結晶構造を用いる場合もある。

4.4.2　薬物設計の *in silico* 手法

SBDD における化合物の代表的な設計手法を図 4.6 に示す。創薬プロセスの初期に取得された活性化合物は、標的タンパク質の標的部位に結合はしているが、ぴったりと結合していないケースが多い。したがって、標的部位への結合性を向上させるために、SBDD では、以下のような設計手法を用いて活性化合物の最適化を実施する。

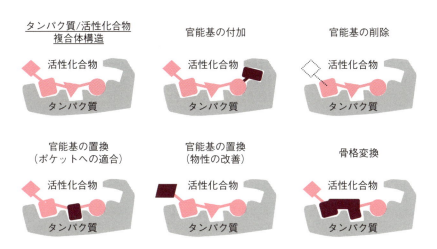

図 4.6　SBDD における化合物の設計手法

- **官能基の付加**

　活性化合物に官能基を付加することで、近傍のポケットとの結合を形成させ、結合親和性を向上させる。

- **官能基の削除**

　標的部位との結合に寄与していない官能基を削除することで、活性化合物の分子量を減らす。

- **官能基の置換（ポケットへの適合）**

　活性化合物の中で、ポケットにあまり適合していない官能基を別の官能基に置換することで、ポケットとの結合性を向上させる。

- **官能基の置換（物性の改善）**

　標的部位との結合に寄与していない官能基を他の官能基に置換することで、活性化合物の物性の改善を行う。

- **骨格変換**

　活性化合物の骨格を別の骨格に変換することで、結合親和性の向上や化合物の新規性を向上させる。

　ここで設計された化合物は、合成、並びに活性の評価が行われる。さらに、共結晶化することで、化合物が設計通りに標的タンパク質と結合しているか否かを"見て"確認することができる。これが SBDD の大きな特徴といえる。このサイクルを構造活性相関と照らし合わせながら、複数回繰り返すことで、活性化合物の最適化が行われる。

　一方で、SBDD における活性化合物の最適化においては、メディシナルケミスト（創薬化学者）による設計だけでなく、*in silico* 創薬技術を用いた設計が、理論的な創薬には欠かせない手段として利用されている。

　SBDD における代表的な *in silico* 創薬技術として、*de novo* 設計法が知られている。*De novo* 設計法では、活性化合物の最適化だけでなく、標的部位の中で新しい化合物を生み出すことも可能である。*De novo* 設計を行うためのソフトウェアとして、LUDI, LEA3D, SPROUT など複数のソフトウェアが発表されている。*De novo* 設計法の基本的な手順は、以下のようになる（**図 4.7**）。

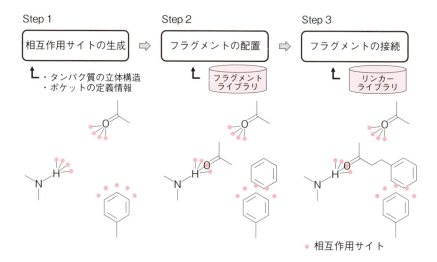

図 4.7 *de novo* 設計アルゴリズムの概要

Step 1： 相互作用サイトの生成

　標的部位にあるアミノ酸残基の近傍に、水素結合や疎水性相互作用を形成できるサイト（相互作用サイト）が生成される。アミノ酸の水素結合ドナーの周辺には、水素結合アクセプターの特性を持つ相互作用サイトが位置し、その逆に、アミノ酸の水素結合アクセプターの周辺には、水素結合ドナーの特性を持つ相互作用サイトが生成される。また、アミノ酸の疎水性領域の周辺には、疎水性の特性を持つ相互作用サイトが生成される。

Step 2： フラグメントの配置

　相互作用サイト上に、相互作用サイトの特性にあったフラグメントを配置する。フラグメントは、事前にデータベースに格納されているフラグメントを順次配置する。

Step 3： フラグメントの接続

　相互作用サイトに配置されているフラグメントを、リンカーにより接続する。ここでも、リンカーは、事前にデータベースに格納されているリンカーを順次配置することで、フラグメント同士を接続できるリンカーを選別す

る。設計された化合物は、標的タンパク質との結合スコアにより評価され、結合スコアの良い化合物が、活性化合物の候補として提示される。

結合スコアは、ソフトウェアにより異なり、様々なものが報告されている。代表的な de novo 設計ソフトウェアである LUDI の結合スコアを式 (4.1) に示す[4]。LUDI の結合スコアは、水素結合を評価する項（第一項）と、疎水性相互作用を評価する項（第二項）の和として構成されている。

$$\text{Score} = \sum_{\text{hbonds}} (100 \times f(\Delta R) \times f(\Delta \alpha)) + \frac{5}{3} \text{NCONTACT} \quad (4.1)$$

$$\begin{cases} f(\Delta R) = 1 & \Delta R \leq 0.2 \text{ Å} \\ f(\Delta R) = 1 - \dfrac{(\Delta R - 0.2)}{0.4} & \Delta R \leq 0.6 \text{ Å} \\ f(\Delta R) = 0 & \Delta R > 0.6 \text{ Å} \end{cases}$$

$$\begin{cases} f(\Delta \alpha) = 1 & \Delta \alpha \leq 30° \\ f(\Delta \alpha) = 1 - \dfrac{(\Delta \alpha - 30)}{50} & \Delta \alpha \leq 80° \\ f(\Delta \alpha) = 0 & \Delta \alpha > 80° \end{cases}$$

ここで、ΔR は、H$\cdots$O/N 間の水素結合の場合、理想的な相互作用距離である 1.9 Å からのずれを示し、$\Delta \alpha$ は、N/O$-$H$\cdots$O/N 間の水素結合の場合、理想的な角度である 180° からのずれを示す。水素結合に関わる原子の種類により、理想的な距離と角度は異なる。NCONTACT は、タンパク質と化合物間の疎水性領域の接触面積（Å^2）を示す。

SBDD における設計戦略（図 4.6）と de novo 設計法（図 4.7）の基本的な考え方は同じといえる。メディシナルケミストが化合物とタンパク質の結合を"見て"判断することを、de novo 設計法では"結合スコア"として定量的に提示することができる。また、メディシナルケミストが化合物を"考えて"設計することを、de novo 設計法では、データベースに格納された膨大なフラグメントやリンカーを"組み合わせて配置する"ことで、新しい化合物を提示することができる。De novo 設計法は、新規性の高い化合物を提示できるという大

きな魅力を持っている。一方で、合成困難な化合物が提示されることも多いことから、合成の簡易さも考慮された de novo 設計法の開発が求められている。

SBDD では、de novo 設計法の他にドッキングスタディも広く利用されている。ドッキングスタディは、タンパク質と化合物の複合体構造と結合親和性を予測する手法である。メディシナルケミストにより設計された化合物は、ドッキングスタディを用いて、タンパク質との複合体構造と結合親和性を予測することで、その設計の妥当性を検証することも可能である。

SBDD において、de novo 設計法、およびドッキングスタディは、それぞれ広く利用されており、理論的かつ効率的な創薬に大きく寄与している。

4.5 タンパク質の立体構造に基づく化合物の探索

バーチャルスクリーニングは、コンピュータ上で化合物を選別することによって、活性化合物を発見する方法である。バーチャルスクリーニングには、大きく二つの方法がある。一つ目の方法は、化合物（リガンド）の構造を基にしたバーチャルスクリーニングである (ligand-based virtual screening；LBVS)。二つ目の方法は、タンパク質の立体構造を基にした化合物のバーチャルスクリーニング (SBVS) である。

4.5.1 リガンド構造に基づく化合物の探索 (LBVS)

標的タンパク質に対し活性のある化合物（リガンド）が存在する場合、そのリガンド構造に基づく化合物探索 (LBVS) を行うことができる。LBVS は、構造の似ている化合物は、生理活性も似ていると仮定することで、リガンド構造に類似した化合物を化合物ライブラリから選別する方法である。LBVS は、標的タンパク質の立体構造を必要としないことから、創薬において適用できる場面の多い手法である。SBVS に関連する in silico 創薬技術は発展しているが、標的タンパク質の構造変化の取り扱い等、解決すべき課題も多い。したがって、標的タンパク質の構造が既知の場合でも、LBVS は SBVS と共に有益

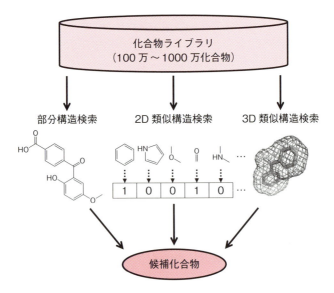

図 4.8 リガンド構造に基づく活性候補化合物の探索

な手法として広く利用されている。

ここで、LBVS の手法について、簡単にまとめておく。LBVS では次の三つの手法が利用されている（図 4.8）。

部分構造検索：

化合物ライブラリの中から、検索の際に入力した構造（クエリー構造）を部分構造として持つ化合物を検索する手法である。例えば、生理活性にベンゾフェノン構造が重要な場合、この構造をクエリー構造として検索を行うことで、ベンゾフェノン構造を持つ化合物を活性化合物候補として、化合物ライブラリから検索することができる。

2D 類似構造検索：

化合物ライブラリの中から、クエリー構造と類似した化合物を検索する手法である。ただし、化合物の類似性は、化合物の構造式に基づき算出されており、化合物の三次元構造は考慮されていない。

2D 類似構造検索では、化合物を "0" と "1" からなるビット列（フィンガ

ープリント）として表現する。各ビットには、事前にフラグメント構造（構造キー）が定義されており、化合物の中に構造キーが含まれていれば"1"、含まれていなければ"0"を設定することで、フィンガープリントが生成される。したがって、化合物間の類似性は、フィンガープリント間の類似性として算出することができる。フィンガープリント間の類似性（化合物間の類似性）は、類似度指標として Tanimoto 係数（Tc）（式 (4.2)）を用いることが多い。

$$\text{Tc} = \frac{\sum_{i=1}^{N} X_i^A X_i^B}{\sum_{i=1}^{N} (X_i^A)^2 + \sum_{i=1}^{N} (X_i^B)^2 - \sum_{i=1}^{N} X_i^A X_i^B} \quad (4.2)$$

ここで、X_i^A は化合物 A のフィンガープリント、X_i^B は化合物 B のフィンガープリントであり、N はフィンガープリントの長さを示す。

Tanimoto 係数は、0〜1の範囲で値をとり、化合物 A と化合物 B の類似性が高いほど 1 に近い値、低いほど 0 に近い値となる。

最終的には、化合物ライブラリに含まれるすべての化合物は、クエリー構造との Tanimoto 係数が算出された後に、降順でソートされる。ソートの結果、上位に位置する化合物が活性化合物候補となる。フィンガープリントの生成は、構造キーによる生成法の他に、事前に構造キーを定義する必要のない生成法など様々なものが利用されている。2D 類似構造検索は、大規模化合物ライブラリに対して高速に検索を行うことができるため、LBVS では高い頻度で利用される手法である。

3D 類似構造検索：

化合物ライブラリの中から、クエリー構造との三次元構造の類似性を指標として化合物の検索を行う手法である。3D 類似構造検索は、「重ね合わせ依存的な手法」と「重ね合わせ非依存的な手法」の二つの手法に分類することができる。

前者は、二つの化合物の三次元構造を重ね合わせることで、化合物の形状や静電的な特性の類似性を算出するものである。化合物の間の三次元構造的な類似性をうまく算出することができるが、重ね合わせ処理に関連した計算

時間の増加が問題となることがある。

後者は、化合物の三次元構造をそのまま取り扱うのではなく、ベクトルとして化合物を表現している。これにより、ベクトル間の類似性を算出することで、化合物の類似性を得ることができる。また、化合物の重ね合わせ処理を必要としないため、大規模な化合物ライブラリに対しても高速な検索を行うこともできる。例えば、ベクトルの要素には、原子間の距離など化合物の三次元構造を反映したものが利用されている。

最終的に、化合物ライブラリに含まれるすべての化合物は、クエリー構造との三次元構造を基にした類似性が算出された後に、降順でソートされる。ソートの結果、上位に位置する化合物が活性化合物候補となる。

4.5.2 SBVSのプロセスと特徴

標的タンパク質の立体構造は、PDBより入手し、利用することができる。LBVSと同様に化合物ライブラリを用いるが、ライブラリに含まれる化合物は、その三次元構造が必要となる。化合物の三次元構造は、構造生成ソフトウェアで発生させることが多い。現在、購入可能な化合物数は2000万個を超えており、大規模な化合物ライブラリを用いたバーチャルスクリーニングが可能となっている。

ライブラリに含まれる化合物は、ドッキングスタディにより、標的タンパク質との複合体構造、および結合スコアの算出が行われる (**図4.9**)。結合スコアは、標的タンパク質と化合物との結合親和性を示すスコアである。結合親和性が高いほど、結合スコアの値が小さいスコアであれば昇順にソートされ、上位に位置する化合物が選別されることになる。バーチャルスクリーニングで得られた化合物は、HTSで得られた化合物とは異なり、次のステップとして活性評価を行う必要がある。また、当然のことながら、活性評価を行うに当たり、化合物の入手、もしくは合成を行う必要がある。活性の確認された化合物は、シード化合物、もしくはリード化合物と呼ばれ、最適化の対象となる (第5章参照)。

4.5 タンパク質の立体構造に基づく化合物の探索　　　93

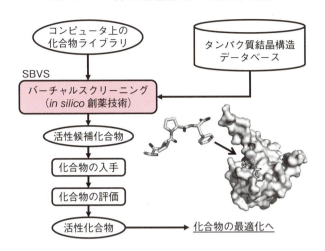

図 4.9　標的タンパク質分子の立体構造に基づく活性化合物の探索プロセス

LBVS では、手法の特性上、リガンドと類似した化合物が活性化合物として得られることが多い。一方で SBVS では、標的タンパク質の活性部位などにドッキングさせることで化合物を選別するため、多様な骨格を持つ化合物が得られる。これは、SBVS の大きな魅力となっている。

4.5.3　ドッキングスタディ

ドッキングスタディは、化合物と標的タンパク質をコンピュータ上で仮想的に結合させ、その複合体構造と結合親和性を予測する手法である。結合親和性の計算は、主に分子力場に基づくスコア関数、知識に基づくスコア関数、経験的スコア関数の三つが用いられている。LUDI のスコア関数（式 (4.1)）も経験的スコア関数の一つである。また、これらスコア関数より得られる値は、ドッキングスコアとも呼ばれている。

スコア関数は、タンパク質に低分子化合物が結合した複合体構造に基づき計算される。ドッキングスタディでは、ドッキングスコアを最小、もしくは最大にする複合体構造を、最も安定な複合体構造として提示している。ここでのドッキングスコアは、最小値が最安定な構造を示すスコアとして話を進める（**図**

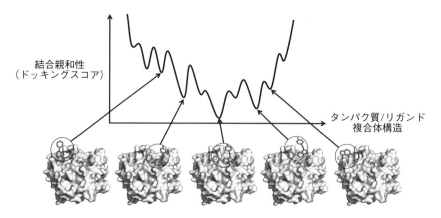

図 4.10 ドッキングスタディにおけるスコア関数と複合体構造の関係

4.10)。ドッキングスタディでは、精度の高いスコア関数が必要なだけでなく、最小スコアの複合体構造を高速、かつ正確に探索できる手法が重要となる。

タンパク質と化合物との複合体構造を探索するためには、その探索空間を理解する必要がある。タンパク質を固定し、化合物をフレキシブルとして取り扱うドッキングスタディにおいては、以下の三種類の自由度を考える（**図 4.11**）。

分子の三次元並進

X, Y, Z 方向への化合物の移動。

自由度は 3 となる。X, Y, Z それぞれの探索空間を 10 個に分割した場合、$10 \times 10 \times 10 (= 1000)$ の探索空間となる。

分子の三次元回転

オイラー角を用いた Φ, θ, Ψ による低分子化合物の回転。

自由度は 3 となる。刻み角を 30° とした場合、$12 \times 6 \times 12 (= 864)$ の探索空間となる。各角度の範囲は 0 〜 360° である。ただし、θ は、0 〜 180° となる。

分子内回転

分子内のねじれ角 ω による回転。各角度の範囲は、0 〜 360° の範囲である。図 4.11 の化合物では、自由度は 4 となる。刻み角を 60° とした場合、

分子の三次元並進   分子内回転

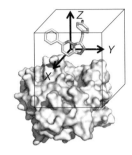
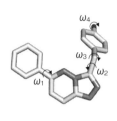

分子の三次元回転

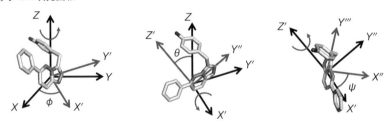

図 **4.11** ドッキングスタディにおける系の自由度

$6 \times 6 \times 6 \times 6 (= 1296)$ の探索空間となる。

以上のことから、低分子化合物とタンパク質の取り得る複合体構造の総数は、1000（三次元並進）× 864（三次元回転）× 1296（分子内回転）（= 約11億2千万）と膨大な数になることが分かる。

ドッキングスコアの最小となる複合体構造の探索は、スコア関数の最適化問題として取り扱うことができる（式 (4.3)）。

$$\min_x f(x) \qquad (4.3)$$

$$x = (X, Y, Z, \varphi, \theta, \psi, \omega 1, \cdots, \omega n)$$

ここで関数 f はスコア関数を示す。式 (4.3) は、スコア関数の最小値を与える x を求めることを意味している。ここで x は複合体構造を表現している。

最も確実な最適化の方法は、すべての複合体構造のドッキングスコアを計算

し、最小値を得ることである。しかしながら、長時間の計算が必要となるため、現実的な解決策ではない。そこで、このような最適化問題の解を高速に得るために、以下のような最適化手法が利用されている。

遺伝的アルゴリズム

生物の進化の過程では、環境に適応した個体が次世代に残り、適応できない個体は淘汰される。遺伝的アルゴリズム (GA) は、この過程をモデル化し、環境に対して最も適応した個体、すなわち、目的関数に対して最適値を与えるような解を求める手法である。GA において個体は、入力変数がコーディングされた染色体として表現され、目的関数により適応度が計算される。この個体の集団に対し、選択、交叉、突然変異を繰り返し行うことで、目的関数に対する最適解を得る方法である。

焼きなまし法（SA）

溶けた金属を徐々に冷却することで、欠陥の少ない結晶などの低エネルギー状態を得る工程を模倣した方法。この方法では、高温状態では、広い範囲の探索を行うために、解が改悪となる場合でも、ある確率で解を採択する。そして、温度が下がるに伴い、改悪となる解の採択率を徐々に小さくすることで、探索空間を狭めていき、最適解を得る。

粒子群最適化（PSO）

鳥や魚の群れの行動をモデル化した方法である。鳥や魚の群れは、一匹が良さそうな経路を発見すると、個体間の情報交換により、残りの個体もそれに基づき行動を調整する。PSO は、このように群全体で情報を共有しながら行動し、探索を行うことで、最適解を得る方法である。

これら最適化手法は、高速に近似解を得ることはできるが、その解が大域的最適解であることは保証されていない。このような手法は、ヒューリスティックなアルゴリズムと呼ばれている。ドッキングスタディに置き換えて表現すると、必ずしもドッキングスコアの最小である複合体構造を探索できるわけではないことを意味している。しかしながら、バーチャルスクリーニングにおいては、大規模な化合物ライブラリを対象にするため、最小値もしくはそれに近い

値を短い計算時間で見つけることは重要な要素である。したがって、ヒューリスティックなアルゴリズムの採用は、現実的かつ有効な解決策となっている。また、この他にも、標的タンパク質のポケットの形状と化合物の形状の一致を利用して複合体構造を生成する手法など、複数の方法が提案されている。

4.5.4 SBVS の性能

SBVS は、大規模な化合物ライブラリをコンピュータ上でスクリーニングすることによって、活性評価をする化合物数を大幅に削減することができる。それでは、ランダムスクリーニングと比較してどの程度、性能が高いのであろうか？

VS の性能を評価する指標として、濃縮係数 (EF) が利用されている。化合物ライブラリに含まれる活性化合物は、ライブラリの中にランダムに分布していると考えられる。例として、1000 化合物からなる化合物ライブラリの中に五つの活性化合物がある場合を考えてみる (図 **4.12**)。ここでは、1000 化合物すべてを活性評価すれば、五つの活性化合物を得ることができる。一方、ドッキングスコアで並べ替えを行った化合物ライブラリでは、活性化合物がスコアの上位に濃縮されていることが分かる。

濃縮係数 ($EF_{x\%}$) を式 (4.4) に示す。

$$EF_{x\%} = \frac{\frac{N_{x\%\_act}}{N_{x\%}}}{\frac{N_{act}}{N_{total}}} \quad (4.4)$$

ここで、

N_{total}：化合物ライブラリに含まれる化合物の総数

N_{act}：化合物ライブラリに含まれる活性化合物の総数

$N_{x\%}$：化合物ライブラリの上位 x ％に含まれる化合物の総数

$N_{x\%\_act}$：化合物ライブラリの上位 x ％に含まれる活性化合物の総数

図 4.12 の例における濃縮係数 $EF_{10\%}$ の計算を行ってみる。

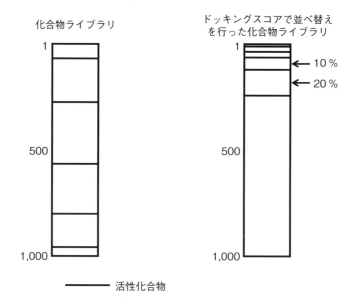

図 4.12　ドッキングスコアによる化合物の並べ替え

$$EF_{10\%} = \frac{\dfrac{3}{100}}{\dfrac{5}{1000}}$$

$$= 6$$

同様に計算すると、$EF_{20\%}$ は 4 となる。$EF_{10\%}$ では活性化合物が 6 倍濃縮されており、$EF_{20\%}$ では 4 倍濃縮されていることが分かる。SBVS を行う場合は、事前にベンチマークセットを用いて、濃縮係数などを算出することで、その性能を評価することが大切である。

バーチャルスクリーニングのベンチマークセットとして、A Directory of Useful Decoys (DUD) が利用されている。DUD には、40 種類の標的タンパ質と 2,950 個の活性化合物が含まれている。また、活性化合物一つにつき 36 個のデコイ化合物が含まれている。デコイ化合物とは、活性化合物との物性

（分子量、log P など）は類似しているが、標的タンパク質に対する活性はないと仮定した化合物のことである。

DUD を用いてドッキングスタディの性能評価を行った結果が報告されている[5]。ここで、$EF_{1\%}$ が最も良かった標的タンパク質は、S-adenosyl-homocysteine hydrolase ($EF_{1\%}$ = 78.0) であった。また、40 種類のすべての標的タンパク質に対する $EF_{1\%}$ の平均値は、17.3 であった。この結果は、SBVS が有効に機能していることを示している。

4.6 SBDD の実例：カスパーゼ-3 の立体構造に基づく特異的阻害剤の創製

4.6.1 カスパーゼ

アポトーシスは、遺伝子に制御された細胞死の一様式であり、細胞の形態学的変化や DNA の断片化により特徴づけられている。カスパーゼ (caspase) は、アポトーシスのシグナル伝達経路の中心を担うタンパク質因子である。カスパーゼは、システインプロテアーゼであり、基質の P1 位のアスパラギン酸 (Asp) の C 末側を切断する。アポトーシスに関与するカスパーゼは、イニシエータタイプ（カスパーゼ-2, -8, -9, -10, -12）とエフェクタータイプ（カスパーゼ-3, -6, -7）に分類できる。アポトーシスの刺激に応じてイニシエータタイプのカスパーゼが活性化し、プロテアーゼ活性を発揮できるようになる。これがエフェクタータイプのカスパーゼを活性化させ、細胞内の基質タンパク質が切断されることでアポトーシスが実行される（カスパーゼカスケード）。

アポトーシスの制御機構の異常は、がん、アルツハイマー病、パーキンソン病など様々な疾患に関与している。また、カスパーゼ阻害剤は、脳虚血、敗血症、肝炎の治療に有効であることが示されている。薬物によるカスパーゼカスケードの適切な制御が、疾患の治療に重要であると考えられている。

これまでに、カスパーゼ-1, -2, -3, -7, -8, -9 の立体構造は、X 線結晶構造解析により解明されている。すべてのカスパーゼの S1 サイトには、正に荷電した塩基性アミノ酸である Arg が保存されており、この S1 サイトに基質の P1

位の Asp が結合する。基質の認識には P1 位を含む四つのアミノ酸が重要であることが知られており、P4 位、P3 位、P2 位の三つのアミノ酸の違いにより基質特異性が生ずると考えられている。

4.6.2 カスパーゼ-3 特異的阻害剤

アポトーシスの実行に関わるカスパーゼ-3 は、基質タンパク質の一つである poly (ADP-ribose) polymerase (PARP) の四つのアミノ酸 DEVD を認識し、P1 位の Asp の C 末側を切断する。この認識配列である DEVD を基に開発された阻害剤が Ac-DEVD-CHO であり、カスパーゼ-3 阻害剤として利用されている。しかしながら、Ac-DEVD-CHO は、カスパーゼ-3 だけでなく、カスパーゼ-7, -8, -9 も強く阻害するため、カスパーゼ-3 特異的な阻害剤が求められてきた。

Ac-DNLD-CHO は、SBDD により設計されたカスパーゼ-3 特異的阻害剤である。Ac-DNLD-CHO の予測結合様式と Ac-DEVD-CHO の結晶構造を図 4.13 に示す。Ac-DEVD-CHO の Glu (P3 位) は、カスパーゼ-3 の S3 サイトに位置する Arg 207 とイオン結合を形成する。一方、Ac-DNLD-CHO の Asn (P3 位) は、S3 サイトの Ser 209 と水素結合を形成する。Arg 207 は、カスパ

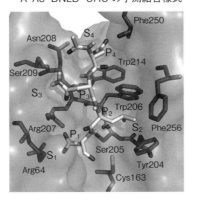
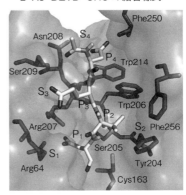

図 4.13　SBDD の実例

ーゼ-7, -8, -9 においても保存されたアミノ酸であるが、Ser 209 はカスパーゼ-3 のみが持つアミノ酸であることから、Ser 209 と Asn（P3 位）の水素結合が、特異性に大きく寄与すると推測された。次に、カスパーゼ-3 の S2 サイトに着目する。Ac-DEVD-CHO の Val（P2 位）は、S2 サイトの Trp 206, Phe 256, Tyr 204 と疎水結合を形成している。一方、Ac-DNLD-CHO の Leu（P2 位）も、同様に疎水性相互作用を形成している。Ac-DNLD-CHO の Leu（P2 位）と Ac-DEVD-CHO の Val（P2 位）を比較すると、Leu（P2 位）の方が S2 サイトとの接触面積が大きいため、Val（P2 位）よりも強い疎水性相互作用の形成が予測された。

上記の比較解析から、Ac-DNLD-CHO の結合様式の特徴を以下にまとめる。

S3 サイトの Ser 209 と Asn（P3 位）の水素結合
　　→　カスパーゼ-3 との特異性向上に寄与
S2 サイトの Trp 206, Phe 256, Tyr 204 と Leu（P2 位）との疎水性相互作用
　　→　カスパーゼ-3 との親和性向上に寄与

Ac-DNLD-CHO と Ac-DEVD-CHO のカスパーゼ-3, -7, -8, -9 に対する阻害活性の結果を**表 4.1** に示す。

表 4.1　カスパーゼ-3 阻害剤の特異性と親和性

阻害剤	K_i^{app} (nM)			
	カスパーゼ-3	カスパーゼ-7	カスパーゼ-8	カスパーゼ-9
Ac-DNLD-CHO	0.680	55.7	> 200	> 200
Ac-DEVD-CHO	0.288	4.48	0.597	1.35

Ac-DEVD-CHO は、カスパーゼ-3 を最も強く阻害する（K_i^{app} = 0.288 nM）。しかしながら、カスパーゼ-7, -8, -9 に対しても同様に強い阻害活性を示す。一方、Ac-DNLD-CHO は、カスパーゼ-3 に強い阻害活性を示すが（K_i^{app} = 0.680 nM）、カスパーゼ-8, -9 には阻害活性を示さない。カスパーゼ-7 に対しては、阻害活性を示す（K_i^{app} = 55.7 nM）ものの、カスパーゼ-3 よりも約 80

倍弱い阻害活性である。以上の実験結果は、SBDDで設計されたAc-DNLD-CHOが予測通りの特異性と親和性を持っていることを示している。

Ac-DNLD-CHOは、タンパク質の立体構造を基にしたアミノ酸位置適合法（APF法）により設計された阻害剤である[6]。APF法は、ドッキングスタディと統計解析を組み合わせた手法であり、ペプチド性阻害剤の設計に利用できる手法である。

SBDDでは、de novo設計、ドッキングスタディ以外にも、様々なin silico創薬技術が利用されている。タンパク質とリガンドの結合自由エネルギーの計算には、分子動力学法を基にした自由エネルギー摂動法やMP-CAFEE法などが利用されている。また、フラグメント分子軌道法などの量子化学計算も利用されている。SBDDによる理論的創薬の実現には、in silico創薬手法の活用が必要不可欠である。各手法の特徴を理解し、適切に利用することがSBDDを成功に導く鍵となる。

4.7　分子動力学法を用いた in silico 創薬

4.7.1　分子動力学法の基礎

分子の動きをコンピュータで再現するための手法の一つとして、分子動力学法が広く利用されている。分子動力学法では、各原子の三次元座標の時間変化（トラジェクトリ）をニュートンの運動方程式を数値的に解くことで求めることができる。

分子動力学計算の流れを以下に示す（図 4.14）。

Step 1：　原子の座標と速度の設定

　分子動力学計算を行うためには、分子を構成する各原子の三次元座標（位置）と速度が必要である。時刻 $t = 0$ における各原子の初期位置は、X線結晶構造解析等で得られた三次元座標等を用いる。また、初期速度は、温度 T でのマクスウェル分布に従うように乱数を使って各原子に速度を割り振ることで設定を行う。一方、時刻 $t \neq 0$ における各原子の位置と速度は、Step 3

4.7 分子動力学法を用いた in silico 創薬

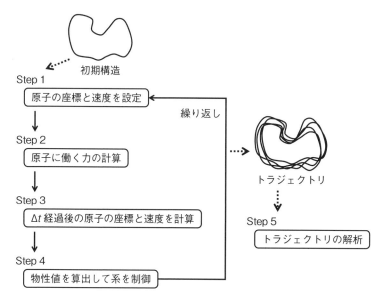

図 4.14 分子動力学計算の流れ

と Step 4 で算出された値を設定する。

Step 2： 原子に働く力の計算

各原子に働く力 (F_i) は、原子の座標を基に計算するポテンシャルエネルギー (U) を微分することにより得ることができる (式 (4.5))。

$$F_i = -\nabla_i U \tag{4.5}$$

ポテンシャルエネルギーは、式 (4.6) で表される。

$$U = \sum_{\text{bonds}} K_r(r-r_0)^2 + \sum_{\text{angles}} K_\theta(\theta-\theta_0)^2 + \sum_{\text{torsions}} \frac{V_n}{2}[1+\cos(n\varphi-\gamma)]$$

共有結合　　　　　結合角　　　　　ねじれ角

$$+ \sum_{i>j}\left[\frac{A_{ij}}{r_{ij}^{12}} - \frac{B_{ij}}{r_{ij}^{6}}\right] + \sum_{i>j}\frac{q_i q_j}{\varepsilon r_{ij}} \tag{4.6}$$

ファンデル　　　静電相互作用
ワールス
相互作用

ここで、共有結合、結合角、およびねじれ角に基づくエネルギー項は、共有結合性のエネルギーであり、ファンデルワールス相互作用、および静電相互作用に基づくエネルギー項は、非共有結合性のエネルギーである。

Step 3： Δt 経過後の原子の座標と速度を計算

ニュートンの運動方程式に基づき各原子がどのように運動するかを計算する（式 (4.7)）。

$$m_i \frac{\mathrm{d}^2}{\mathrm{d}t^2} \boldsymbol{r}_i = F_i \tag{4.7}$$

ここで、m_i、$\boldsymbol{r}_i$ は原子 i の質量と位置、F_i は原子 i に働く力である。

式 (4.7) を時間について積分すれば、任意の時刻での各原子の速度と位置を予測することができる。しかしながら、式 (4.7) の解析解を求めることは困難であるため、分子動力学法では、数値解法を用いて、Δt 経過後の各原子の速度 $v(t+\Delta t)$ と位置 $r(t+\Delta t)$ を求める。タンパク質を対象とした分子動力学計算では、Δt は $1\,\mathrm{fs}$（$f=$ フェムト，10^{-15}）程度に設定する。

Step 4： 物性値を算出して系を制御

分子動力学法では、温度や圧力などの物性値を算出して系の温度制御や圧力制御を行うことができる。これにより、統計的集合（アンサンブル）を実現することができる。タンパク質を対象とした分子動力学法では、NTV ア

ンサンブル（原子数・温度・体積一定）、もしくは NTP アンサンブル（原子数・温度・圧力一定）が用いられることが多い。

Step 5： トラジェクトリの解析

Step 1 から Step 4 までの工程を繰り返し実施することで、分子のトラジェクトリを得ることができる。また、トラジェクトリの解析を行うことで、分子の平均構造や揺らぎ、また、動径分布関数や拡散係数等を得ることができる。創薬においては、分子動力学法から得られたタンパク質と化合物とのトラジェクトリは、高精度な結合自由エネルギー計算を行うために利用することができる。

4.7.2 タンパク質と化合物との結合親和性の計算

創薬において、標的タンパク質と化合物との間の結合自由エネルギーは、重要な物理量の一つである。結合自由エネルギー（結合親和性）の強い化合物の創出は、リード化合物の最適化における大きな軸といえる。ドッキングスタディでは通常、タンパク質と化合物からなる複合体構造の三次元座標からドッキングスコアが計算される。ここでは、タンパク質と化合物が水中で動的に構造を変えていく効果は考慮されていない。タンパク質を固定して取り扱うことにより、計算が簡便になり高速な処理が実現されている。しかしながら、予測精度の悪い大きな原因の一つとなっている。

以上のことから、分子動力学法を用いた結合自由エネルギーの計算は、高精度な予測を実現するための手法として期待されている。これまでに、MM-PBSA 法、熱力学積分法、自由エネルギー摂動法等が用いられてきた。最近では、スーパーコンピュータ「京」にも実装されている MP-CAFEE 法が、高精度な予測が実現でき手法として注目されている。

演習問題

4.1 「鍵と鍵穴」モデルと「誘導適合」モデルの違いについて述べよ。

4.2 タンパク質の立体構造を見るために、コンピュータグラフィックスが使われているが、タンパク質の二次構造を確認するために適した表示モデルは何か？

4.3 ホモロジーモデリングでは、標的タンパク質の立体構造を予測するためのテンプレートとなる構造をどのようにして選択するか？ その概要について述べよ。

4.4 *De novo* 設計法の長所と短所について述べよ。

4.5 活性化合物が10個含まれている10万件の化合物ライブラリに対し、SBVSを実施した。ドッキングスコアにより並べ替えを行った結果、上位50個 (0.05 %) の中に4個の活性化合物が含まれていた。$EF_{0.05\%}$ はいくらか？

参 考 文 献

1) http://www.rcsb.org/
2) http://zhanglab.ccmb.med.umich.edu/GPCR-EXP/
3) Bowie, J.U. and Lüthy, R.：*Eisenberg Science*, **253**, 164-170 (1991).
4) Böhm, H. J.：*J. Comput. Aided Mol. Des.*, **6**, 593-606 (1992).
5) Huang, N., Shoichet, B.K. and Irwin, J.J.：*J. Med. Chem.*, **49**, 6789-6801 (2006).
6) Yoshimori, A., Sakai, J., Sunaga, S., Kobayashi, T., Takahashi, S., Okita, N., Takasawa, R. and Tanuma, S.：*BMC Pharmacol.*, **7**, 8 (2007).

低分子医薬品の創製

　医薬品の研究開発では、医薬品の候補化合物となるリード化合物をもとにして、分子設計 → 合成 → 評価のサイクルを繰り返し、目的とする薬効を有する化合物を創製し、選定する。本章では、そのリード化合物の探索・設計法と製造法を学習する。リード化合物の探索・設計法については、1. 活性に基づくものと、2. 生体分子の構造や相互作用に基づくものに分けて解説する。また、リード化合物の製造法では、1. 天然物、2. 化学合成、3. バイオテクノロジーに分けて説明する。

5.1　リード化合物の探索

　棚からぼた餅が落ちてくるように、思いがけずに新薬が創製されることは非常に稀である。一般的には、医薬品のもとになるリード化合物に対して、構造修飾と活性評価を繰り返し、より高い薬効と安全性を持った化合物を創製する。本節では、探索法を二つの観点で分類して、それぞれに関して説明する。

1. 活性に基づく探索
2. 生体分子の構造や相互作用に基づく探索

5.1.1　生物活性に基づく探索

　活性に基づく探索とは、酵素、細胞、生物個体などを用いて、化合物ライブラリーの中から目的の活性を有する化合物を探索する方法である。一般的に、酵素や細胞を使う方法を in vitro 試験（試験管内試験）、生物個体を使う方法を in vivo 試験（生体内試験）と呼ぶ。

　酵素を用いた試験では、酵素の阻害活性（もしくは、酵素阻害によって生じ

表 5.1　酵素の代表的な阻害剤と薬効

酵素	阻害剤（医薬品）	薬効
アンギオテンシン変換酵素	カプトプリル	抗高血圧
HMG-CoA 還元酵素	プラバスタチン	抗高脂血症
コリンエステラーゼ	ネオスチグミン	重症筋無力症治療
α-グルコシダーゼ	アカルボース	抗糖尿病
細菌細胞壁合成酵素	ペニシリン	抗菌
シクロオキシゲナーゼ	アスピリン	抗炎症
ノイラミニダーゼ	オセルタミビル	抗インフルエンザ
ホスホジエステラーゼ	テオフィリン	気管支喘息治療
モノアミン酸化酵素 B	セレギリン	パーキンソン病治療

る表現型）を指標にリード化合物が探索される。試験で用いられる酵素は、疾患を引き起こす原因物質の生成に関わる酵素や、細胞の増殖や生存に関わる酵素などが含まれる。表 5.1 に酵素と代表的な阻害剤（医薬品）、およびその薬効をまとめた。ここでは、アンギオテンシン変換酵素阻害剤カプトプリルの開発を概説する。

　レニン-アンギオテンシン-アルドステロン系は、電解質の吸収調節、ひいては血圧の調節に深く関与している。この系では、アンギオテンシン変換酵素により、アンギオテンシン I がアンギオテンシン II へ変換される。そして、アンギオテンシン II は、副腎皮質に作用してアルドステロンの分泌を促進する。このようにして生じたアルドステロンは、腎臓でのナトリウムイオンの再吸収を促進して、血圧上昇を引き起こす。したがって、この系でアンギオテンシン変換酵素を阻害すれば、アンギオテンシン II の生成が抑制され、血圧の降下が期待できる。

　そこで、アンギオテンシン変換酵素阻害剤の探索がハイスループットスクリーニング系などを用いて行われ、毒蛇ハララカ（*Bothrops jararaca*）の毒液ペプチド 6 種がこの酵素を阻害することが見出された（図 5.1）。そして、これらのペプチドがリード化合物となり、酵素との相互作用をもとに構造が最適化され、カプトプリルが開発された。毒液ペプチドはペプチドであったため、消化酵素により分解されやすい。そのため、アミノ酸配列をもとに構造の改変が行

5.1 リード化合物の探索

```
Pyr-Trp-Pro-Arg-Pro-Thr-Pro-Gln-Ile-Pro-Pro
    Pyr-Trp-Pro-Arg-Pro-Gln-Ile-Pro-Pro
Pyr-Asn-Trp-Pro-Arg-Pro-Gln-Ile-Pro-Pro
    Pyr-Asn-Trp-Pro-His-Pro-Gln-Ile-Pro-Pro
    Pyr-Ser-Trp-Pro-Gly-Pro-Asn-Ile-Pro-Pro
Pyr-Gly-Gly-Trp-Pro-Arg-Pro-Gly-Pro-Glu-Ile-Pro-Pro
```

蛇毒から単離されたアンギオテンシン変換酵素阻害性ペプチド

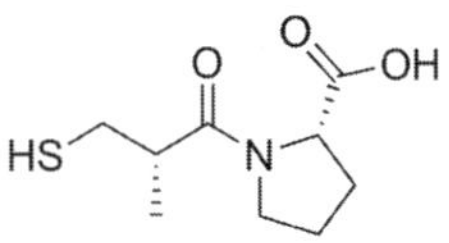

カプトプリル
アンギオテンシン変換酵素阻害剤
（高血圧の治療薬）

図 5.1 アンギオテンシン変換酵素阻害剤カプトプリルの開発

われ、非ペプチド性のカプトプリルが誕生した。カプトプリルは、消化酵素で分解されにくいため、経口投与でも有効である。

細胞や動物を用いた探索は、特定の細胞や動物に対して目的とする作用を示す化合物を選抜する方法である。簡単な例としては、培養細胞の生死（もしくは増殖抑制）によって評価する抗菌剤や抗がん剤候補の選抜が挙げられる。一方、動物を用いた探索では、ヌードマウスに移植したがん細胞の増殖抑制を指標として、抗がん剤としての効果を評価する例が挙げられる。

細胞の評価では、評価対象や評価技術が重要になる。つまり、評価はヒトでの病態を反映しており、なおかつ簡便な操作法であることが要求される。その重要性を示す例として、免疫抑制剤タクロリムスの開発を取り上げる。本剤の開発では、拒絶反応に密接に関連しているリンパ球の幼若化反応を *in vitro* 試験に取り入れている（**図 5.2**）。二種類のマウスの脾臓細胞（リンパ球）を混合すると、互いに異物として認識して増殖する。この反応を混合リンパ球反応（mixed lymphocyte reaction；MLR）という。この混合リンパ球反応は、顕微鏡で観察することができ、その阻害作用を有する候補化合物の選抜が行われた。カビ約 8000 株、放線菌約 12,000 株の培養液をスクリーニングした結果、放線菌 *Streptomyces tsukubaensis* No.9993 株の培養液に強力な混合リンパ球反応阻害活性を有する物質が見出された。それがタクロリムスである。

タクロリムスは、動物移植モデルでも免疫抑制作用を示し、ヒトでの臨床試験でも有用性が確認された。本剤は、肝臓移植時の免疫反応の抑制剤として認

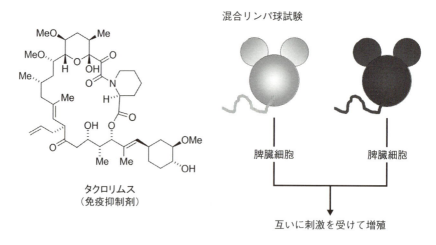

図 5.2　免疫抑制剤タクロリムスと混合リンパ球試験

可され、腎臓や肺などの移植における拒絶反応抑制として承認された他、重症筋無力症やアトピー性皮膚炎の治療薬としても適用されている。

　後に、タクロリムスは細胞内の FK506 結合タンパク質（FKBP）に結合することが分かった（図 5.3）。そして、そのタクロリムス-FKBP 複合体がカルシ

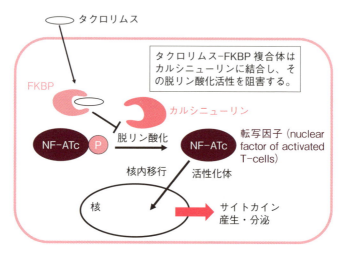

図 5.3　タクロリムスの作用機構

ニューリンと呼ばれるホスファターゼ（脱リン酸化酵素）を阻害することによって、Tリンパ球シグナル伝達経路におけるシグナルを妨げることが見出された。この免疫抑制剤タクロリムスの作用機構の解明研究は、ケミカルバイオロジー（化学的手法を駆使して生命現象を解明する研究分野）という新しい学問を切り開くきっかけとなった。

Column 5・1

ハイスループットスクリーニング

膨大な数の化合物群（化合物ライブラリー）からリード化合物を迅速に発見するために、ハイスループットスクリーニング (high-throughput screening；HTS) という評価系が利用されている。HTSでは、96～1536穴のマイクロプレートを用いて、分注から評価までの一連の操作を自動で行うことができる。評価法（アッセイ）としては、結合アッセイ、酵素アッセイ、細胞アッセイなど様々なアッセイが適用できるようになっている。

5.1.2 生体分子の構造や相互作用に基づく探索

疾患やその治療に関わる重要なタンパク質が存在する場合には、そのタンパク質に結合する化合物を探索し、その機能を亢進もしくは阻害するかどうかを調べる。例えば、そのタンパク質が生体分子の受容体の場合、受容体を刺激あるいは阻害する作用でスクリーニングされる。

一例を挙げると、β_2アドレナリン受容体作動薬は、気管支喘息の治療薬となりうる。気管支平滑筋β_2アドレナリン受容体が活性化されると、気管支平滑筋が弛緩され、気道が拡張されるからである。サルブタモールは、気管支平滑筋のβ_2アドレナリン受容体に選択的に作用する化合物として開発された医薬品である（図 5.4 (a)）。

一方、β_1アドレナリン受容体の遮断薬は、心拍数や心筋収縮力を減少する

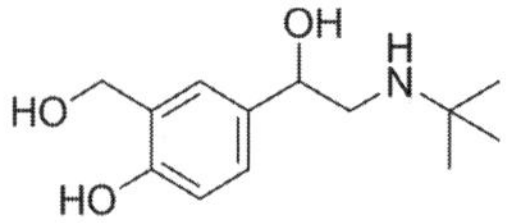

サルブタモール
(β_2 受容体作動薬；気管支喘息の治療薬)

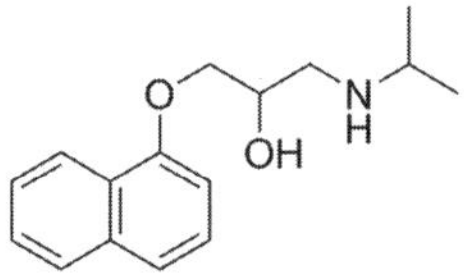

プロプラノロール
(β 受容体遮断薬；高血圧の治療薬)

図 5.4 受容体に作用する医薬品　(a) サルブタモール　(b) プロプラノロール

ことで血圧を下げることから、高血圧や狭心症などの治療に用いられている。プロプラノロールは、β アドレナリン受容体遮断薬である (**図 5.4 (b)**)。この医薬品は、アドレナリン受容体の作動薬の構造を変換・修飾することで開発された医薬品である。

受容体のなかでも、G タンパク質共役型受容体 (G protein-coupled receptor；GPCR) は、創薬標的として多くの実績がある。GPCR には、リガンドが同定されていない受容体 (オーファン受容体) が数多く存在する。GPCR は、疾患と関連している場合も多いので、内在性のリガンドの同定や機構解析に関する研究は創薬に深く関連するため、注目されている。

5.2 リード化合物の分子設計

5.2.1 *in silico* 創薬手法、SBDD

創薬標的タンパク質の立体構造に基づき、計算化学的手法でリード化合物を設計する手法 (structure-based drug design；SBDD) が最近、活発に行われている (第 4 章参照)。ドルゾラミドは、その先駆的な例である (**図 5.5**)。この医薬品は、炭酸脱水酵素を阻害し、眼房水の産生を抑制することで眼圧を低下させることから、緑内障などの治療薬として使用されている。ドルゾラミドは、炭酸脱水酵素と MK-927 (両エナンチオマー) との共結晶の X 線結晶構造解析をもとに設計された化合物である。X 線結晶構造解析により、炭酸脱水酵素と MK-927 の相互作用部位が明らかになり、ドルゾラミドは、その情報に

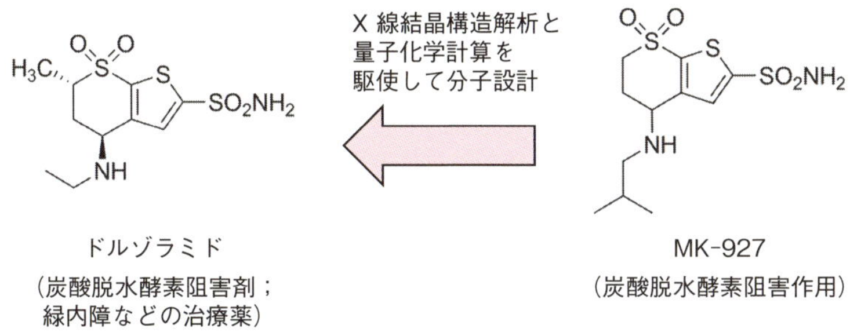

ドルゾラミド
（炭酸脱水酵素阻害剤；
緑内障などの治療薬）

MK-927
（炭酸脱水酵素阻害作用）

X線結晶構造解析と量子化学計算を駆使して分子設計

図 5.5 ドルゾラミドの開発

MK-927 の量子化学的計算の結果を加味して分子設計された。

SBDD の先駆的な例をもう一つ紹介する。ノイラミニダーゼ阻害剤ザナミビルの開発である（**図 5.6**）。インフルエンザウイルスは、① 宿主細胞への感染、② 宿主細胞内での増殖、③ 宿主細胞からの放出 の過程を経て増殖する。ザナミビルは、インフルエンザウイルスの放出に必要なノイラミニダーゼを阻害し（過程③を阻害し）、インフルエンザウイルスを細胞内に閉じ込め、細胞外へ遊離するのを防ぐ。この医薬品は、シアル酸の類似化合物である 2-デオキシ-2,3-ジデヒドロ-*N*-アセチルノイラミン酸（DANA）とノイラミニダーゼの共結晶のX線結晶構造に基づき、*in silico* 創薬手法による分子設計を駆使して創製された。

5.2.2 *in silico* 創薬手法、LBDD

目的とするタンパク質のリガンドの情報に基づき、リード化合物を設計する方法を ligand based drug design（LBDD）という（第4章参照）。この手法では、疾患やその治療に関わる重要なタンパク質が不明でも、構造活性相関に関するデータがあれば、活性を発現するための重要なリガンド構造を予測することが可能である。また、経口医薬品になりやすいリード化合物の性状を表す経験則として、リピンスキーによって提案された「ルール オブ ファイブ」がある（Column 5・2 参照）。

LBDD では、ファーマコフォアの探索が行われる。ファーマコフォアとは、

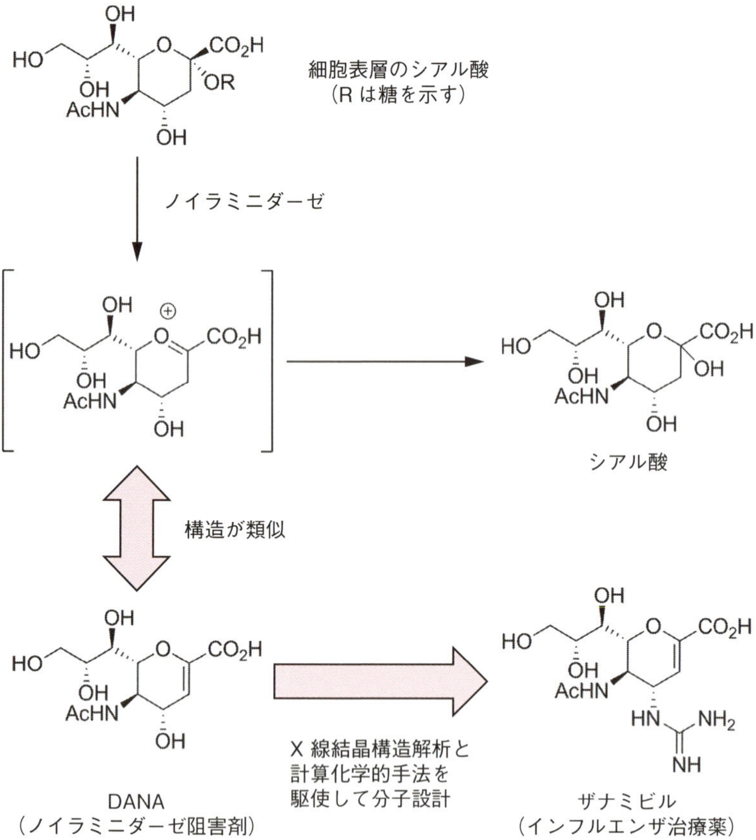

図 5.6 ザナミビルの開発

　薬物分子の構造（立体的、電子的な特徴）のなかで、生体分子との相互作用に関わり、生物学的な応答を引き起こすために必要な構造的要素のことである。ファーマコフォアは、同様の生物学的活性を持つ化合物群から、活性発現に重要な構造的特徴を抽出することで推測される。さらに、活性を示す化合物群と活性を示さない化合物群に関して、立体構造、電子密度分布、官能基の性質、官能基同士の空間的配置などの違いを比較することで、ファーマコフォアをさらに絞りこむことができる。ファーマコフォアを決定付ける構造的な要素とし

ては、疎水性、芳香環、水素結合受容体／供与体、電荷中心（カチオンまたはアニオン部位）などが挙げられる。ファーマコフォアが特定されれば、新規のリガンドを検索したり設計したりすることも可能となる。その専用のソフトウェアが医薬品創製に活用されている。

LDBBやファーマコフォアの具体例として、ヒスタミン H_2 受容体拮抗薬の例を示す（図 5.7）。ヒスタミンが胃の壁細胞に存在するヒスタミン H_2 受容体を刺激すると、胃酸の分泌が促進される。したがって、ヒスタミン H_2 受容体拮抗薬は、胃酸の分泌を抑制する働きがあり、胃潰瘍や十二指腸潰瘍などの消化性潰瘍の治療に用いられている。

研究開発当時は、ヒスタミン H_2 受容体の情報は少なく、リガンドであるヒスタミンの構造をもとに拮抗剤がデザインされた（図 5.7(a)）。その結果、ヒスタミンの側鎖アミノ基をグアニジノ基に変換した N^{α}-グアニジルヒスタミンに、ヒスタミン H_2 受容体の部分作動薬（パーシャルアゴニスト；刺激作用と

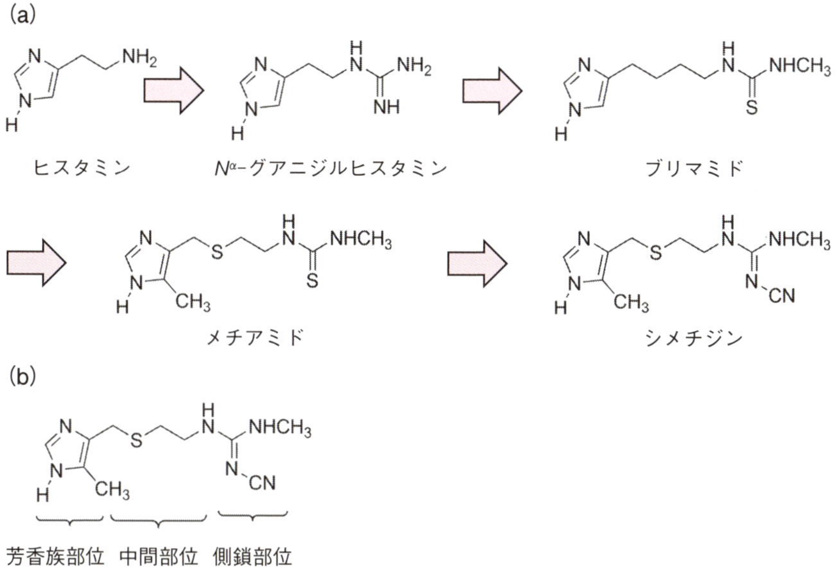

図 5.7　ヒスタミン H_2 受容体拮抗薬　(a) シメチジンの開発経緯　(b) ファーマコフォア

拮抗作用を併せ持つ化合物) が見出された。そして、中間鎖や末端部分の構造が改変され、初めてのヒスタミン H_2 受容体拮抗薬ブリマミドが開発された。しかしながら、ブリマミドは、経口での効果が弱かったことから、さらなる構造改変が行われ、メチアミドが開発された。この改変により経口吸収性は改善されたのだが、メチアミドが引き起こす副作用 (顆粒球減少症など) が問題となった。この副作用は、側鎖のチオウレア部分に起因すると考えられ、その部分をシアノグアニジンへと変換し、最終的にシメチジンが開発された。

これ以降の一連のヒスタミン H_2 受容体拮抗薬の開発も併せて、ヒスタミン H_2 受容体拮抗薬のファーマコフォアとしては、芳香族部位－中間部位－側鎖部位からなるファーマコフォアが提案されている (**図 5.7 (b)**)。芳香族部位に

Column 5・2

リピンスキーの「ルール オブ ファイブ」

リピンスキー (Christopher A. Lipinski) は、医薬品候補化合物のリストと通常の有機化合物のリストの比較から、経口医薬品になりやすい化合物の性質を提唱した。この性質は 5 の倍数にちなんでおり、「ルール オブ ファイブ」(Rule of Five) とまとめられた。その性質は次のようになる。

・水素結合供与体 (ドナー) (すなわち、OH と NH) が 5 個以下
・水素結合受容体 (アクセプター) (すなわち、N と O など) が 10 個以下
・分子量が 500 以下
・分配係数 (オクタノール／水) が log P として 5 以下

「ルール オブ ファイブ」はあくまでも経験則であり、例外もある。しかしながら、一つの目安として、わかりやすく有用な法則である。創薬を指向した有機合成のコンセプトとして、リード指向型合成 (lead-oriented synthesis；LOS) という方法論がある。LOS は、医薬品になりやすい性質 (創薬やその開発過程に直接つながる性質) を持つ分子群の合成法のことである。リピンスキーの「ルール オブ ファイブ」は、LOS で薬らしい分子を考える指針の一つになっている。

は、イミダゾール環や類似する複素環、中間部位には硫黄原子や酸素原子を含むアルキル鎖（多くがC2〜C4）、側鎖部位には、含窒素極性置換基が含まれることが多い。

5.3　リード化合物の製造

標的となる活性や生体分子が定まった後には、所望の活性を有する化合物を創製することになる。リード化合物の探索・設計法と同じく、そのもとになる化合物の起源や製造法も創薬にとって非常に重要であり、日々、新しい技術が生み出されている。本節では、リード化合物の起源や製造技術に関して、以下の三つの項目を説明する。

1. 天然物
2. 化学合成
3. バイオテクノロジー

5.3.1　天然物

植物や微生物などが生産する代謝産物に由来している医薬品は、これまでに数多く上市されている。実際、1981年から2010年までに認可された医薬品の20〜50％が、天然物を起源として開発されている。

人類は、古来より植物を薬に用いて、疾患の治療、病気の予防、健康の維持や向上を果たしてきた。現在でも、薬用植物は、様々な形（生薬やエキス剤など）で利用されている。植物やその加工品が直接、医薬品になる場合もあれば、植物から有効成分を単離して、それが医薬品もしくは医薬品のリード化合物となる場合も数多く知られている（第1章参照）。図 5.8 には、植物由来の医薬品の例を示すが、多様な構造や薬理活性を有することが一目瞭然である。

微生物からも医薬品が多く発見されている。その代表的な例がペニシリンである（図 5.9）。黄色ブドウ球菌の培養中に混入したアオカビが、黄色ブドウ球菌の発育を阻害することが分かり、その原因物質がペニシリンと名付けられ

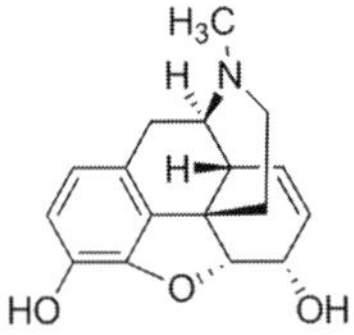

図 5.8 植物由来の医薬品

（モルヒネ（鎮痛、鎮静作用）、キニーネ（抗マラリア薬）、パクリタキセル（抗がん剤）、ジギトキシン（強心配糖体）、ビンブラスチン（抗がん剤））

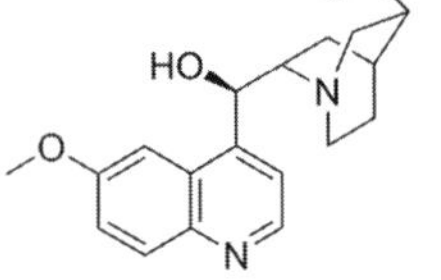

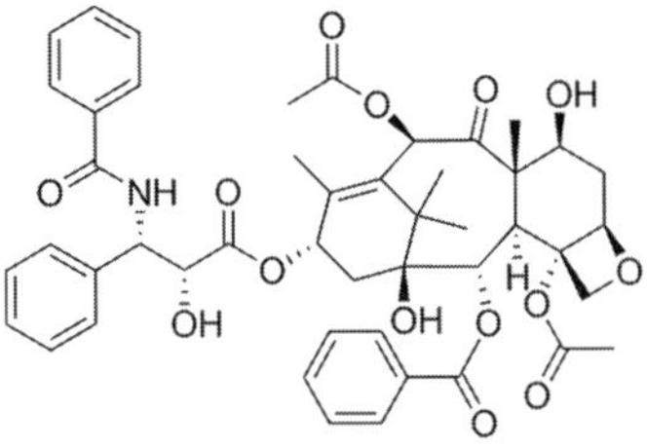

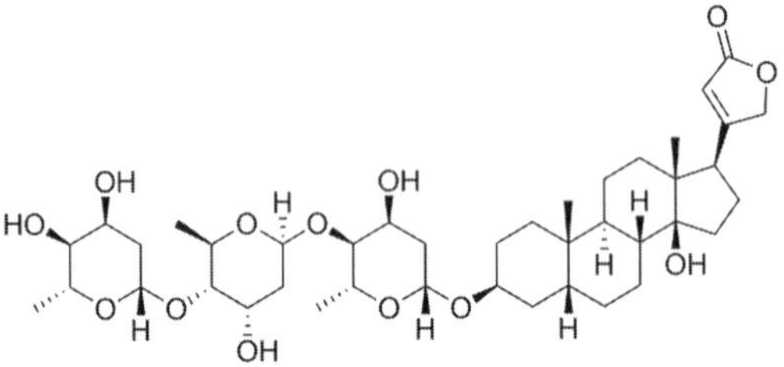

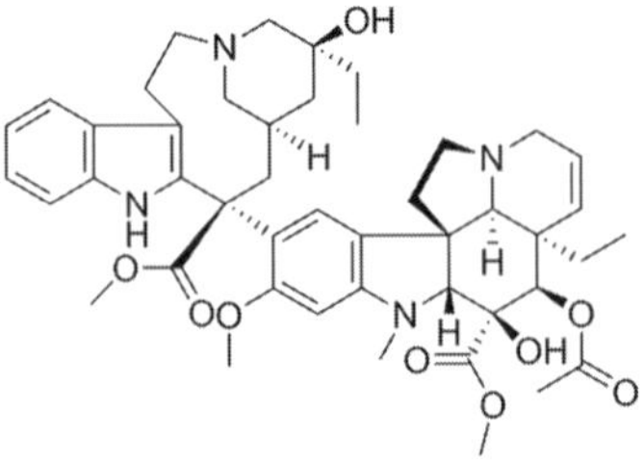

た。その後、生産菌の培養法やペニシリンの抽出法が改良され、ペニシリンは大量生産されるようになった。このようにして実用化されたペニシリンは、第二次世界大戦中、多くの負傷兵や戦傷者を感染症から救った。このペニシリンの開発は、発酵技術による創薬の幕開けとなった。これ以降、多くの抗生物質が微生物から発見されている。微生物は、培養によって増やすことができるので、天然物を大量に得ることも可能である。また、微生物由来の天然物も多様な構造や生物活性を持つものが多いことから、微生物の二次代謝産物を利用する方法が天然物創薬の主流となっている。

5.3.2 化 学 合 成

化学合成は、リード化合物の製造のみならず、リード化合物の最適化や医薬品の開発においても重要な役割を果たしている。

有機合成の技術は、日々進歩している。一昔前には実用化が困難だと考えられていた化合物も、大量に合成できるようになってきている。このことを如実

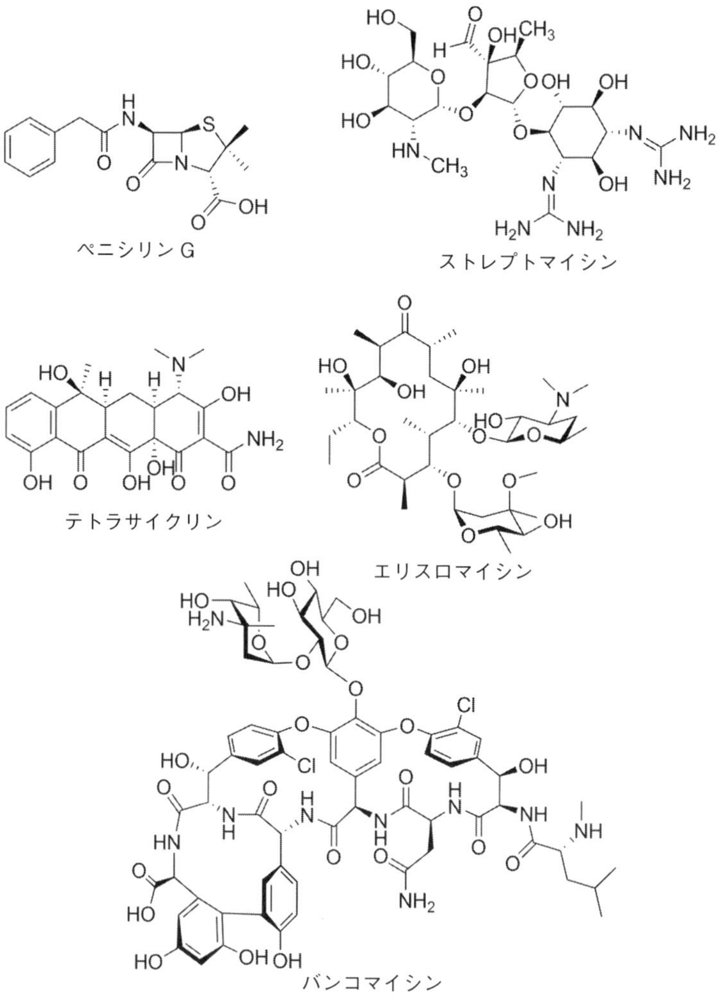

5.3 リード化合物の製造

ペニシリン G

ストレプトマイシン

テトラサイクリン

エリスロマイシン

バンコマイシン

図 5.9 抗生物質の例

に表す医薬品の開発例が、抗がん剤エリブリンである（図 5.10）。エリブリンは、微小管ダイナミクス阻害剤である。この化合物は、海洋生物であるクロイソカイメン（*Halichondria okadai*）より単離された天然物ハリコンドリン B の簡略化誘導体であり、微小管の伸長（重合）を阻害することで細胞分裂を停

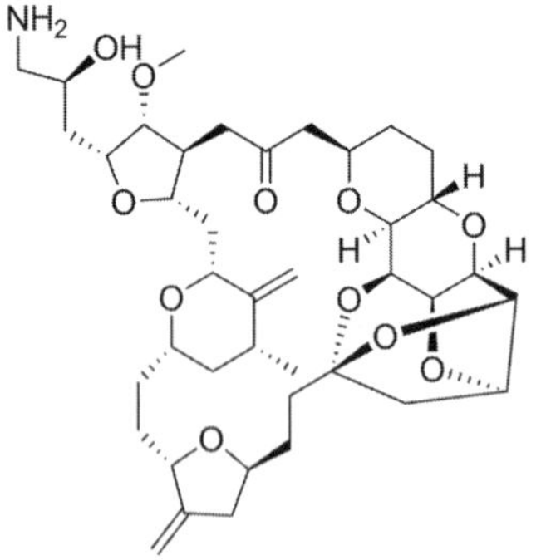

エリブリン

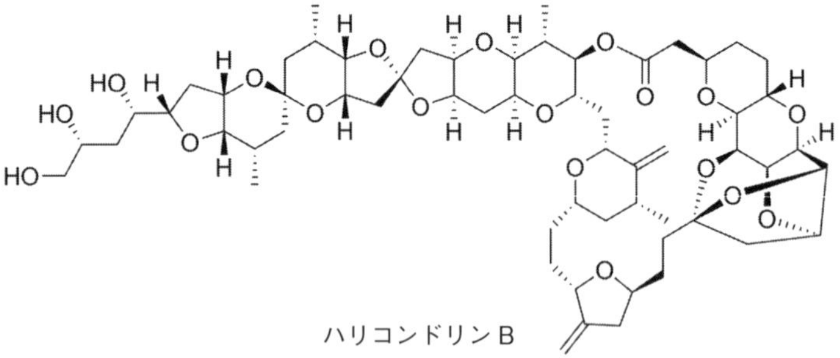

ハリコンドリンB

図 5.10　エリブリンとハリコンドリンB

止させる。ハリコンドリンBと比較すると、その構造はかなり簡略化されているとはいえ、これほどまでに複雑な構造を有する医薬品は他に例を見ない。この医薬品の合成には、60工程以上の化学反応と精製工程を要するが、工業的規模での大量供給を実現している。

化学合成の方法論も進化している。その一つがコンビナトリアル合成である。この方法は、組合せ論に基づいて、多数の化合物から構成される化合物群（化合物ライブラリー）を合成する方法である。例えば、成分Aと成分Bを連結する反応で生成物A–Bを考える（**図 5.11**）。この反応で各成分が20種類存在する場合には、20 × 20 = 400種類の化合物を合成することが可能である。

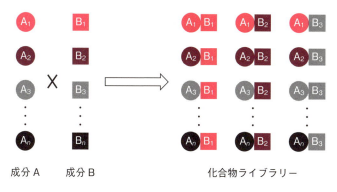

図 5.11　組合せによる成分連結

しかしながら、一つひとつの反応をこのままの形で行おうとすると、多大な時間と労力が必要となる。しかし、この組合せによる合成を固相（ポリスチレンなどの樹脂）上で行うことで、合成に必要とする時間と手間を軽減できる。固相合成の利点としては、過剰量の反応剤を用いることで収率を上げることができる点や、反応溶液中に含まれる過剰の反応剤などをろ過と洗浄で除去できる点などが挙げられる。

大きく分類すると、固相合成には、パラレル合成とスプリット合成という二種類の合成法がある（図 5.12）。パラレル合成は、成分 A（$A_1 \sim A_n$）をそれぞれ固相に固定し、樹脂上の成分 A に成分 B（$B_1 \sim B_n$）を連結するという方法である。この方法では、反応の数だけ反応容器が必要となるため、行える反応数に限界が生じるが、得られる生成物は単一の生成物となる。一方、スプリット合成では、まず成分 A を固定した樹脂をいったん混合する。そして、それらを再分配し、成分 B（$B_1 \sim B_n$）を連結するという方法である。この方法では、生成物は、混合物として得られることになるが、反応数と反応容器を圧倒的に低減できる。固相合成では、いずれの方法でも最終的に樹脂から生成物を切り出すことで、化合物ライブラリーが得られる。

コンビナトリアル合成により、数多くの構造類似化合物を簡便に合成できるようになった。一方で、多様性に富む構造を有する化合物群を簡便に合成する

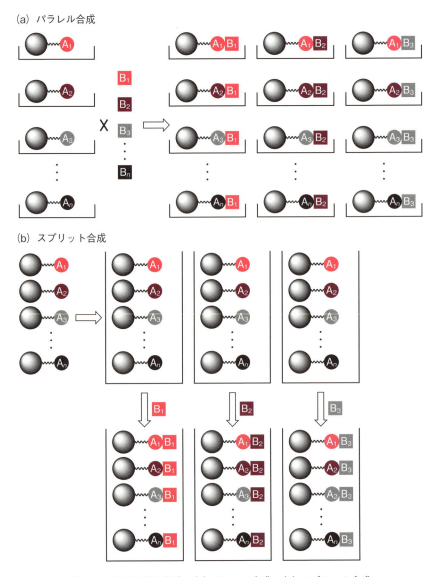

図 5.12 固相合成の方法 (a) パラレル合成 (b) スプリット合成

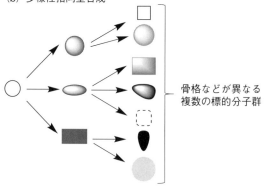

図 5.13 (a) 標的指向型合成と (b) 多様性指向型合成

技術開発も求められていた。そこで誕生したのが、多様性指向型合成 (diversity-oriented organic synthesis；DOS) である (**図 5.13**)。従来の有機合成では、一つ (もしくは数個) の標的分子を効率的に合成しようとする標的指向型合成 (target-oriented organic synthesis；TOS) が主流である。多様性指向型合成では、構造多様性に富む化合物群を系統的かつ簡便に構築することを目指している。例えば、ハーゲンロザー (P. J. Hergenrother) らは、天然物であるキニーネを原料として、骨格が異なる化合物 Q1〜Q5 をわずか 1〜5 工程で合成している (**図 5.14**)。多様性指向型合成では、多数の化合物群を標的としており、それに加えて異なる骨格を有する化合物群を標的としていることから、緻密な合成計画が必要とされる。

このようなライブラリーの構築とは別に、構造が比較的単純で、分子量が小さい分子 (フラグメント) を利用して、リード化合物を設計、創製する手法が

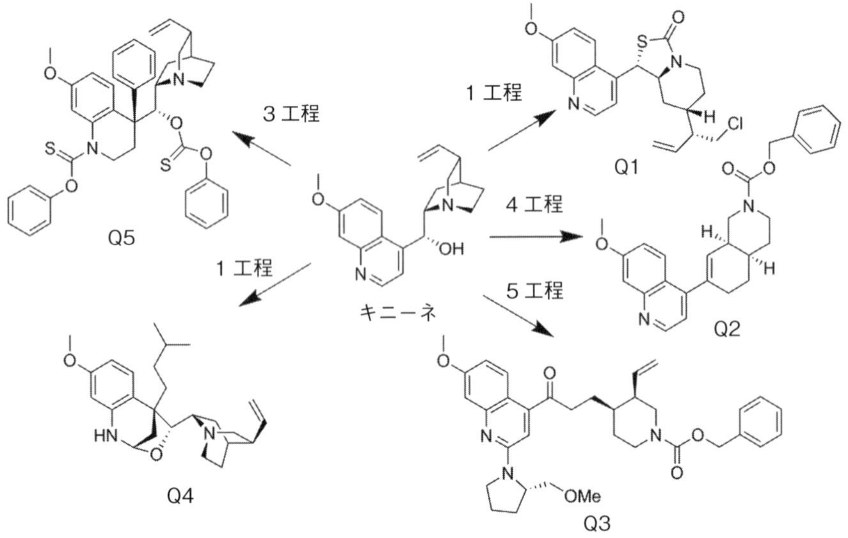

図 5.14 多様性指向型合成の例
(Hergenrother, P. J. et al.: *Nature Chem.*, **5**, 195 (2013) より改写)

開発されている。その手法を fragment-based drug discovery (FBDD) と呼ぶ。この方法では、まずフラグメントのライブラリーの中から、目的とするタンパク質に特異的に相互作用する分子をスクリーニングする。ここでのスクリーニングには、核磁気共鳴 (NMR)、X 線結晶構造解析、表面プラズモン共鳴 (SPR) などが用いられる。このスクリーニングでヒットしたフラグメントと標的タンパク質との結合部位の情報から、リード化合物を設計し、合成する。例えば、ヒットフラグメント A は標的タンパク質の A 部位に相互作用し、ヒットフラグメント B は、標的タンパク質の B 部位 (A 部位の近傍) に相互作用したとする (**図 5.15**)。この場合、ヒットフラグメント A とヒットフラグメント B とを適当なリンカーでつなぎ合わせれば、リード化合物を創製することが可能である。

FBDD の一例として、マトリックスメタロプロテアーゼ-3 (MMP-3) の阻害剤リード化合物の創製を紹介する (**図 5.16**)。アセトヒドロキサム酸は、

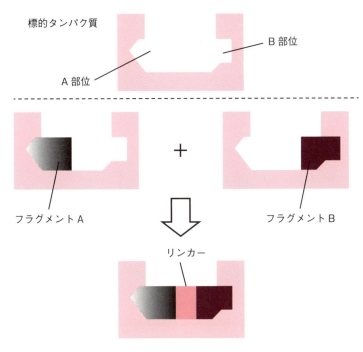

図 5.15 Fragment-based drug discovery (FBDD) の概念図

MMP-3 と解離定数 $K_D = 17$ mM で相互作用することが分かった。アセトヒドロキサム酸は、MMP-3 の活性中心の亜鉛イオンと相互作用すると考えられる。一方、NMR によるスクリーニングの結果、3-(4-ヒドロキシフェニル)フェニルアセトニトリルが、アセトヒドロキサム酸存在下に MMP-3 と相互作用することが分かった。3-(4-ヒドロキシフェニル)フェニルアセトニトリルは、MMP-3 と解離定数 $K_D = 0.02$ mM で相互作用し、S1' ポケット部位に結合すると考えられている。そして、これら二つのフラグメントをメチレンで架橋したところ、MMP-3 との相互作用が大幅に向上し、その解離定数は、$K_D = 0.000015$ mM (15 nM) となった。

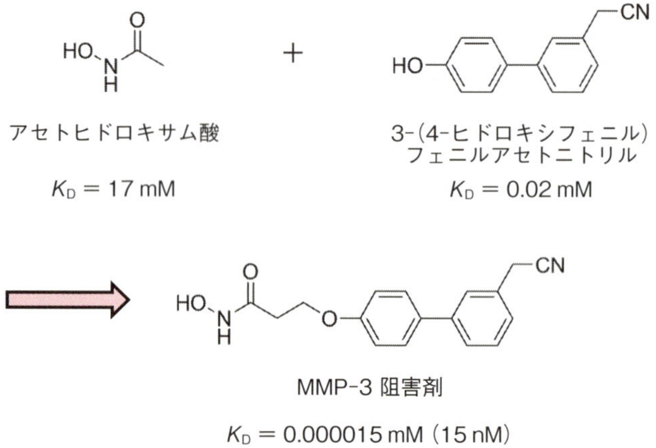

アセトヒドロキサム酸
K_D = 17 mM

3-(4-ヒドロキシフェニル)
フェニルアセトニトリル
K_D = 0.02 mM

MMP-3 阻害剤
K_D = 0.000015 mM (15 nM)

図 5.16 Fragment-based drug discovery (FBDD) の例

Column 5・3

医薬品とキラリティー

　炭素は四つの手を持ち、四つ別々の原子もしくは原子団と結合している場合、この炭素原子を不斉炭素原子という。分子中に不斉炭素原子が一つある場合、右手と左手の関係にある二種類の異性体が存在する。これら二種類の異性体は、互いに鏡に映した構造となることから、鏡像異性体（もしくはエナンチオマー）と呼ばれている。医薬品の中には、不斉炭素原子を持つものが存在する。鏡像異性体の物性は、ほぼ同じであるが、旋光度が異なり、生物活性も異なる場合がある。すなわち、医薬品の中には、一方の鏡像異性体には活性が見られるが、もう一方の異性体には弱い活性しか見られない場合、全く活性が見られない場合、さらには副作用を引き起こす場合もある。

　例えば、ニューキノロン系抗菌薬であるオフロキサシンは、S-($-$)-体と R-($+$)-体の1：1混合物であるラセミ体である。しかし、S-($-$)-体は、R-($+$)-体よりも強い抗菌作用を示す。そこで、活性が強い S-($-$)-体のみを合成する技術が開発され、その光学活性体はレボフロキサシンと名づけられた。レボフロキサシンは、オ

5.3 リード化合物の製造

S-(−)-体
オフロキサシン(ラセミ体)

R-(+)-体

S-(−)-体
レボフロキサシン
(光学活性体)

S-(+)-体

R-(−)-体

イブプロフェン(ラセミ体)

フロキサシンの半量で同等の薬理効果を示し、さらに副作用の発現も軽減した。一方、イブプロフェンの場合は、オフロキサシンと多少事情が異なっている。イブプロフェンもラセミ体であり、S 体は R 体のものより抗炎症活性が高いことが知られている。しかし、R 体のイブプロフェンは、生体内の異性化酵素により S 体へと変換されることが分かった。そのため、イブプロフェンは、今でもラセミ体として市販されている。

5.3.3 バイオテクノロジー

哺乳類細胞、バクテリアなどの生物やウイルスによって生産される医薬品をバイオ医薬品と呼ぶ(第6章参照)。バイオ医薬品の多くは、遺伝子組換えなどのバイオテクノロジー技術を利用して生産される。バイオ医薬品の一つは、生体内のタンパク質そのもの、もしくは類似タンパク質(アナログ)である。日本において最初に承認されたバイオ医薬品は、インスリンである。インスリンは、膵臓のランゲルハンス島(膵島)$β$ 細胞から分泌されるペプチドホルモンで、血糖値を低下させる作用がある。そのため、インスリンは糖尿病の治療薬として用いられる。昔はブタやウシの膵臓から抽出したインスリンが使用されていたが、物量の確保、純度、アレルギー反応などの副作用といった問題が山積していた。その後、ヒトインスリンの遺伝子が解明されると、遺伝子組換

表 5.2 生体由来タンパク質のバイオ医薬品の例

タンパク質	主な対象疾患・病態
エリスロポエチン	腎性貧血
卵胞刺激ホルモン	不妊症
グルカゴン	低血糖症
顆粒球コロニー刺激因子	好中球減少症
ヒトインスリン	糖尿病
インターロイキン-2	がん
インターフェロン α2b	肝炎
インターフェロン β1a	多発性硬化症
組織プラスミノーゲン活性化因子	塞栓症や血栓性疾患

え技術によって大腸菌や酵母でヒトインスリンが安定かつ大量に生産できるようになった。さらには、インスリンの構造を人工的に改変すること（例えばアミノ酸配列の一部を変更することなど）で、薬物動態を改善したインスリンアナログの開発も行われている。**表 5.2** に、生体内タンパク質由来のバイオ医薬品の例をまとめた。

　抗体医薬もバイオ医薬品の一つである（第 6 章参照）。細菌やウイルスなどの病原体が体内に侵入した際、抗体は、これらを異物と認識して結合する。抗体は、リンパ球の一つである B 細胞が生産する糖タンパク質である。一つの B 細胞は、一種類の抗体しか作ることはできない。抗体は、物質名としては免疫グロブリン（immunoglobulin）と呼ばれ、Ig と略称される。免疫グロブリンは、IgA, IgD, IgE, IgG, IgM の 5 種類のクラス（アイソタイプ）が知られている。それぞれの抗体分子は、特異的な物質（抗原）と結合し、免疫反応を引き起こしたり、抗原の毒性を中和したりする。B 細胞は、自己と非自己のタンパク質を見分けて、非自己のタンパク質に特異的に相互作用する抗体を産生する。したがって、ヒトの疾患原因タンパク質を別の動物（例えばマウス）に投与すれば、ヒトの疾患原因タンパク質に特異的に結合する抗体を得ることができる。さらに、特定の B 細胞を骨髄腫細胞（ミエローマがん細胞）と融合させて、増殖可能で均一な抗体を生産し続ける融合細胞（ハイブリドーマ）を作製する技術の開発により、抗原の特定の部位に選択的に結合するモノクローナル

抗体が大量に得られるようになった。

　しかしながら、動物由来の抗体をヒトに直接投与すると、ヒトはその抗体を異物として認識してしまい、動物由来の抗体に対する抗体を産生する。その結果、動物由来の抗体の作用を弱めたり、アレルギー反応を誘発したりという問題が発生する。これらの問題を解決するために、遺伝子組換えの技術を用いて、動物由来の抗体のうち、抗原に結合する先端部分だけを残し、残りはヒトの抗体に変えたキメラ抗体や、さらにヒト由来の部分を増やしたヒト化抗体などが開発された。その結果、抗体は医薬品として使えるようになった。現在では、完全にヒト由来の抗体で構成された抗体（完全ヒト抗体）を作製する技術が開発されている（第6章参照）。**表 5.3** に抗体医薬の例をまとめた。

表 5.3　抗体医薬の具体例

一般名	主な対象疾患・病態	標的分子
インフリキシマブ	関節リウマチ	TNF-α
アダリムマブ	関節リウマチ	TNF-α
トシリズマブ	関節リウマチ	IL-6 受容体
バシリキシマブ	腎移植後の急性拒絶反応	IL-2
オマリズマブ	気管支喘息	IgE
リツキシマブ	B 細胞性非ホジキンリンパ腫	CD20
アレムツズマブ	慢性リンパ性白血病	CD52
ニボルマブ	非小細胞肺がん、腎細胞がん	PD-1
トラスツズマブ	乳がん	HER2
ベバシズマブ	大腸がん	VEGF
セツキシマブ	大腸がん、頭頸部がん	EGFR
パリビズマブ	RS ウイルス感染	RS ウイルス F タンパク質
ラニビズマブ	加齢黄斑変性	VEGF

　近年、抗体－薬物複合体（antibody-drug conjugate；ADC）の開発も行われている。これは、モノクローナル抗体に低分子医薬品を適切なリンカーを介して結合した分子である（**図 5.17 (a)**）。この複合体の抗体部分が、がん細胞の表面に存在するタンパク質に特異的に結合すれば、低分子医薬品をがん細胞に運ぶことができる。抗体－薬物複合体の一例としては、ブレンツキシマブベドチンを取り上げる。この医薬品は、CD30 抗原を標的とした抗体（ブレン

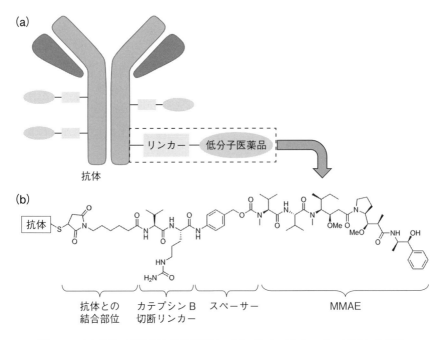

図 5.17 (a) 抗体-薬物複合体の概略図 (b) ブレンツキシマブ ベドチンの構造
(抗体の平均 3～5 個の Cys 残基に、モノメチルアウリスタチン E が結合している)

ツキシマブ)と微小管阻害作用を持つ低分子医薬品(モノメチルアウリスタチン E：MMAE)をリンカーで結合させた抗体薬物複合体である(図 5.17(b))。ブレンツキシマブ ベドチンが、がん細胞表面の CD30 に結合すると、エンドサイトーシスによって細胞内に取り込まれる。そして、細胞内のタンパク質分解酵素(カテプシン B など)の作用でリンカーが切断され、MMAE が遊離される。そして、遊離した MMAE が微小管の重合を阻害し、抗腫瘍効果を発揮する。

演習問題

5.1 *In vitro* 試験では、目的の活性が確認できるが、*in vivo* 試験では活性が確認できない場合がある。どのような場合に、このような現象が生じるのであろうか。

5.2 Structure-based drug design (SBDD) は、どのような薬剤設計法であるかを説明せよ。

5.3 Ligand-based drug design (LBDD) は、どのような薬剤設計法であるかを説明せよ。

5.4 ファーマコフォアとは何か。

5.5 多くの天然物が医薬品や医薬品のリード化合物になることが多い。それはなぜかを考察せよ。

5.6 多様性指向型合成 (diversity-oriented organic synthesis；DOS) と標的指向型合成 (target-oriented organic synthesis；TOS) の違いを説明せよ。

5.7 Fragment-based drug discovery (FBDD) は、どのような薬剤設計法であるかを説明せよ。

5.8 免疫応答に関わるタンパク質である抗体が、医薬品として利用されるようになった経緯を説明せよ。

参 考 文 献

1) 田中大輔：「Fragment-Based Drug Discovery：その概念と狙い」*YAKUGAKU ZASSHI*, **130** (3), 315-323 (2010).

2) 新井好史：「ハイスループットスクリーニング技術とは？」化学と生物, **38** (4) (2000).

3) 山下道雄：「タクロリムス (FK506) 開発物語」生物工学, **91** (3), 141-154 (2013).

4) Newman, D. J. and Cragg, G.M.：Natural products as sources of new drugs over the 30 years from 1981 to 2010. *Journal of Natural Products*, **75**, 311-335 (2012).

5) Huigens III, R. W. *et al.*：A ring-distortion strategy to construct stereochemically complex and structurally diverse compounds from natural products. *Nature Chemistry*, **5**, 195-202 (2013).

6 バイオ医薬品の創製

バイオ医薬品は、遺伝子組換えなどのバイオテクノロジーを用いて開発された医薬品であり、抗体、ホルモン、サイトカイン、酵素などのタンパク質分子が含まれる。その中でも抗体医薬は、近年、著しくその市場規模が拡大している。本章では、バイオ医薬品の代表である抗体医薬についての理解を深めることを目標とする。そのために、まず、抗体が生体内でどのように作られるのかを理解する。それを踏まえて、抗体医薬の作製方法、そして、医療現場で使用されている抗体医薬の具体例を説明する。

6.1 バイオ医薬品とは

バイオ医薬品とは、生物が合成する物質（タンパク質、糖、核酸など）や細胞、組織を応用して作られる医薬品の総称である。生物が産生するタンパク質を用いた医薬品としては、抗体やホルモン、サイトカインに由来するものが代表的である。細胞、組織を用いた治療薬としては、再生医療に用いられる ES 細胞、iPS 細胞、培養皮膚シートなどが挙げられる。

人間の体内は、無数の生理活性物質で溢れている。これらの生理活性物質を医薬品に応用できれば、様々な病気の治療に役立つだろう。しかし、これらの物質を化学的に合成することは、その大きさや複雑さから非常に困難である。一部の糖尿病患者にとってインスリンの投与が必須であるが、ヒトのインスリンを血液から精製して医薬品にすることは、得られる量からしても現実的ではない。医薬品とするには、不純物をほとんど含まないヒト由来のインスリンを大量に作り出すことが必要であるが、それはバイオテクノロジーの発展により実現した。米国の製薬会社によって、ヒトインスリン遺伝子を導入した大腸菌

や酵母から、ヒトのインスリンを大量に生産することができるようになった。その販売が開始されたのは、1982年のことである。その後、同様の手法を用いて様々なバイオ医薬品が医療現場に登場することとなった。

本章で扱う抗体医薬も、バイオテクノロジーの発展により、医療への応用が可能となったものである。以下に、生体内における抗体産生メカニズムを理解したうえで、バイオテクノロジーがいかにして抗体を医薬品として使用可能にしたかを解説する。

6.2 抗体産生のメカニズム

6.2.1 抗体産生と獲得免疫

近年、生命科学の発展と共に様々な病気の発症メカニズムが明らかとなり、その発症に関与する分子を標的とした、いわゆる分子標的薬の開発が盛んに行われてきている（第4章参照）。もし、ある分子に結合するような化合物を見つけ出そうとした場合、膨大な数のスクリーニング化合物から親和性のあるものを選別する必要がある。その中から運良く候補化合物が見つかったとしても、その多くは、まだ親和性や特異性が充分ではなく、さらなる最適化が必要とされる。しかし、ヒトの体は、これらの作業をいとも簡単に行ってしまう。ヒトの体には免疫という、体を病原体から守るシステムが備わっている。病原体が体内に侵入すると、その病原体（抗原）に特異的に結合する分子、つまり、抗体を免疫系は作り出す。この抗体は、未知の様々な物質（抗原）に対して産生されるだけでなく、時間と共に抗原に対する親和性を上昇させる。先ほど述べた膨大な化合物をスクリーニングし、さらに最適化する作業を、ヒトの体は難なくこなしてしまうのである。この能力を医薬品に応用しない手はないということは、誰もが考えることであろう。まずは、生体内でどのように抗体が作られていくのかを見てみよう。

抗体は、二本の重鎖（heavy chain）と二本の軽鎖（light chain）で構成される（図6.1）。Y字の先端には抗原結合部位が存在し、アミノ酸配列に多様性が

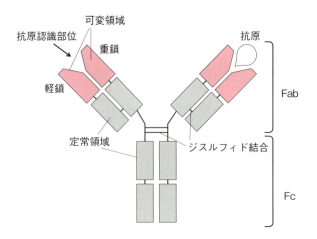

図 6.1 抗体分子の構造
抗体分子は二本の重鎖 (heavy chain) と二本の軽鎖 (light chain) がジスルフィド結合により結びついた、四本のポリペプチドからなる。タンパク質分解酵素であるパパインで抗体を処理すると、二つの Fab 領域と一つの Fc 領域に分かれる。

あるので、可変領域 (variable region) と呼ばれる。その他の領域は、定常領域 (constant region) と呼ばれる。重鎖の定常領域は、使われる遺伝子領域の違いによって、IgM, IgG, IgA, IgE というクラスに分類される。抗体は、B 細胞が細胞外に分泌する分子である。B 細胞の細胞膜上に発現している場合は、B 細胞受容体 (BCR；B cell receptor) と呼ばれ、抗原刺激を B 細胞内に伝達し、活性化する役割を担う。

免疫系、特に T 細胞と B 細胞が担う獲得免疫系は、あらゆる外来抗原に対して応答することができる多様性を持っている。その多様性を作り出す基盤となっているのが、T 細胞受容体 (TCR；T cell receptor) と B 細胞受容体 (BCR) の遺伝子再構成 (gene rearrangement) である。抗体は、B 細胞受容体が細胞外に分泌されるようになったものであるので、次に、B 細胞受容体の遺伝子再構成を詳しく見ていくことにする。

重鎖の遺伝子は、可変領域と定常領域をコードする遺伝子から構成される。

可変領域は、Vと呼ばれる遺伝子が約50個、Dと呼ばれる遺伝子が約30個、Jと呼ばれる遺伝子が6個存在している。これらのV,D,J遺伝子群から一つずつランダムに選ばれて組み合わされ、C遺伝子（定常領域）と共に転写されると重鎖が完成する。一方、軽鎖の遺伝子は、κ鎖とλ鎖の二種類が存在し、それぞれ、V遺伝子（κ鎖が約35個、λ鎖が約30個）とJ遺伝子（κ鎖が5個、λ鎖が4個）が一つずつランダムに選ばれて組み合わされ、C遺伝子と共に転写され、軽鎖が完成する（図6.2）。重鎖のVDJの組合せと軽鎖のVJの組合せにより得られる多様性に加え、VとD、DとJ、VとJの遺伝子が組み合わされる際に、ヌクレオチドが挿入されたり欠失したりすることで、新しいアミノ酸配列が結合部位に形成されるため、さらに多様性は増大する（図6.3）。

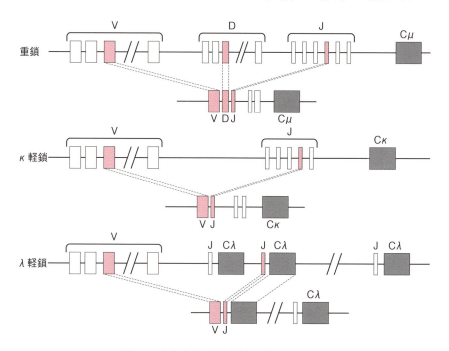

図6.2 抗体（B細胞受容体）遺伝子の再構成
重鎖の可変領域をコードする遺伝子は、V,D,J遺伝子群から構成され、それぞれの遺伝子群は、複数の短い遺伝子断片からなっている。軽鎖遺伝子の可変領域は、V,J遺伝子群から構成される。

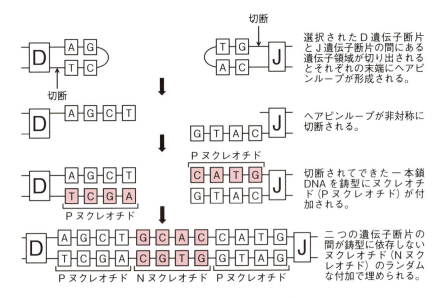

図 6.3　抗体遺伝子の結合部多様性
VとD遺伝子断片間、VとJ遺伝子断片間、DとJ遺伝子断片間の結合が生じる際に、ヌクレオチドが付加されたり除去されることで、新しいアミノ酸配列が結合部位に形成される。図では、DとJ遺伝子断片間の結合を示す。

　重鎖の定常領域（C遺伝子）は、先ほど述べたようにいくつかのクラスが存在している。B細胞が作られたばかりのときには、VDJ遺伝子のすぐ後ろに存在するCμ遺伝子とさらに後ろにあるCδ遺伝子が使われ、IgMとIgDとして細胞表面に発現する（図 **6.4**）。B細胞受容体が抗原を認識し、B細胞が活性化されると、一部のB細胞は、抗体産生細胞（プラズマ細胞）に分化し、IgMを細胞外に分泌する（IgDは基本的に分泌されない）。また、一部のB細胞は、重鎖の定常領域をIgMからIgG、IgA、IgEに変換し（クラススイッチ、図 **6.4**）、さらに、それぞれのアイソタイプを分泌する抗体産生細胞へと分化する。ほとんどの抗体医薬は、これらのアイソタイプのうち、IgGが使われている。

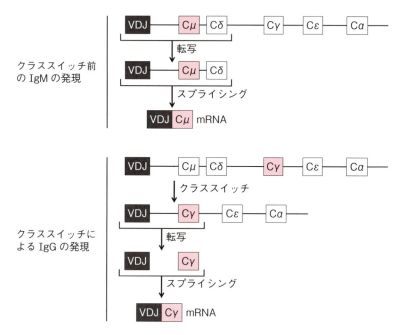

図 6.4 抗体遺伝子のクラススイッチ
VDJ 遺伝子の再構成を終え成熟したナイーブ B 細胞は、重鎖の定常領域として IgM と IgD をコードする $C\mu$ 遺伝子と $C\delta$ 遺伝子を転写して、IgM と IgD を細胞表面に発現する。また、ヘルパー T 細胞からの活性化刺激を受け取った B 細胞の一部は、$C\mu$ と $C\delta$ 遺伝子の領域が切り出され、可変領域をコードする VDJ 遺伝子の近くに $C\gamma$ 遺伝子がくる。その結果、IgG が作られる。IgE や IgA が作られる際には、VDJ 遺伝子とそれぞれの領域の間にある遺伝子領域が切り出される。

6.2.2 免疫システムの特性

　免疫システムの優れた点は、極めて大きな多様性を備え、あらゆる外来分子（抗原）に対して親和性を持つ抗体を産生できることである。さらなる利点として、もともと持っていた抗体の親和性を、抗原に出会った後にさらに上昇させる親和性成熟 (affinity maturation) という機構を備えている点が挙げられる。抗原を認識して活性化した B 細胞は、二次リンパ組織において胚中心と呼ばれる領域を形成する。胚中心の中にいる B 細胞には、抗体の V 領域、その中でも抗原との接触に関わる相補性決定領域 (CDR；complementarity

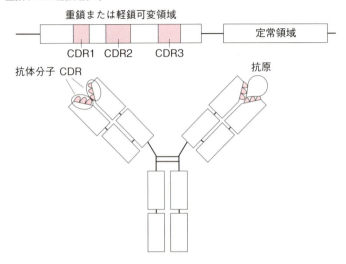

図 6.5 相補性決定領域（CDR）による抗原結合部位の形成
相補性決定領域は、遺伝子上では重鎖と軽鎖の可変領域に三つ（CDR1, CDR2, CDR3）離れて存在しているが、タンパク質の立体構造上では、近接して抗原と結合する抗原結合部位を形成する。

determining region）をコードする遺伝子領域に、非常に高い頻度で点突然変異が起こる（図 6.5）。この現象を体細胞高頻度突然変異（somatic hypermutation）と呼ぶ。この突然変異によって、多くの抗体分子（B 細胞受容体）の抗原に対する親和性は低下してしまうが、ごくわずかな B 細胞は、親和性を上昇させた B 細胞受容体を獲得する。これらの B 細胞は、他の親和性の低い B 細胞よりも強く抗原と結合し、T 細胞からの生存シグナルもより多く受け取ることができる。その結果、親和性の上昇した B 細胞が選択的に生体内で増加し、より親和性の高い抗体が分泌されるようになる。

6.3 抗体医薬の特徴

6.3.1 抗体医薬の作用機序

ここで抗体医薬の作用機序を簡単にまとめておく。抗体医薬の作用機序の一つは、リガンドや受容体分子に結合して、その機能を阻害する作用である（図6.6）。もし、あるリガンドが受容体に結合することで誘導されるシグナル伝達が病態に関わっているとすれば、それらのリガンドや受容体分子に結合する抗体を投与することで、受容体からのシグナル伝達を遮断してやればよい。例え

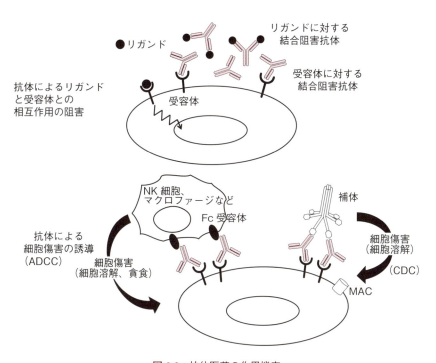

図 6.6 抗体医薬の作用機序
（上図）抗体が受容体またはリガンド側に結合して、リガンドの受容体への結合を阻害する。（下図）ナチュラルキラー（NK）細胞やマクロファージは、抗体のFc領域を認識するFc受容体を細胞表面に発現し、抗体が結合した細胞や病原体を殺傷する（ADCC）。また、抗体は補体活性化作用を持っており、補体分子を活性化することで細胞傷害作用（CDC）を発揮する。

ば、関節リウマチの発症に関わるサイトカインに対する抗体を投与することで、その病態を改善することができる。もう一つは、抗体の標的となる細胞を殺傷する作用である。もし、がん細胞を標的にした抗体医薬を開発するとしたら、抗体ががん細胞に結合するだけでは不充分であり、抗体の結合によって、がん細胞が死滅することが望まれる。幸運にも、免疫系は抗体が結合した細胞を殺すシステムを備えている。それが抗体依存性細胞傷害作用（ADCC；antibody-dependent cellular cytotoxicity）と補体依存性細胞傷害作用（CDC；compliment-dependent cytotoxicity）である（図 6.6）。

ナチュラルキラー（NK）細胞や単球、マクロファージなどの細胞は、ターゲットの細胞を殺傷、貪食する能力を備えた免疫細胞である。これらの細胞上には、抗体の Fc 領域を結合する Fc 受容体が発現し、抗体の結合した標的細胞を認識して殺傷する（ADCC）。また、血中に存在する補体と呼ばれる成分は、抗体の Fc 領域に結合すると活性化し始め、最終的には、抗体の結合した細胞の表面に膜攻撃複合体（MAC；membrane attack complex）と呼ばれるチャネルを形成することで細胞を殺傷する。

以上のように、ADCC や CDC を誘導できる抗体は、標的となるがん細胞を効率よく殺傷することができる。一方で、CDC は、その近傍に炎症を誘導してしまうため、関節リウマチなどの炎症性疾患の治療には、これらの誘導活性の低い抗体を使用することが望ましい。

6.3.2　抗体医薬の生体内における安定性

抗体医薬の利点として、標的物質に対する特異性が非常に高いことが挙げられることはいうまでもないが、もう一つ知っておくべき点は、生体内での安定性が高いということである。もともと血中に大量に存在している抗体が安定であることは想像に難くないが、ここではそのメカニズムについて説明する。

抗体分子、特に IgG は、3～4 週間の半減期を持っている。この半減期の長さには、新生児 Fc 受容体（FcRn；neonatal Fc receptor）が関わっている。この受容体は、母親の IgG を胎盤を通過させて胎児に運搬する役割や、新生

6.3 抗体医薬の特徴

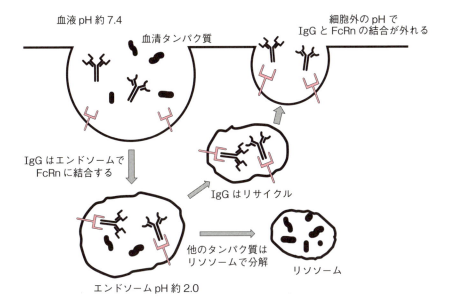

図 6.7 FcRn による抗体分子の体内動態制御

マイクロピノサイトーシスによって、血中 (pH 約 7.4) 分子を取り込んだ血管内皮細胞は、血中のタンパク質をエンドソーム (pH 約 2.0) からリソソームへと移行させ、分解する。一方、抗体分子は、エンドソーム内で FcRn と結合し、細胞表面へと再び運ばれ血中に放出される。

児の腸管を横断させる役割があるため、このような名前が付けられている。しかし、成人の体でも FcRn は発現しており、抗体の安定性には、血管内皮細胞に発現しているものが重要である。血管内皮細胞は、マイクロピノサイトーシスと呼ばれる機構で血中の分子を取り込んでいる (図 6.7)。取り込まれた血清タンパク質はエンドソームからリソソームへと移行し分解されてしまう。一方、抗体分子は、エンドソーム内で FcRn と結合し、細胞表面へと再び運ばれ血中に放出される。このような機構により、IgG は、比較的長い半減期を持っているのである。IgG の Fc 領域にあるこのような活性を利用して、あるタンパク質の生理活性部分 (例えば受容体のリガンド結合部位) と IgG の Fc 領域を融合させたものを作り出せば、安定性の高い医薬品となり得る。具体的な医薬品の例は後述する。

6.4 モノクローナル抗体の重要性

6.4.1 モノクローナル抗体の作製法

　もし、動物に標的となる分子を免疫して抗体を血液から取り出したとしても、その中には標的分子に特異性のない抗体が大量に含まれている。抗体を医薬品として利用したければ、多様な抗体分子の中から一種類だけを選び出し、大量に増やす必要がある。それがこれから述べるモノクローナル抗体の作製技術である。

　モノクローナル抗体は、一つのB細胞から増殖分化した抗体産生細胞から産生される抗体で、すべて同じ遺伝子から作られている。これらの抗体は、抗原の同じエピトープ（抗原中の抗体結合部位）を認識する。モノクローナル抗体を大量に得るためには、B細胞を一つだけ取り出し、培養液中で増殖させ、分泌された抗体を培養液中から精製してくればよいということになる。しかし、B細胞を長期間培養することはできず、すぐに死滅してしまう。そこで、がん細胞であり不死化している骨髄腫（ミエローマ）とB細胞を融合させ、長期培養を可能にする（図6.8）。この融合細胞は、ハイブリドーマと呼ばれ、がん細胞と抗体産生細胞の両方の性質を保持している。一つのハイブリドーマから増殖した集団の中から、培養上清中に産生されている抗体の特異性を調べることによって、目的の抗体を産生する集団を選び出す。こうして選ばれたハイブリドーマをさらに大量に培養すれば、大量のモノクローナル抗体が得られる。

6.4.2 ヒト化モノクローナル抗体

　モノクローナル抗体の作製技術の確立によって、抗体の医薬品への応用の可能性は、一気に現実味を帯びたのだが、免疫システムの利点を最大限に生かした抗体医薬は、免疫システムの壁に阻まれることとなった。マウスを免疫して作製したモノクローナル抗体をヒトに投与すると、抗体は、マウスの遺伝子から作られたマウス由来のタンパク質でできているため、ヒトの免疫システム

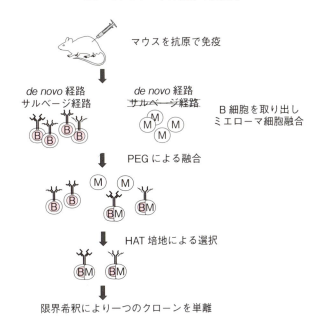

図 6.8 モノクローナル抗体の作製法
ポリエチレングリコール（PEG）によって、B細胞とミエローマ細胞を融合させた後、HAT (hypoxanthin, aminopterin, thymidine を含有) 培地で選択する。ミエローマは、分解した核酸を再利用するサルベージ経路に必要な HGPRT (hypoxanthin-guanine phosphoribosyl transferase) 遺伝子を欠損しているため、核酸合成の *de novo* 経路を阻害する HAT 培地中では生存できない。得られたハイブリドーマを限界希釈法によりクローン化し、目的の抗体を産生するハイブリドーマを大量培養して培養液から抗体を精製する。

は、これを異物と認識して、マウス抗体に対する抗体（抗マウス抗体）を作り始める。投与したマウス抗体にこれらの抗マウス抗体が次々に結合し、その活性を失わせてしまう。つまり、すぐに医薬品としての効果がなくなってしまうのである。また、これら異物（マウス抗体）に対する過剰な免疫反応が引き起こされれば、炎症性疾患を発症することさえある。

このような生物種の壁に起因する事態を回避するために、研究者は様々な工夫をしてきた。劇的な改善は、キメラ型抗体の開発によってもたらされた。前

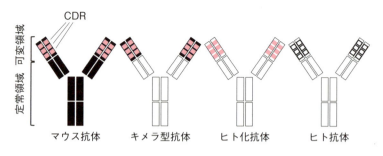

図 6.9 マウス抗体のヒト化

マウス抗体をヒトに投与すると中和抗体が出現し、治療効果が減弱してしまう。遺伝子工学技術を用いて、キメラ型抗体（マウスの可変領域とヒトの定常領域をつないだもの）、ヒト化抗体（マウスの相補性決定領域 (CDR) をヒト抗体の CDR と入れ換えたもの）、ヒト抗体（すべてがヒト由来）が作製されている。右に行くほど中和抗体は出現しにくい。

述したように、抗体分子は、多様性を持つ抗原結合部位を含む可変領域と、多様性がなく、Fc 受容体との結合や補体の活性化、分子の安定性を担う定常領域の二つに分けられる。キメラ型抗体は、マウス抗体の可変領域とヒト抗体の定常領域とをつないだものである（図 6.9）。抗原に対する結合は、マウス由来のタンパク質が担うが、抗原の結合に関与しない部分をヒトのタンパク質にすることで、ヒトの免疫システムに認識されるのをできるだけ防ぐ。

一般的な作製方法としては、まず、特異的な抗体を産生するマウス由来のハイブリドーマから可変領域をコードする遺伝子を取り出し、遺伝子組換え技術により、ヒトの定常領域の遺伝子とつなぎ合わせる。この作業を重鎖遺伝子と軽鎖遺伝子の両方で行い、完成した組換え遺伝子を CHO 細胞（チャイニーズハムスターの卵巣由来）などの細胞株に導入し、組換え抗体タンパク質を産生させる。このようにして作製されたキメラ型抗体は、マウスの抗体よりずっと長く効果が持続し、様々な疾患に対して著効を示した。

キメラ型抗体の構造を見てわかるように、ヒト由来のタンパク質にある程度置き換えたとはいえ、可変領域はマウス由来のタンパク質であるので、この部分がヒトの免疫システムに異物だと認識され、いずれ抗マウス抗体ができてその効果がなくなってしまう。そこで、さらなる改善を試みたのがヒト化抗体で

ある。ヒト化抗体は、キメラ型抗体よりもさらにヒト由来の部分を増やしている。可変領域の中でも抗原との結合には、相補性決定領域（CDR）が関与するが、CDR は三つのセグメント（CDR1, CDR2, CDR3）からなる。これら三つの領域は、遺伝子上では間を空けて並んでいる（図 6.5 参照）。これら三つの領域をマウスの遺伝子から取り出し、ヒト抗体の CDR をコードした遺伝子領域と入れ換えることで、抗原と接触する部分のみがマウス由来で、残りの部分がヒト由来となる（**図 6.9**）。このように組み換えられた遺伝子を、培養細胞に導入して抗体を産生させる。

さらに、CDR 領域も含め完全にヒトの遺伝子由来の抗体（ヒト抗体）も、臨床現場ですでに使われている。ヒト抗体は、ヒトにとっては免疫原性が非常に低く、理想的な抗体医薬となる。ヒト抗体は、ヒトに抗原を免疫することでも作製することは可能であるが、そのような方法は、医療倫理的にも許されることではない。

6.4.3　ヒト抗体医薬の創製

ヒト抗体医薬を創製するうえで最も頻用されている方法は、ファージディスプレイを応用したものである。ファージディスプレイ法は、バクテリオファージに遺伝子を導入し、その遺伝子産物をファージの表面に発現させ、標的となる物質と遺伝子産物との相互作用を検討する方法である（**図 6.10**）。

ヒト抗体を作製したい場合は、まず、ヒト B 細胞を血液から単離し、遺伝子再構成が完了している重鎖と軽鎖の可変領域をクローニングすることで、遺伝子ライブラリーを構築する。このライブラリーによって、抗体の多様性を生体外で再構築することが可能となる。ただし、ファージの表面には、四量体（重鎖二本と軽鎖二本）の抗体分子は発現させることができないので、工夫が必要である。ばらばらの遺伝子としてコードされている重鎖と軽鎖の可変領域を、短いリンカー配列をはさみ、一つの連続した遺伝子としてクローニングする。この遺伝子をファージに導入すると、ファージの表面に一本のポリペプチドとして、抗体の抗原結合部位が構成される。抗体分子を提示したファージラ

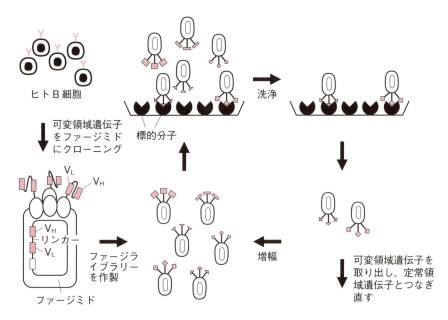

図 6.10 ファージライブラリーを用いたヒト抗体の作製法

ヒトの血液から採取した B 細胞から重鎖可変領域（V_H）と軽鎖可変領域（V_L）を、V_H と V_L が一本になるようにファージへのパッケージングシグナルを含むプラスミドベクターであるファージミドベクターにクローニングする。固相化した標的分子の上にファージを乗せて、標的分子に結合力を持つファージを選択する。選択したファージを大腸菌に感染させて増幅し、スクリーニングを再び行う。この過程を繰り返すことで結合力の高いファージを濃縮する。濃縮されてきたファージから可変領域遺伝子を取り出し、ヒトの定常領域につないで細胞に発現させる。

イブラリーから、標的となる分子に結合するファージを次に選別する。固相化した標的分子にファージを反応させ、結合しなかったファージを洗浄して洗い流す。結合したファージを大腸菌で増幅させ、もう一度、標的分子への結合と洗浄を行う。この作業を何回か繰り返すことで、標的分子に親和性の高いファージが濃縮される。高い親和性を持ったファージから可変領域の遺伝子を取り出し、ヒトの定常領域の遺伝子とつなぎ合わせれば目的とするヒト抗体の完成である。

　もう一つのヒト抗体の作製技術は、遺伝子組換えマウスを用いた方法であ

る。これらのマウスにはヒトの抗体遺伝子が導入され、マウスの抗体遺伝子は欠損している。つまり、マウスにヒトの標的タンパク質を免疫するだけで、完全なヒト由来の抗体を作製することができる。ヒトの抗体遺伝子は、100万塩基以上あるので、通常のトランスジェニックマウスの作製方法では、ヒトの抗体遺伝子の導入は不可能であった。しかし、日本の製薬企業が、米国の企業との共同開発により、世界に先駆けてヒト抗体遺伝子を持つ遺伝子組換えマウスの作製に成功した。

6.5　Fc 融合タンパク質の医薬品への応用

　抗体そのものではないが、抗体の性質を利用した Fc 融合タンパク質についてここで説明する。前述したように、IgG の Fc 領域は抗体の生体内における安定性に大きく関わっている。生理活性を持つタンパク質を医薬品に応用する際に、その目的タンパク質の安定性を向上させるには、IgG の Fc 領域と融合させることが有効である。これまでに、受容体、サイトカイン、ペプチドホルモン、酵素といった多くの生理活性分子と Fc の融合タンパク質が医薬品に応用されている。受容体を例にして、その作製方法を見ていく。

　細胞表面に発現する受容体は、リガンド結合部位を含む細胞外ドメイン、細胞膜を貫通する膜貫通ドメイン、細胞内に情報を伝達する細胞内ドメインの三つに分けられる。リガンドと受容体との相互作用を阻害する医薬品を開発しようとするなら、可溶性の受容体を大量に投与すればよいと考えられる。細胞表面に発現する受容体は膜貫通ドメインがあるため、そのままの形で細胞に作らせても細胞外に分泌されない。そこで、リガンドとの結合部位を含む細胞外ドメインのみを IgG の Fc 領域と融合させて大量に合成することで、可溶性で安定性の高い受容体分子が得られる。実際の作製では、受容体細胞外ドメインをコードする遺伝子と Fc 領域をコードする遺伝子とを直接つないだ組換え遺伝子を作製し、培養細胞に導入して培養上清中に分泌された融合タンパク質を回収する（図 **6.11**）。

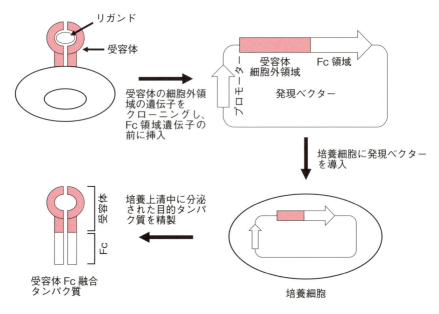

図 6.11　Fc 融合タンパク質の作製法
受容体の細胞外領域の遺伝子を、ヒト Fc 領域遺伝子の前に挿入して、受容体 Fc 融合遺伝子発現ベクターを構築する。この発現ベクターを COS 細胞などの培養細胞に導入し、受容体 Fc 融合タンパク質を産生させる。

6.6　抗体医薬品の命名法

　抗体医薬品の名称は、一見すると意味の分からない暗号のように思えるが、命名には WHO（世界保健機関）によって定められたルールがある。まず、すぐに気づく共通性は、名称の最後に来る mab という文字だろう。これは、モノクローナル抗体（monoclonal antibody）を略したものである。最後にマブ（mab）が付いていれば、これは抗体医薬品であると判断できる。また、どのような生物の DNA をもとに作られたのか（マウス抗体、ヒト化抗体、ヒト抗体などの違い）、そして、その抗体医薬品がどのような疾患の治療や臓器をターゲットに作られたのかによって、命名のルールが決められている（**図 6.12**）。マブ（mab）のすぐ手前には、由来する生物を示す文字が来る。例えば、マウ

6.6 抗体医薬品の命名法

	マウス抗体 mouse -o-	キメラ型抗体 chimeric -xi-	ヒト化抗体 humanized -zu-	ヒト抗体 human -u-
抗腫瘍 tumor -t(u)-	ibritumomab tiuxetan (抗 CD20 抗体)	rituximab (抗 CD20 抗体) cetuximab (抗 EGFR 抗体)	trastuzumab (抗 HER2 抗体)	panitumumab (抗 EGFR 抗体)
免疫調節 immuno- modulating -l(i)-		infliximab (抗 TNF-α 抗体)	tocilizumab (抗 IL-6R 抗体) pembrolizumab (抗 PD-1 抗体)	adalimumab (抗 TNF-α 抗体) ipilimumab (抗 CTLA4 抗体) nivolumab (抗 PD-1 抗体)
心臓血管 cardiovascular -c(i)-			bevacizumab (抗 VEGF 抗体)	

図 6.12 抗体医薬品の命名法

ス由来の DNA からできた抗体であれば mouse の o、ヒト由来であれば human の u が来る。マウスとヒトのキメラ型抗体であれば chimera を表す xi が、ヒト化抗体であれば humanized を表す zu が来る。これらの文字のさらに手前には抗体医薬品の標的の名称が来る。例えば、がんを標的にしていれば tumor の tu が、免疫を標的にしていれば免疫調節を意味する immuno-modulating を表す li が、心臓血管系を標的にしていれば cardiovascular を表す ci が来る。乳がんを標的にしたヒト化抗体であるトラスツズマブは、tras-tu-zu-mab のように mab の前にヒト化抗体を示す zu が、さらに、その前にがんが標的であることを示す tu が使われていることが分かる。ちなみに、受容体の細胞外領域を抗体の Fc 領域と融合させた Fc 融合タンパク質は、受容体(レセプター)を表すセプトという文字が最後に付く(エタネルセプトなど)。このように、抗体医薬品に関しては、名称から作製過程や標的となる疾患をある程度予測することができる。

6.7 抗体医薬品の臨床応用

ここからは、実際に臨床現場で使用されている抗体医薬品の具体例を見ていく（第11章参照）。一つの抗体医薬に対して適応となる疾患が複数ある場合もあるが、ここでは、その代表的な適応に対して解説する。

6.7.1 関節リウマチに対する抗体医薬品

関節リウマチは、免疫細胞が関節に浸潤し炎症を誘導することで、骨の破壊と変形を引き起こす自己免疫疾患である。病態の進行には、炎症性サイトカインである TNF-α、IL-6、IL-1 などが関与することが知られている。これらのサイトカインを阻害する抗体は、病状の改善に有効であると考えられる。関節に浸潤した T 細胞は、関節の滑膜に存在するマクロファージを活性化し、これらのサイトカインを産生させる（図 6.13）。その結果、破骨細胞の分化が亢進し、骨の破壊が進行する。

キメラ型抗体であるインフリキシマブ（infliximab）（商品名：レミケード）は、関節リウマチに対して劇的な効果を表した最初の抗ヒト TNF-α 抗体である。インフリキシマブの使用により、従来の抗リウマチ薬では症状の改善が見られなかった患者でも、高い効果が得られた症例が数多く報告されている。インフリキシマブは、キメラ型抗体であるので、中和抗体（インフリキシマブのマウス由来部分に対する抗体）が出現することがあり、そのため効果が減弱してしまう。それを予防するために、免疫抑制効果のあるメトトレキサートを併用することで、中和抗体の出現を抑制する必要がある。その後開発されたアダリムマブ（adalimumab）（商品名：ヒュミラ）は、完全ヒト抗体であり中和抗体が出現しにくく、メトトレキサートの併用は必須ではない。

TNF-α を阻害する Fc 融合タンパク質としては、エタネルセプト（etanercept）（商品名：エンブレル）が関節リウマチの治療に使用されている。エタネルセプトは、ヒトの TNF-α 受容体の細胞外ドメインとヒトの IgG の Fc 領域を融合させたタンパク質で、可溶性の TNF-α 受容体として体内で分

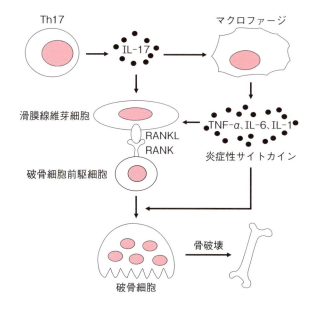

図 6.13　関節リウマチの発症機序
ヘルパー T 細胞（特に Th17 細胞）が関節の滑膜に浸潤し、IL-17 を産生することで滑膜に存在するマクロファージを活性化させる。活性化されたマクロファージは、TNF-α、IL-6、IL-1 など炎症性サイトカインを産生する。これらのサイトカインは、滑膜線維芽細胞に作用して RANKL の発現を誘導する。滑膜線維芽細胞の RANKL は、破骨細胞前駆細胞の RANK 受容体との相互作用を介して破骨細胞前駆細胞の破骨細胞への分化を誘導し、過剰な骨破壊が生じる。

泌された TNF-α と結合し、その機能を阻害する。TNF-α は生理的には感染防御に必須のサイトカインであるので、これらの薬剤を使用する際には、感染症にかかりやすくなるリスクを伴う。

　これまでに紹介した関節リウマチ治療に使用されている抗体医薬は、欧米で開発されたものばかりだが、ここで日本発の抗体医薬を一つ紹介する。先に述べたように、炎症性サイトカインの一つ、IL-6 は、関節リウマチの発症に関与している。IL-6 は、1986 年に大阪大学の岸本忠三博士らにより発見された。IL-6 が様々な病気に関与していることがわかってくると、岸本のグルー

プは、IL-6 を阻害する医薬品の開発に着手した。日本の製薬メーカーと共に開発した抗 IL-6 受容体抗体（ヒト化抗体）が、現在関節リウマチの治療薬として使用されているトシリズマブ（tocilizumab）（商品名：アクテムラ）である。トシリズマブは、IL-6 の受容体に結合することにより、IL-6 と受容体との相互作用を阻害する。

6.7.2 がんに対する抗体医薬品

分子標的薬が登場する以前の抗がん剤は、細胞増殖機構を標的にしたものがほとんどで、正常細胞に対する毒性も高く、強い副作用がでるものが多かった。しかし、がん化のメカニズムやがん細胞に特異的に発現する分子の解析が進み、それらを標的とした分子標的薬の開発が盛んになっている。ここでは、代表的ながん治療に用いられている抗体医薬品を紹介する。

リツキシマブ（rituximab）（商品名：リツキサン）は、抗ヒト CD20 抗体（キメラ型抗体）であり、B 細胞リンパ腫の治療に用いられる。CD20 分子は、正常な B 細胞の細胞表面に発現する分子であるが、多くの B 細胞リンパ腫でも発現が認められる。リツキシマブは、CD20 を発現した B 細胞リンパ腫に結合することで、抗体依存性細胞傷害作用（ADCC）や補体依存性細胞傷害作用（CDC）によりがん細胞を殺傷する。CD20 は、正常な B 細胞にも発現しているので、がん細胞だけでなく B 細胞も減少するが、B 細胞は骨髄中の幹細胞から再生されるので、治療が終了すれば B 細胞は再び増加する。抗体は、疾患部位に薬剤を送り届ける手段としても大変有効である。がん細胞に特異性のある抗体に抗がん剤を結合させれば、がん細胞に効率よく抗がん剤が届けられる。これをミサイル療法と呼ぶ。抗 CD20 抗体に放射性同位体を標識した医薬品が開発されている。イットリウム（^{90}Y）を標識したイブリツモマブチウキセタン（ibritumomab tiuxetan）（商品名：ゼヴァリン）は、B リンパ腫に放射性同位体を送り込むことで、副作用が軽減された効率的な放射線治療を可能にする。

乳がんに対しては、HER2（human epidermal growth factor receptor 2）と

いう分子を標的にした抗体医薬が有効である。HER2 は、EGF/HER 受容体ファミリーに属する分子で、細胞表面に発現し、細胞増殖を制御している。リガンドは同定されていないが、他のファミリー分子と二量体を形成し、細胞内にシグナルを伝達すると考えられている。乳がんの一部では HER2 を高発現しているので、HER2 に対する抗体を投与することで、がん細胞を死滅させることができる。CD20 と違い、HER2 は、細胞増殖にも関わる分子であるため、HER2 からのシグナル伝達を阻害することによるがん細胞の増殖抑制効果も期待できる。ただし、抗 HER2 抗体の効果は、HER2 の発現量に依存するので、前もって HER2 の発現量を調べたうえで、効果の期待できる患者のみに投与する必要がある。現在、日本では、抗 HER2 抗体としてヒト化抗体であるトラスツズマブ (trastuzumab)（商品名：ハーセプチン）とペルツズマブ (pertuzumab)（商品名：オムニターグ）が使用されている。また、抗がん剤である DM1（微小管重合阻害薬）を結合させたトラスツズマブエムタンシン (trastuzumab emtansine)（商品名：カドサイラ）も使用されている。DM1 の結合した抗体が HER2 に結合して細胞内に取り込まれると、DM1 は抗体から切り離され、微小管重合を阻害することでがん細胞の増殖を抑制する。

　がんがある程度の大きさになると、その成長を維持するために血液から酸素や栄養素を獲得する必要がある。そこでがん細胞は様々な因子を産生して新しい血管を誘導し、それらを得ようとする。これらの血管新生因子（VEGF；vascular endotherial growth factor）を阻害することで、がん細胞の増殖を抑制する試みが行われている。抗 VEGF（血管内皮細胞成長因子）抗体もその一つである。抗 VEGF 抗体薬であるベバシズマブ (bevacizumab)（ヒト化抗体、商品名：アバスチン）は、大腸がん、肺がん、卵巣がん、乳がんなど多くのがんに使用されている。

　HER2 の仲間である EGF (epidermal growth factor) 受容体も、抗がん剤としての抗体医薬品のターゲットとなっている。EGF 受容体は正常細胞でも発現し細胞増殖に関与するが、多くのがんで過剰発現がみられる。抗 EGF 受

容体抗体でキメラ型抗体であるセツキシマブ (cetuximab)（商品名：アービタックス）やヒト抗体であるパニツムマブ (panitumumab)（商品名：ベクティビックス）が，大腸がんに対して使用されている．EGF 受容体の下流では KRAS と呼ばれる分子が働いているが，多くのがん細胞で KRAS に変異がみられる．この変異がある KRAS は，その活性化に受容体からのシグナル伝達を必要としなくなる．つまり，抗体で EGF 受容体の活性化を阻害してもがん細胞の増殖は止まらない．そのため，抗 EGF 受容体抗体を投与する前には，がん細胞の KRAS に変異があるかを調べておくことが重要である．

6.7.3　免疫チェックポイント

　免疫系は，体内で発生するがん細胞を常時監視して排除しようとしているが，一部のがん細胞はこの監視機構を逃れ，増殖していく．この免疫の監視機構を利用した数々のがん免疫療法がこれまでに試みられてきたが，大きな成果を得るには至っていなかった．がん細胞は基本的には自分自身であり，免疫系にはもともと認識されにくいことが，がん免疫療法を困難にしている原因の一つだと考えられる．しかし，ごく最近登場した免疫チェックポイント分子に対する抗体医薬によって，状況は大きく変化してきている．

　まずは，免疫チェックポイント分子について解説する．免疫系は外から侵入した病原体 (抗体)，つまり非自己を認識して攻撃を開始するが，自己に対する攻撃は起こらないように制御されている．また，一度活性化された免疫システムは，外敵が排除されれば沈静化されなければならない．これらの制御システムが破綻すれば，体を守る仕組みであるはずの免疫系が自己を攻撃し始め，自己免疫疾患を発症することとなる．このような状態を避けるために，免疫系はいくつかのステップで免疫系の暴走を防ぐチェックポイントを設けている．

　そのチェックの一つは，抗原提示細胞と T 細胞との相互作用の中で行われる．抗原提示細胞の主要組織適合遺伝子複合体 (MHC) 上に乗った抗原ペプチドを T 細胞受容体 (TCR) が認識して，T 細胞は活性化される．このとき，補助シグナル分子と呼ばれる分子からのシグナルも同時に受け取る必要がある．

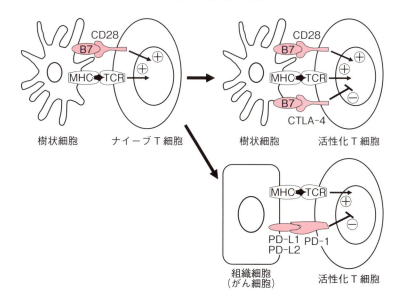

図 6.14 免疫チェックポイント分子による T 細胞活性化制御
CTLA-4 は、CD28 よりも強力に B7 分子と結合し、T 細胞に抑制シグナルを伝達する。PD-1 は、PD-L1 または PD-L2 と相互作用して T 細胞に抑制シグナルを伝達する。CTLA-4 や PD-1 などの免疫チェックポイント分子によって、過剰な免疫応答や自己に対する免疫応答が起こらないように制御されている。

T 細胞上の補助シグナル分子の代表格である CD28 は、抗原提示細胞上の B7 分子と相互作用して T 細胞に活性化シグナルを伝達する（**図 6.14**）。活性化された T 細胞は、CD28 のファミリー分子である CTLA-4 を細胞表面に発現し始める。CTLA-4 は CD28 とまったく同じリガンド、つまり、B7 分子と CD28 よりもさらに強く結合するが、CD28 とは正反対の抑制シグナルを伝達する。このようにして T 細胞の活性化が行き過ぎないように調節されている。また、制御性 T 細胞と呼ばれる免疫系を負に制御している細胞も、CTLA-4 分子を常に発現することで、T 細胞の自己に対する反応を抑制している。

　もう一つのチェックは、キラー T 細胞と自己の組織細胞の相互作用を通して行われる。キラー T 細胞は、感染した細胞やがん化した細胞と正常細胞との違いを TCR で認識して感知し、前者の細胞を死滅させる働きがある。キラ

― T 細胞が過剰に自己を攻撃することがないように、活性化した T 細胞は、PD-1 と呼ばれる抑制性の分子を発現し、PD-1 は組織細胞上に発現する PD-L1（または PD-L2）と呼ばれるリガンドと相互作用する（図 **6.14**）。がん細胞にも PD-L1（PD-L2）は発現しており、一部のがん細胞では過剰発現がみら

Column

ニボルマブ（オプジーボ）誕生の物語

　抗 PD-1 抗体であるニボルマブは、2012 年に始まった悪性黒色腫（メラノーマ）に対する臨床試験において、それまでのがん免疫療法の常識を覆すほどの劇的な効果を示した。また、2013 年には、サイエンス（Science）誌が毎年発表するその年の科学におけるブレークスルーにも抗 PD-1 抗体を含むがん免疫療法が選ばれるなど、華々しいデビューを飾った。このニボルマブの誕生には、PD-1 の発見者でもある京都大学の本庶佑博士が多大な貢献をしたことが知られている。

　PD-1 は、1992 年にアポトーシスと関連する因子として、本庶らのグループにより発見された。しかしながら、その後、PD-1 が実際にアポトーシスに関与する証拠は得られなかった。PD-1 の機能の発見の契機となったのは、彼らが作製した PD-1 遺伝子を欠損させたマウス（PD-1 ノックアウト（KO）マウス）の解析結果であった。PD-1 KO マウスは、自然に自己免疫性の疾患を発症し死亡する。そこから PD-1 が免疫を抑制する分子であることが明らかとなった。その後、本庶らは、マウスの体内で PD-1 と PD-L1 との相互作用を抗体で阻害すると、がん細胞が免疫細胞により殺されやすくなることを見出し、PD-1 に対する抗体ががん治療に有効である可能性を示した。この発見を臨床応用するために、本庶らは、日本の製薬会社の協力を得て、抗ヒト PD-1 抗体の開発に着手した。さらに、抗体医薬品開発で成果を挙げていた米国の製薬企業を巻き込み、完全ヒト抗体ニボルマブは誕生した。臨床試験においてニボルマブは、メラノーマだけではなく、肺がんや腎臓がんの患者でも高い効果を示したことから、今後、さらに多くのがん種に応用されていくことが期待されている。

れる。

　ここで紹介したCTLA-4やPD-1のような免疫チェックポイント分子は、免疫系が自己を攻撃するのを防ぐために存在しているが、がん細胞が免疫監視を逃れる原因にもなっている。そこで、これらの分子を阻害することで、がんに対する免疫の監視を強化するという手段が考案された。CTLA-4やPD-1を阻害されたT細胞は、敵として認識できなかったがん抗原を認識できるようになり、がん細胞を排除する。現在までに日本では、抗CTLA-4抗体としてイピリムマブ（ipilimumab）（ヒト抗体、商品名：ヤーボイ）が、抗PD-1抗体としてニボルマブ（nivolumab）（ヒト抗体、商品名：オプジーボ）とペンブロリズマブ（pembrolizumab）（ヒト化抗体、商品名：キイトルーダ）が承認されている。どれも悪性黒色腫に適応があるが、様々ながんに適応が広がりつつある。これらの抗体医薬は、他の抗がん剤に比べ副作用が少ないことが期待されるが、もともとの標的分子の性質を考えれば分かるように、免疫の暴走による副作用（間質性肺疾患、重症筋無力症、大腸炎など）に注意しなければならない。

演習問題

6.1 B細胞が成熟する過程で起こす、B細胞受容体の多様性を作り出すメカニズムを述べよ。

6.2 抗体の可変領域の中でも、特に抗原特異性の決定に関わっている領域は何と呼ばれるか。

6.3 抗体の親和性成熟のメカニズムを述べよ。

6.4 ヒト化抗体とは、どのような抗体か。

6.5 抗体によって誘導される細胞傷害作用を二つ挙げよ。

6.6 IgGの生体内における安定性に関わる受容体は何か。

6.7 関節リウマチに適応のある抗TNF-α抗体を二つ挙げよ。

参 考 文 献

1) Murphy, K., Travers, P. and Walport, M.：『免疫生物学（原著第 7 版）』南江堂 (2010).
2) Abbas, A. K., Lichtman, A. H. and Pillai, S.：『分子細胞免疫学（原著第 7 版）』エルゼビア・ジャパン (2014).
3) 河本 宏：『もっとよくわかる！ 免疫学』羊土社 (2011).
4) 岸本忠三・中嶋 彰：『「抗体医薬」と「自然免疫」の驚異』講談社 (2009).
5) 岸本忠三・中嶋 彰：『免疫が挑むがんと難病』講談社 (2016).

ファーマコインフォマティクス

　近年の創薬科学では、遺伝子、タンパク質、低分子化合物、薬物、疾患に関する大量のオミクスデータ（ゲノム、トランスクリプトーム、プロテオーム、メタボローム、フェノームなど）が得られるようになってきた。本章では、これらの様々な医薬ビッグデータに基づくファーマコインフォマティクス（創薬のための情報科学）の手法や応用例を紹介する。特に、化学構造の情報解析技術、医薬品候補化合物のゲノムワイドな *in silico* スクリーニングの枠組み、ドラッグリポジショニング、薬物の吸収、分布、代謝、排泄（ADME）予測などによる新しいゲノム創薬を解説する。

7.1　ビッグデータ時代の創薬

　近年の生命医科学では、ゲノム、トランスクリプトーム、プロテオーム、メタボローム、フェノームなどの大規模なオミクス情報（例えば、すべての遺伝子・転写産物・タンパク質・代謝産物・表現型に関する網羅的データ）が得られるようになり、様々な分子に対して網羅的な解析が可能になった。遺伝子やタンパク質の配列情報だけではなく、立体構造情報、発現情報、臨床情報、個人差情報なども大規模解析できる。同時にコンビナトリアルケミストリー（組合せ論に基づいて設計された膨大な化合物を効率的に合成する手法）やハイスループットスクリーニング（高速かつ系統的に膨大な化合物の生理活性を生化学的に評価する手法）の技術の発展によって、膨大な数の化合物や薬物に関する化学構造情報や生理活性情報も蓄積されている。図 7.1 に様々なオミクスデータの例を示す。このようなビッグデータの時代において情報科学の重要性はますます高まってきている。そして、多様なデータの融合解析から、新しい医

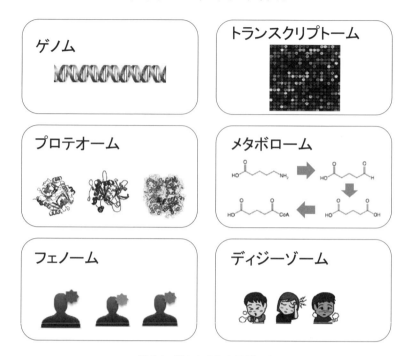

図 7.1 様々なオミクスデータ

学的発見や論理的な創薬につなげる役割が求められている。創薬のための情報科学を、本章では、ファーマコインフォマティクス（創薬情報科学）と呼ぶ。

薬物（または候補化合物）とタンパク質間の相互作用の同定は、創薬における最重要課題である（第3章参照）。多くの薬物は標的とするタンパク質などの生体分子と相互作用し、その機能を阻害または活性化することによって、疾患に対する効能を発揮する。しかしながら、薬物の分子は、本来目標とした標的タンパク質だけではなく、それ以外の複数のタンパク質（オフターゲット）に結合することで予想外の薬理作用を起こすものがあり、期待する薬効だけではなく様々な副作用を引き起こす。**図7.2** は、その概念図を示す。薬物の標的分子として単一のタンパク質だけでなく、すべてのタンパク質（プロテオーム全体）を考慮する考え方は、ポリファーマコロジー（polypharmacology）と呼

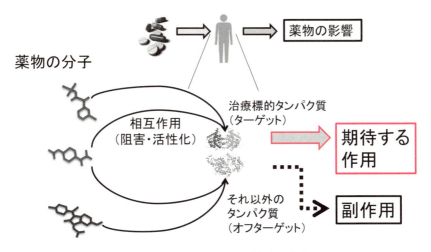

図 7.2　薬物・標的タンパク質間相互作用

ばれ、近年の創薬研究で注目されている。薬物-標的タンパク質間相互作用をオフターゲットも含めてすべて明らかにすることは、薬物の作用機序をシステムレベルで理解することにつながり、潜在的な効能や副作用を予測することに直結する。

　薬物-標的タンパク質間相互作用を実験的にすべて同定するには、莫大な費用や時間を必要とする。そこで、薬物やタンパク質に関する膨大なデータを有効活用し、未知の薬物-標的タンパク質間相互作用を大規模に予測するための情報技術の開発が期待されている。実際に、薬物を多様なファミリーのタンパク質（酵素、イオンチャネル、核内受容体、Gタンパク質共役受容体など）に対して、ゲノムワイドに *in silico* スクリーニングする研究が世界中で盛んに行われている。その中で、人工知能（**AI**）の基盤技術である機械学習が重要な役割を果たしている。本章では、様々な医薬ビッグデータに基づくファーマコインフォマティクスの手法や応用例を紹介する。特に、化学構造の情報解析技術、医薬品候補化合物の *in silico* スクリーニングの枠組み、ドラッグリポジショニング、**ADME**（absorption, distribution, metabolism, excretion）予測によるゲノム創薬を解説する。

7.2 化学構造の情報解析技術

7.2.1 ケモインフォマティクスとバイオインフォマティクス

多くの薬物は低分子化合物であるが、その化学構造をどのように情報科学的に解析するかというのは重要な研究テーマである。例えば、化合物の原子情報（元素種、座標、電荷など）、結合情報（結合手を出している原子、結合の種類など）、構造異性など、様々な特徴を適切に捉える必要がある。

化学構造の情報解析技術は、ケモインフォマティクス（化学情報科学）やバイオインフォマティクス（生物情報科学）の分野で開発が進められてきた。ケモインフォマティクスは化学と情報科学の融合分野、バイオインフォマティクスは生物学と情報科学の融合分野である。この二つの分野に明確な境界があるわけではないが、最終的な研究対象の違いや、化学か生物学かの微妙な違いによってコミュニティが分かれている。ケモインフォマティクスは、医薬品や低分子化合物を扱う研究が多く、バイオインフォマティクスは、遺伝子やタンパク質を扱う研究が多い傾向がある。

7.2.2 グラフ表記

ここでは、化合物の構造を情報科学的に表現する方法を考える。視覚的に分かりやすい表記法は、化合物を二次元グラフとして表記する方法である。化学構造の図は、数学的にグラフと見なすことができる。グラフは、ノード（頂点）とエッジ（辺）からなり、それぞれ原子と結合に対応する。原子とそれらの間の結合の接続を示すだけであるので、そのようなグラフは、位相数学（トポロジー）のグラフと呼ばれている。通常、方向性を考慮しない無向グラフを用いる。つまり、ノードにラベル（元素記号）が割り当てられ、エッジにラベル（単結合や二重結合などの結合情報）が割り当てられたグラフである。

化合物の化学構造のグラフ表記に必要な情報は、結合表と呼ばれるフォーマットで記述される。そこでは原子のリスト（ノード）や結合のリスト（エッジ）の情報が書かれる。原子リストの情報としては、原子種、二次元座標などが挙

7.2 化学構造の情報解析技術

(A) 化合物の二次元グラフ　(B) 結合表

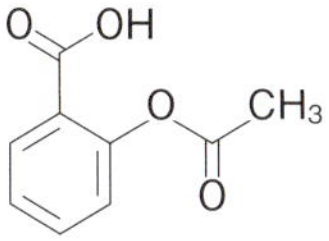

```
13 13  0  0  0  0  0  0  0  0999 V2000
   20.2981  -15.8105    0.0000 C   0  0  0  0  0  0  0  0  0  0  0  0
   21.5226  -16.5029    0.0000 C   0  0  0  0  0  0  0  0  0  0  0  0
   19.0928  -16.5029    0.0000 C   0  0  0  0  0  0  0  0  0  0  0  0
   20.2981  -14.6227    0.0000 C   0  0  0  0  0  0  0  0  0  0  0  0
   21.5226  -17.9133    0.0000 C   0  0  0  0  0  0  0  0  0  0  0  0
   22.7278  -15.8040    0.0000 O   0  0  0  0  0  0  0  0  0  0  0  0
   19.0928  -17.9133    0.0000 C   0  0  0  0  0  0  0  0  0  0  0  0
   21.5033  -13.9240    0.0000 O   0  0  0  0  0  0  0  0  0  0  0  0
   19.0863  -13.9304    0.0000 O   0  0  0  0  0  0  0  0  0  0  0  0
   20.2981  -18.6250    0.0000 C   0  0  0  0  0  0  0  0  0  0  0  0
   23.9396  -16.4964    0.0000 C   0  0  0  0  0  0  0  0  0  0  0  0
   25.1450  -15.7977    0.0000 C   0  0  0  0  0  0  0  0  0  0  0  0
   23.9396  -17.8942    0.0000 O   0  0  0  0  0  0  0  0  0  0  0  0
  1  2  1  0  0  0
  1  3  2  0  0  0
  1  4  1  0  0  0
  2  5  2  0  0  0
  2  6  1  0  0  0
  3  7  1  0  0  0
  4  8  1  0  0  0
  4  9  2  0  0  0
  5 10  1  0  0  0
  6 11  1  0  0  0
 11 12  1  0  0  0
 11 13  2  0  0  0
  7 10  2  0  0  0
M  END
```

ノード情報（原子のリスト）を表す

エッジ情報（結合のリスト）を表す

図 7.3　化合物のグラフ表記と結合表フォーマット（Molfile）の例

げられる。結合リストの情報としては、何番の原子と何番の原子をつなぐか、その共有結合の種類などが挙げられる。フォーマットの例として、Molfile (single molecule)、SDfile (set of molecules and data)、RGfile (Markush structure)、Rxnfile (single reaction)、RDfile (set of reactions with data) などがある。特に、Molfile と SDfile は多くの化合物データベースで採用され、研究現場で広く使われている。**図 7.3** は、グラフ表記された化合物の化学構造を、Molfile という結合表フォーマットで表した例を示す。

7.2.3　線形表記

化学構造を単純で柔軟に表現する方法として線形表記がある。化学構造をアルファベットや数字の連続的な文字列で表現するものである。例として、SMILES (Simplified Molecular Input Line Entry System)、ROSDAL (Representation Of Structure Diagram Arranged Linearly)、SLN (Sybyl Line Notation) などがある。ここではケモインフォマティクスの分野で一番

よく利用される SMILES を紹介する。

　SMILES は、化学構造情報を高度に圧縮して単純化する線形表記法であり、多くの化合物データベースで採用され、研究現場で広く使われている。基本的な SMILES のルールは以下の通りである。

- 原子は元素記号によって表示する。
- 単純な水素の結合は省略する。
- 隣接する原子は互いに隣に置く。
- 単結合は明示せず、二重結合は "="、三重結合は "#" で表示する。
- 分岐は括弧によって表示する。
- 環（リング）は連続している二つの原子に数字を割り当てることによって記述する。

　図 7.4 は、グラフ表記された化合物の化学構造を SMILES で変換した例を示す。特定の原子からスタートし、上のルールに従って、すべての原子をたどるように文字列を作る。枝分れは括弧で表し（例 1 を参照）、リングでは隣り合う原子の対応を数字で表す（例 2 を参照）。

　SMILES の長所としては、メモリが少なくて済むので、計算機で扱いやすく、慣れれば手入力も可能である。短所としては、化学構造と文字列が 1 対多の関係になる。文字列から構造へは一意に戻せるが、ある構造を表す文字列

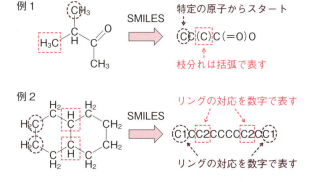

図 7.4　SMILES による化合物の構造の線形表記の例

は一つではないので注意する必要がある。

7.2.4 フィンガープリント表記

化合物の構造を記述子（多次元の特徴ベクトル）で表記する方法がある。その中でも，化学構造の特徴的な部分構造のリストを構造フラグメントとしてあらかじめ定義し，注目している化合物が，各部分構造の有無の情報をビット（1か0）で羅列するフィンガープリント表記（バイナリ特徴ベクトルとも呼ばれる）がよく利用される。図 **7.5** はフィンガープリント表記の例を示す。

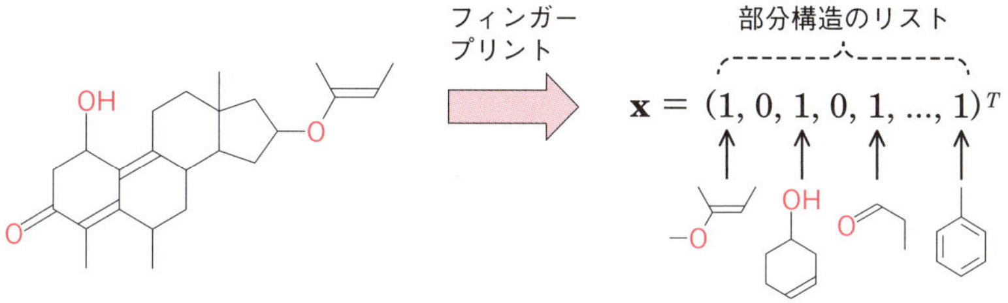

図 7.5 化合物の構造のフィンガープリント表記の例

これまでに様々なフィンガープリントが提案されている。代表的なものとして，Extended Connectivity Fingerprint (ECFP)，MACCS Fingerprint，PubChem Fingerprint，Dragon Descriptor，KCF-S Descriptor などがある。例えば，PubChem Fingerprint では 881 個のビットが定義されており，図 **7.6** は PubChem で定義されている部分構造の例を示す。

二つの化合物間で化学構造の類似性を評価するとき，それらのフィンガープリントの相関係数で評価する。ケモインフォマティクスの分野では，Tanimoto 係数（Jaccard 係数とも呼ばれる）が一般的であり，化合物 A と化合物 B の Tanimoto 係数は，以下のように定義される。

$$T(A,B) = |A \cap B|/|A \cup B|$$

ここで，$|A \cap B|$ は化合物 A と化合物 B で共通する部分構造の数，$|A \cup B|$ は化合物 A と化合物 B のいずれかにある部分構造の数を表す。スコアが 1 に近

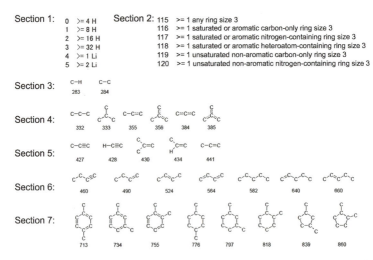

図 7.6 PubChem Fingerprint で定義されている部分構造の例（PubChem から引用）
（ftp://ftp.ncbi.nlm.nih.gov/pubchem/specifications/pubchem_fingerprints.txt）

づくほど構造が似ており、逆にスコアが 0 に近づくと構造が異なることを表す類似度の指標になる。図 7.7 は、Tanimoto 係数の計算例を示したものである。

フィンガープリント表記の長所として、ビット列を作るのは比較的簡単であり、ビットの有無から化合物の特徴が分かりやすい。また多次元ベクトルと見なすことができるため、統計学や機械学習における様々な解析手法の入力とし

	部分構造 1 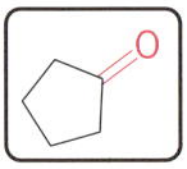	部分構造 2 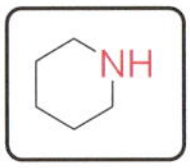	部分構造 3 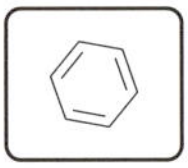	部分構造 4 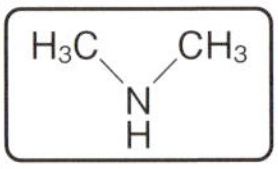	部分構造 5 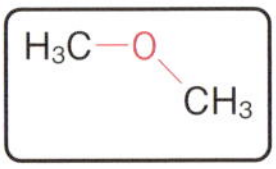
化合物 A	1	0	0	1	1
化合物 B	1	1	1	0	1

$|A \cap B| = 2, \quad |A \cup B| = 5 \quad \Rightarrow \quad T(A, B) = 2/5 = 0.4$

図 7.7 フィンガープリントの類似度を表す Tanimoto 係数の例

てそのまま利用できる。そのため構造検索やヴァーチャルスクリーニングを容易に実行可能である。短所は、化学構造とフィンガープリントが多対1の関係になってしまうことである。あらかじめ用意したフィンガープリントの部分構造のリストにないものは表現不可能であり、天然物など非常に複雑な化学構造は充分に表現しきれない可能性があるので注意が必要である。

7.3　医薬品候補化合物のゲノムワイドな *in silico* スクリーニング

7.3.1　従来の情報技術

薬物・標的タンパク質間の相互作用を予測するための伝統的な情報技術は、structure-based drug design (SBDD) の枠組みであるドッキングシミュレーションと、ligand based drug design (LBDD) の枠組みである構造活性相関に大きく分けることができる（第4章参照）。ドッキングシミュレーションは、ある標的タンパク質の立体構造を基に、結合ポケットに相補的な化合物を選ぶ方法である。強力ではあるが、立体構造が分かっているタンパク質にしか適用できないという弱点もある。しかし最近では、ホモロジーモデリング法により、立体構造を予測することも可能になってきている（第4章参照）。

構造活性相関は、ある標的タンパク質の既知リガンド群の化学構造から活性の有無（もしくは活性の強さ）を学習した分類器（もしくは回帰式）を構築し、新しい候補化合物の活性を予測する方法である。例えば、化合物の入力情報として、前節で紹介した化学構造の記述子（フィンガープリントなど）を利用できる。立体構造が未知のタンパク質にも適用可能であるが、予測精度は学習に用いた既知リガンドの数に大きく依存し、数が少ないと精度が悪くなる。

どちらの技術も、一つのタンパク質に注目し、それに対して、化合物の相互作用や活性を予測するものである。

7.3.2　ポリファーマコロジーと機械学習による予測

ポリファーマコロジーの考え方に従うと、薬物（候補化合物）と標的タンパ

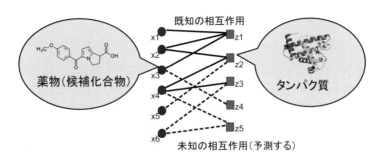

図 7.8 薬物-標的タンパク質相互作用ネットワーク
実線が既知の相互作用、点線が潜在的な相互作用を表す。

ク質との相互作用の関係は、1 対 1 の関係ではなく多対多の関係となる。これをネットワークで表現すると、薬物-標的タンパク質間相互作用は、**図 7.8** のような二部グラフの形で表せる。つまり、薬物-標的タンパク質間相互作用予測の問題は、情報科学的には二部グラフの潜在的な辺（エッジ）の有無を予測する問題として捉えることができる。先述の LBDD の枠組みである構造活性相関を、単一の標的タンパク質から複数の標的タンパク質を予測できるように拡張したものとも解釈することができる。

機械学習の視点から定式化すると、薬物タンパク質ペア（もしくは候補化合物タンパク質ペア）が、相互作用のクラスか、それ以外のクラスかを分離するような分類器を学習し、新しいペアに対して予測する手順となる。機械学習とは人工知能の基盤技術であり、データから分類や回帰に有用なパターンを抽出（学習）し、そのパターンを用いて新たなデータに対する予測を行う方法である。既知の薬物-タンパク質間相互作用や化合物-タンパク質間相互作用は、KEGG, DrugBank, Matador, BindingDB などのデータベースから入手可能である。これまでに様々なアルゴリズムが提案されている。**図 7.9** は、機械学習によって薬物-タンパク質間相互作用を予測する手法の概念図を示す。

薬物のプロファイルを x、タンパク質のプロファイルを z で表すと仮定する。例えば、薬物のプロファイルは化学構造フィンガープリント、タンパク質はアミノ酸配列フィンガープリントなどに相当する。分類器が線形モデルの場

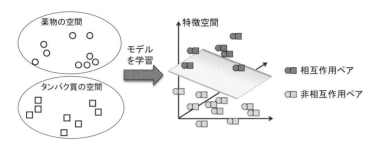

図 7.9 薬物-タンパク質間相互作用を予測する機械学習

合、以下のような統計モデルとなる。

$$f(\mathbf{x}, \mathbf{z}) = \mathbf{w}^T \Phi(\mathbf{x}, \mathbf{z}) + b$$

ここで、$\mathbf{w}$ は重みベクトル、$\Phi(\mathbf{x}, \mathbf{z})$ は薬物-タンパク質ペアの特徴ベクトル、b は切片を表す。特徴ベクトル $\Phi(\mathbf{x}, \mathbf{z})$ は、$\mathbf{x}$ と $\mathbf{z}$ をつなぎ合わせた $\Phi(\mathbf{x}, \mathbf{z}) = (\mathbf{x}^T, \mathbf{z}^T)^T$ や、$\mathbf{x}$ と $\mathbf{z}$ のテンソル積(二つのプロファイル間のすべての要素の組合せの積を並べたベクトル)$\Phi(\mathbf{x}, \mathbf{z}) = \mathbf{x} \otimes \mathbf{z}$ などが提案されている。$\mathbf{w}$ は、線形サポートベクターマシンやロジスティック回帰などのアルゴリズムで最適化できる。

分類器が非線形モデルの場合、例えば機械学習のカーネル法の枠組みでは、以下のような統計モデルになる。

$$f(\mathbf{x}, \mathbf{z}) = \sum_{i=1}^{n_x} \sum_{j=1}^{n_z} a_{ij} k_x(\mathbf{x}_i, \mathbf{x}) k_z(\mathbf{z}_j, \mathbf{z}) + b$$

ここで、a_{ij} は重み係数、n_x は学習データ内の薬物の数、n_z は学習データ内のタンパク質の数、k_x は薬物の類似度を表すカーネル関数、k_z はタンパク質の類似度を表すカーネル関数を表す。a_{ij} は、カーネルサポートベクターマシン、距離学習、行列分解などのアルゴリズムで最適化できる。

7.3.3 ゲノムワイドな *in silico* スクリーニングの枠組み

実際の応用における予測精度は、薬物やタンパク質を表すデータの特性や網羅性に大きく依存する。これまでの先行研究では、"類似薬物は類似タンパク

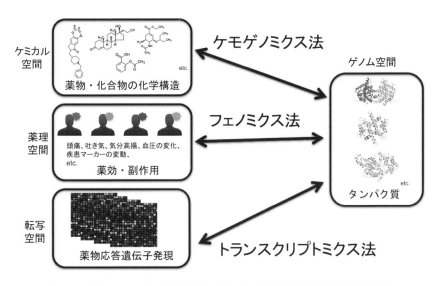

図 7.10 薬物－タンパク質相互作用をゲノムワイドに予測する手法の枠組み

質と相互作用しやすい"という経験的知見のもと、薬物のケミカル情報を用いる「ケモゲノミクス」、薬物のフェノーム情報を用いる「フェノミクス」、薬物のトランスクリプトーム情報を用いる「トランスクリプトミクス」に大きく分かれる。図 7.10 は、三つの枠組みを視覚的に示したものである。

ケモゲノミクスの枠組みでは、薬物のケミカル空間と標的タンパク質のゲノム空間の相関を探索する。化学構造が似ている薬物は同じようなタンパク質に相互作用する、と予測を行うのが基本的な方針となり、従来の構造活性相関の概念を単一の標的タンパク質から多数の標的タンパク質に拡張したものとも見なせる。薬物やタンパク質のプロファイルや類似性は、薬物の化学構造や物理化学的性質、タンパク質のアミノ酸配列やドメイン、リガンド結合ポケットなどの情報を用いた手法が提案されてきている。性能は化学構造のフィンガープリントや記述子に大きく依存する。

実際の応用として、データベースで得られた既知の低分子化合物－タンパク質間相互作用ペアを学習データとしてケモゲノミクスの予測モデルを構築し、

7.3 医薬品候補化合物のゲノムワイドな *in silico* スクリーニング

カボザンチニブ　　　**学習データの中の類似化合物**

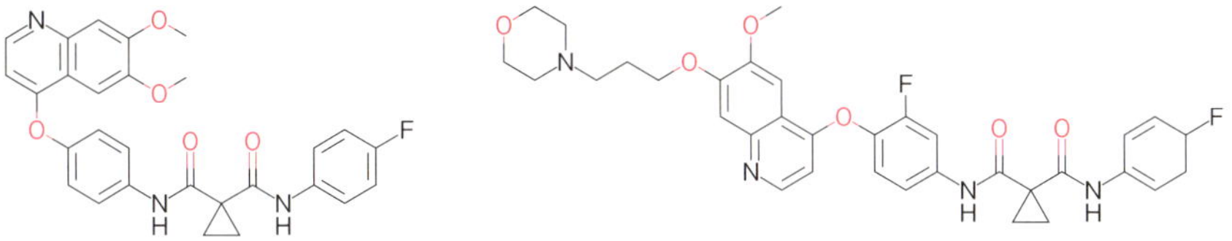

図 7.11　ケモゲノミクスの手法で FLT3 との相互作用が予測された例

　ある化合物ライブラリーを *in silico* スクリーニングした状況を考える。例えば、カボザンチニブ（髄様甲状腺がんの治療薬）という化合物と FLT3（fms-related tyrosine kinase 3）というタンパク質とのペアが、相互作用するクラスに分類された。つまり、カボザンチニブが FLT3 に相互作用すると予測された。図 7.11 は、学習データの FLT3 に相互作用することが既知の化合物の中で、カボザンチニブに化学構造が似ていた化合物を示している。基本骨格を共有しており、性能が化学構造の類似性に依存するケモゲノミクスの手法の特徴を表す予測結果といえる。

　フェノミクスの枠組みでは、薬物が人体に及ぼすフェノタイプ（薬効や副作用などの様々な薬理作用）を標的タンパク質に結びつける。薬理作用が似ている薬物は同じようなタンパク質に相互作用する、と予測を行うのが基本的な方針となる。医薬品添付文書や市販後調査報告書に記載されている数千から数万種類の薬理作用の情報を用いた手法が提案されている。薬理作用の例としては、本来の薬効の他に、気分高揚、眠気、血圧上昇・下降、バイオマーカーの変動などの様々な副作用も考慮される。ケモゲノミクスの手法は薬物の化学構造に大きく依存するのに対して、フェノミクスの手法は薬物の化学構造に依存しないので、化学構造の基本骨格からは想像がつかないような薬物と標的タンパク質のミッシングリンクを検出できる点が特長である。

　トランスクリプトミクスの枠組みでは、薬物を様々な細胞株に曝露したときの薬物応答遺伝子発現プロファイルを標的タンパク質に結びつける。遺伝子発現パターンが似ている薬物は同じようなタンパク質に相互作用する、と予測を

行うのが基本的な方針となる。遺伝子発現プロファイルの計測コストが懸念されるが、近年、薬物応答遺伝子発現プロファイルのデータベースが、世界中で確立および整備されてきている。例えば、米国の Connectivity Map (CMap) というデータベースでは、約 1300 個の薬物を 4 種類のヒト細胞株へ添加した際の遺伝子発現プロファイルが収納されている。その後継プロジェクトの Library of Integrated Network-based Cellular Signatures (LINCS) というデータベースでは、約 2 万個の薬物と 77 種類のヒト細胞株に対する遺伝子発現プロファイルが収納されている。日本でもトキシコゲノミクス・インフォマティクスプロジェクトにより Project-Genomics Assisted Toxicity Evaluation system (TG-GATE) というデータベースが公開され、約 150 個の薬物をラット個体およびラット・ヒト肝細胞へ曝露した際の遺伝子発現プロファイルが収納されている。これらは有用なリソースとして創薬研究に利用できる。

7.4 ドラッグリポジショニングによるゲノム創薬

7.4.1 ドラッグリポジショニングの意義

最近の創薬は、新薬を 1 個開発するのにおよそ 1000 億円の研究開発費用と 10 年以上の歳月を要するといわれており、新薬開発成功への道のりは非常に険しく遠い。ゼロから薬を作る従来の創薬戦略で新薬を生み出すのが非常に難しくなっている。そのような新薬開発の低迷を打開する創薬戦略として、既存薬（既承認薬や過去に開発失敗した化合物）の新しい効能を発見し、本来とは別の疾患に対する治療薬として開発するドラッグリポジショニング（エコファーマとも呼ばれる）が注目されている。既存薬は、ヒトでの安全性、体内動態、製造法などの情報を利用できるため、高速かつ低コストで創薬が可能となる。

例えば、シルデナフィルは当初は狭心症の治療薬として開発が進められていたが、現在では勃起不全の治療薬（バイアグラ®）として用いられている。さらに最近、肺動脈性肺高血圧症の治療薬（レバチオ®）としても開発され、二度目の適応拡大に成功している。ミノキシジルは高血圧症の薬として開発され

たが、現在では発毛薬（リアップ®、ロゲイン®）として使われている。実際に新薬の多くが既存薬の適応症発見でもたらされたという歴史があり、それらの開発成功にいたるまでの逸話や発想の過程は非常に興味深い。

ブプロピオンという抗うつ剤があるが、服用した患者から、タバコの味がしなくなるという苦情が多く寄せられた（後にニコチン受容体を遮断する作用が判明した）。この副作用を主作用へと発想を転換させ、ブプロピオンは禁煙補助剤としても開発に成功している。

ビマトプロストという緑内障の薬があるが、服用した患者からまつ毛が伸びるという副作用が報告された。つけまつ毛をするほど美容にお金をかける女性は多いことから、この副作用を主作用へと発想を転換させ、ビマトプロストはまつ毛貧毛症治療薬（まつ毛を伸ばす美容薬）としても開発に成功している。

サリドマイドという睡眠薬が60年以上前に販売され、非常によく眠れるようになるということで当時ヒットしたが、服用した妊婦から手足に異常がある子供が産まれるケースが続出し、発売中止に追い込まれた。しかし、その後もサリドマイドの作用機序の研究は続けられ、血管新生を阻害するメカニズムが判明した。そのメカニズムは、がん細胞の血管新生を阻害する抗がん作用になると期待できる。実際に、サリドマイドは多発性骨髄腫という血液がんの治療薬として承認され、現在利用されている。このように、一度は死んだ薬を別の用途で復活させることにもつながる。

しかしながら、ほとんどの過去の成功例は人間のひらめきやセレンディピティ（偶然の発見）に大きく依存しており、たまたま想定外の効能が見つかったというものがほとんどである。実験や調査は莫大な費用と時間がかかる。そこで、セレンディピティから脱却し、科学的根拠に基づいて薬物の潜在的な効能を論理的かつ網羅的に予測できることが望まれる。そのためにも医薬ビッグデータを有効活用し、いかにして薬物と疾患を結びつけるかが鍵となる。

7.4.2　薬物応答遺伝子発現プロファイルを用いた適応可能疾患の予測

薬物をヒト細胞株に曝露したときの薬物応答遺伝子発現プロファイルを用い

て、薬物と疾患を結びつける方法が提案されている。例えば、CMapなどのデータベースに収納されている薬物応答遺伝子発現データを用いた手法が広く使われている。

生命は、ゲノムにコードされている多数の遺伝子が協調して発現することによって成り立っており、疾患は遺伝子発現システムの破綻状態とみなせる。疾患治療薬の本来の役割は、破綻した遺伝子発現システムを正常な方向に制御するものであるから、疾患特有の遺伝子発現パターンを打ち消すような働きとなるはずである。図 7.12 はその概念図を示す。

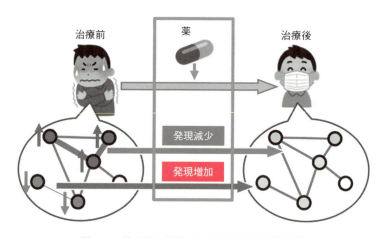

図 7.12　治療薬に期待される遺伝子発現制御機構

そこで、対象としている疾患特有の遺伝子発現プロファイルとは逆相関の遺伝子発現プロファイルを持つ薬物を、その疾患の新しい治療薬の候補として選ぶ手順が提案されている。図 7.13 は、その概念図を示す。

実際にこの手法で、炎症性大腸炎、前立腺がん、大腸がんの治療に効果のある既存薬（本来適応がなかった薬）の発見が相次いで報告されている。しかしながら、この手法は遺伝子発現情報がある薬物や疾患にしか適用できず、同じ薬物であっても遺伝子発現プロファイルが細胞株間や測定条件間でばらつく点

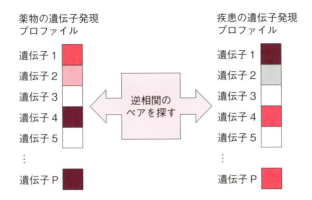

図 7.13 遺伝子発現プロファイルの逆相関の探索

に留意する必要がある。

7.4.3 薬物の標的分子に基づく適応可能疾患の予測

ここでは、薬物の標的分子に基づく適応可能疾患の予測法を紹介する。既存薬の中には作用機序が不明なものも多く、現在、医療現場で使われている既承認薬でさえも、6割以上は薬効に直接関与する標的タンパク質が未知である。また、オフターゲットの標的タンパク質に関してはほとんど分かっていない。そこで、既存薬の標的タンパク質がすべて明らかになれば、潜在的な効能の予測につながることが期待できる。

図 7.14 は、薬物の標的タンパク質情報に基づいて適応可能疾患を予測する手順を示している。仮に、疾患 A に効能を持つ薬物 X があるとする。その標的タンパク質が未知であれば、その標的タンパク質を推定し、もし、推定された標的タンパク質が別の疾患 B の治療標的であれば、薬物 X は疾患 B にも効くと予測する。一方で、薬物 X の標的タンパク質が既知であれば、そのオフターゲットタンパク質を推定し、もし、推定されたオフターゲットタンパク質が別の疾患 C の治療標的であれば、薬物 X は疾患 C にも効くと予測する。

例えば、ピオグリタゾン（アクトス®）はペルオキシソーム増殖因子活性化受容体 PPARγ を標的とする二型糖尿病の薬であるが、オフターゲットとして

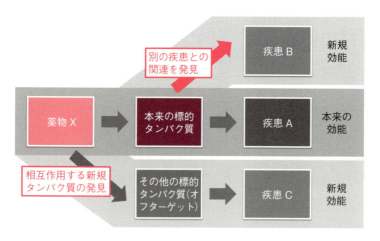

図 7.14 標的タンパク質に基づく適応可能疾患の予測手順

モノアミン酸化酵素（MAOB）に相互作用することが予測されたとする。パーキンソン病の患者の脳内では神経伝達物質のドーパミンが減少しており、MAOB はドーパミンの分解酵素であるため、MAOB の阻害を介してパーキンソン病にも効くと予測される。実際に、パーキンソン病に対するピオグリタゾンの有効性を示す臨床報告が近年されてきており、コンピュータ上での予測結果の妥当性を示唆している。このように、既存薬の潜在的な標的タンパク質をオフターゲットも含めて明らかにすることは、既存薬の適応拡大に直結する。

7.4.4 疾患の類似性に基づく薬物の新規効能の予測

ここでは、疾患の類似性に基づく薬物の新規効能の予測法を紹介する。疾患の病態は、基本的に疾患特異的と考えられるが、特徴的な分子メカニズムは疾患間で共通する場合がある。それゆえ、疾患間の共通性の理解は、最適な治療法の選択や医薬品の探索に直結する。疾患間で相関がある例として、喘息とアトピー性皮膚炎、糖尿病とアルツハイマー病、がんとリウマチなどの関係が知られている。実際に、メトトレキサートという薬は、抗がん剤としてだけではなく、リウマチ治療薬としても利用されている。

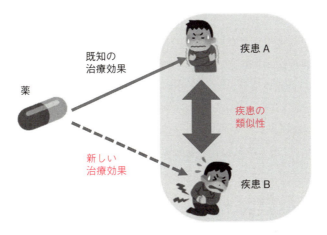

図 7.15　疾患の類似性に基づく薬物の新規効能の予測手順

図 7.15 は、疾患の類似性に基づいて薬物の新しい効能を予測する手順を示している。仮に、疾患 A に効能が既知の薬物がある状況を考える。もし、疾患 B の分子機序が疾患 A に似ていれば、その薬物は疾患 B にも効くと予測する。疾患の分子機序の類似性を評価する手がかりとして、病因遺伝子の共通性、治療標的分子の共通性、環境因子の共通性、遺伝子またはタンパク質の発現パターンの類似性、配列変異やメチル化パターンの類似性などが有用な情報として考えられる。近年、様々な疾患に対して、多階層オミクスデータを用いて疾患の特異性や疾患間の共通性を明らかにする研究が盛んになっている。

7.5　ADME の in silico 予測

7.5.1　ADME と創薬

薬物の体内動態とは、第 9 章で学ぶように、投与された薬物が「吸収 (absorption)」、「分布 (distribution)」、「代謝 (metabolism)」、「排泄 (excretion)」の四つの過程を経るまでの体の中での動きを意味する。ADME は、これら四つの過程を意味し、その頭文字からなる略語である。

標的タンパク質に対して何種類かのリード化合物が in vitro (酵素や細胞) 評価系を用いて見つかった場合、in vivo での効果を調べる段階で、前もって化合物を絞り込むことができれば、時間も費用も助かることになる。また、リード化合物の最適化において、標的タンパク質と化合物との結合を重視すると、しばしば分子量や脂溶性の増加を伴うことになり、研究開発の大きな支障となることがある。

そこで、近年、ADME や毒性評価を創薬の初期段階から、in silico 手法を用いて考慮することで、医薬品の開発効率を向上させる試みが行われている。In silico における薬物と標的タンパク質との結合性の予測は、ドッキングスタディや分子動力学法による結合自由エネルギー計算により実施される (第 4 章参照)。同様に ADME においても、in silico 予測法は広く利用されている。

7.5.2 *in silico* ADME 予測手法

様々な in silico ADME 予測ソフトウェアが市販されているが、代表的な予測項目 (ADME 特性) を以下に挙げる。

- ヒト腸管吸収性
- 血液脳関門透過性
- ヒト血漿タンパク質非結合率
- シトクロム P450 代謝/シトクロム P450 阻害
- 肝毒性

In silico ADME 予測法は、「分子構造に基づく方法」と「実測データに基づく方法」に分類できる (図 **7.16**)。前者は、薬物代謝酵素であるシトクロム P450 等のタンパク質の立体構造に対し、化合物をドッキングさせ、結合スコア、阻害活性を予測する。タンパク質の立体構造に基づく薬物設計 (SBDD) を利用できるため、理論的な分子設計が可能ではあるが、薬物代謝酵素阻害等、単独のタンパク質で説明可能な ADME 特性にしか適用ができない。

後者は、実測された ADME 特性と化合物の構造式を用いて、構造活性相関モデルを構築する手法である。構造活性相関では、化合物は記述子で表現さ

7.5 ADME の in silico 予測

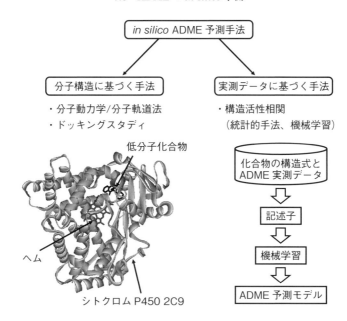

図 **7.16** *in silico* ADEM 予測手法の概要

れ、ADME 特性との関係は、多変量解析による予測モデルとして構築される。多変量解析以外にも機械学習を用いた予測モデルの構築も行われている。最近では、深層学習を用いた *in silico* ADME 予測法が開発されている。ここでは、マルチタスクニューラルネットワークを用いて、一つの ADME 特性を予測するモデルではなく、複数の ADME 特性を同時に予測するモデルを構築している。多くの ADME 特性において、一つの ADME 特性を予測するモデルよりも、複数の ADME 特性を同時に予測するモデルの方が、予測精度が良いことが報告されている[8]。

ADME 特性の多くは、単独のタンパク質の寄与では説明のできない複雑なプロセスを経て得られる値である。また、機械学習による予測モデルの精度は、実測データの数や質にも大きく依存する。したがって、大規模かつ良質な実測データの収集と適切な機械学習の選択が、実用性の高い *in silico* ADME 予測モデルの構築において重要な因子となる。

7.6 創薬の将来展望

本章では、遺伝子、タンパク質、薬物、化合物、疾患に関する様々な医薬ビッグデータを用いて創薬を行うための情報科学的手法を紹介した。ただし、どんな手法も長所と短所があるので、データの特性や目的に応じて適切に使い分ける必要がある。質量分析機器や次世代シークエンサーなどの計測技術の発展によって、データの種類や量は増え続ける一方であるが、必ずしもデータの質が向上しているわけではない。ノイズも多い膨大なデータの山から有用な情報を効率よく抽出し、解析するためには情報科学的手法が不可欠である。

我が国の創薬科学の研究では、ウェット研究とドライ研究のコミュニティ間の乖離の問題もあり、情報科学はそこまで重要視されてこなかった。しかしながら、ビッグデータ時代に突入し状況が変わりつつある。ウェット系研究室の測定技術で生み出された膨大なデータを、ドライ系研究室の高度な機械学習技術で解析するような融合研究も不可欠になりつつある。今後の創薬研究においては、異分野の概念や技術を融合し、いかに研究を加速させるかが重要になってくるものと思われる。そのためにも、ファーマコインフォマティクスの手法は大きな役割を果たすことが期待される。本章をきっかけに、ファーマコインフォマティクスに興味のある人が増え、我が国の創薬研究の発展につながれば、望外の喜びである。

Column

AI 創薬

2015 年に、アルファ碁（Google DeepMind が開発したコンピュータ囲碁プログラム）が人間のプロ囲碁棋士に勝ったことを契機に、人工知能（AI）の産業化に対する期待が急激に高まっている。この背後には、ディープラーニング（日本語では深層学習と訳される多階層ニューラルネットワーク）や強化学習（試行錯誤を通じて将来的な報酬を最大化するような行動を決定する方式）など、AI 基盤技術である機械学習

の発展がある。特に、画像認識の分野では、ディープラーニングの有用性が知られている。

そこで、AI基盤技術である機械学習の手法を創薬に応用しようという試みがある（AI創薬）。例えば、Merck Molecular Activity Challengeと呼ばれる世界的な化合物活性予測コンテストで、様々な機械学習の手法が比較および検討された。その結果、1位はディープラーニングだったが、2位のサポートベクターマシン（本文中でも出てきた機械学習の分類手法の一つ）とほとんど差はなかった。ディープラーニングは常に万能ではなく、応用目的や学習データの質や量に大きく依存すると思われる。創薬科学や生命科学のデータは、欠損値やバイアスが大きいので、独特の難しさがあるのかもしれない。そうは言っても、データ量が指数関数的に増大していくビッグデータ時代において、価値のある情報を効率的に抽出していくためには、ディープラーニングをはじめとする機械学習の重要性は間違いない。

筆者の研究室では、多様な医薬ビッグデータをすべて活用し、様々な機械学習の手法によって、医薬品候補化合物の標的タンパク質やオフターゲット、適応可能疾患を論理的かつ網羅的に予測するシステムを構築している。医薬品候補化合物が既承認薬の場合、ドラッグリポジショニングへの応用となる。例えば、薬物名や化合物名を入力すると標的タンパク質や適応可能疾患の候補を出力し、疾患名を入力すると薬物の候補や標的タンパク質の候補を出力してくれるシステムとなる。本章で紹介した手法もそのシステムの中で実装されている。実際に創薬現場や医療現場で活用し、実験系研究者、臨床医学系研究者、製薬企業と共同研究を行っている。

演習問題

7.1 医薬品は、期待される薬効だけではなく、様々な副作用を引き起こす。なぜ、このような現象が生じるのであろうか。

7.2 ポリファーマコロジーとは何かを説明せよ。

7.3 化学構造の表現方法であるグラフ表記、線形表記、フィンガープリント表記の違いを説明せよ。またそれぞれの表記法の長所と短所を説明せよ。

7.4 Tanimoto係数とは何か説明せよ。

7.5 ゲノムワイドな in silico スクリーニングで、「ケモゲノミクス」、「フェノミク

ス」、「トランスクリプトミクス」の枠組みがあるが、それぞれの長所と短所を説明せよ。

7.6 ドラッグリポジショニングの特長を説明せよ。

7.7 人工知能の基盤技術である機械学習が創薬に利用されるようになった経緯を説明せよ。

参 考 文 献

1) Whitebread, S., Hamon, J., Bojanic, D. and Urban, L.：Keynote review: *in vitro* safety pharmacology profiling: an essential tool for successful drug development. *Drug Discov. Today*, **10**, 1421-1433 (2005).

2) Lodhi, H. and Yamanishi, Y.：『Chemoinformatics and Advanced Machine Learning Perspectives: Complex Computational Methods and Collaborative Techniques』IGI Global (2010).

3) Gasteiger, J. and Engel, T. 編集，船津公人 監訳：『ケモインフォマティクス －予測と設計のための化学情報学－』丸善 (2005).

4) 山西芳裕：「創薬科学におけるバイオインフォマティクス」日本化学会情報化学部会誌，**31** (2)，25 (2013).

5) Todeschini, R. and Consonni, V.：『Handbook of Molecular Descriptors』New York, USA: Wiley-VCH (2002).

6) Schölkopf, B., Tsuda, K. and Vert, J.：『Kernel Methods in Computational Biology』MIT Press (2004).

7) Chong, C. R. and Sullivan, D. J.：New uses for old drugs. *Nature*, **448**, 645-646 (2007).

8) Kearnes, S., Goldman, B. and Pandear, V.：*arXiv*., 1606.08793 (2017).

創薬とシステム生物学

　システム生物学（systems biology）は、現在も発展し続けている新しい学問だ。特に、創薬のような応用科学分野においては、活用方法が今も開発されつつある。その基礎的な部分では、生命をシステムと捉え、数理モデル化することで、数学を用いた理解と制御を可能にすることを大きな目標としている。機械制御における制御理論同様に、[1] モデルの表現方法、[2] モデル内の制御系の設計方法と [3] それらの解析方法がそれぞれ研究、開発されている。

　この章では、システム生物学の基本的な考え方を概念から理解し、具体的な例を介してシステム生物学の方法論を学ぶ。同時に、創薬の標的となる分子やネットワーク構造を選び出す過程で、考えるべき項目を理解し、演習問題を解けるようにする。

8.1　システム生物学とは

　システム生物学とは、生命をシステムと捉えることで、制御工学の分野で発展してきた理論およびテクニックを、生命現象の理解と制御に応用しようという学問である。

8.1.1　システムとは何か

　生命を「システム」として捉えるという、その「システム」とは、どのような構造のものを指すのだろうか。システムは一般的に、1) センサー、2) プロセッサー、3) アクチュエーターから構成される（図 8.1）。
　1) センサーとは、外部からの信号を感受する機構である。細胞の持つ機構でいうならば、成長因子の受容体やイオンチャネルなど、細胞の外部から

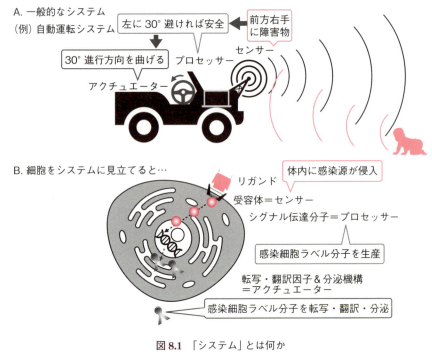

図 8.1 「システム」とは何か

の入力を細胞表面で受け取る分子機構に当たる。

2) プロセッサーとは、受け取った外部からの信号を処理し、信号を受け取ったシステムが、どのような対応をとらなければならないかを決断するための情報に変換する機構である。細胞の持つ機構でいうならば、受容体下で様々なシグナル伝達分子がクロストークしながら、核内にいつ、何を、どれだけ産生するかを決めて伝える過程に相当する。

3) アクチュエーターは、システムが決定した内容を実行する機構である。細胞でいえば、外部から受け取った信号の組合せに合わせて、タンパク質を新しく転写、翻訳し、必要なサブコンパートメントまで輸送するプロセスなどがこれに当たる。

8.1.2 細胞システムを表す生化学反応ネットワーク

上述したように、機械制御におけるシステムを細胞内のコンポーネントに置き換えてみると、細胞内において機械における電子回路に当たるものは、そこで起こる生化学反応のネットワークであると捉えることができる。これをヒントに、細胞システムのモデルを表現する方法を考えていこう。

はじめに、生化学反応ネットワークが電子回路に当たるならば、その時々の都合で、明確な定義に従わずに感覚的に生化学反応ネットワークを書き表していては、システム生物学的なモデル表現とその先の解析の目的においては、使い勝手が悪いことになってしまう。そこで、システム生物学におけるモデルとしての生化学反応ネットワークは、回路図と同じ意味を表すことができる様式（解像度、スケール）で書き表す必要がある。

さらにこの考えを推し進めていくと、ソフトウェアツールなどを利用して、世界のどこにおいても、誰にでも同じ解析が実行できるようにするためには、同じ意味を表すための表記法が統一され、皆同じルールで書かれるようになっているのが便利である。解析用のソフトウェア開発も統一ルールに合わせて開発できれば、汎用性の高いソフトウェアの開発が可能となり、同じ機能のものを各開発者がバラバラに開発するといった、無駄を省くことも可能となる。そのためシステム生物学の分野では、早くからコンピュータを用いた解析を指向した、解析対象となる「システム」の表現方法に関する標準化が推し進められてきた。

8.1.3 システム生物学マークアップ言語（systems biology markup language；SBML）とシステム生物学グラフィカル表記（systems biology graphical notation；SBGN）

最も重要な標準化は、直観的な表記法とは関係なく、システムの挙動をシミュレーションするに当たり必要となる、各変数の濃度や反応速度定数といったパラメータを格納する書式を、コンピュータプログラムが読み取って使えるように定義したものである。SBML[1] は、上述のような目的で策定された、シス

テム生物学における標準モデル記述言語である。現在までに、290 のソフトウェアが SBML に対応した機能を持つ解析ツールとして公開されている（2017年7月調査）。

一方、人間の理解を助けるには、視覚化の方法とシミュレーションモデル作成記法とのつながりを定義することも大切である。SBGN[2)]は、視覚的に生化学的な反応プロセスを表記する場合の標準規格を決めたもので、この規格に従って反応プロセスを図示すれば、同じ矢印はいつも同じ反応（例：結合、転写、翻訳など）を表すことが明らかになるので、一目でどのような反応経路を扱っているのか理解できる。

8.1.4　細胞内生化学反応回路のモデル化

もともと制御理論が対象としてきた電気回路の場合、各パーツとパーツとの間でやり取りされる信号は、電気の流れ（電流）になる。この場合、電流は設定した電位差と、回路を形成する物質（銅など）の物性値（抵抗）に依存して決まる。そして、システムの中のどの部位でも同じように決定論的に、信号はつながっている先に渡されると考えることができる。この物性値は、物質ごとに一意に決まっているものとして扱うことができ、例えば、回路形成に使われる材料が、信号伝達距離が長くなると距離に比例して変化する性質（例：距離に比例して抵抗値が上がり電流が小さくなる）を持っているなら、その変化率も含めた物性値はあらかじめ調べられており、その値を利用してかなり正確な予測を立てることができる。

細胞内生化学反応回路の場合はどうだろう。回路を構成するパーツに当たるものは、反応に携わるタンパク質や核酸分子になる。この場合、各パーツ間を結ぶものは、電気回路のように特定の物性値を持った導線が敷かれてつながっている訳ではなく、分子間で生じる化学反応によってつながっていることになる。とすると、例えばある分子間では反応の前提となる衝突が高い確率で発生し、別の分子間ではその確率が低いといったように、反応に関わる各パーツの細胞内での量と分布（局在）に依存して変化する要素がまず含まれていること

になる。加えて、衝突を起こした分子と分子とがどの程度実際に反応を起こすものであるかによって、変化する要素が含まれる。

　もう少し具体的に説明すると、酵素と基質の関係にある分子であれば、小さな活性化エネルギーで反応が進んでいくが、特に、そのような相性にない分子同士が衝突を起こしても、酵素−基質間での反応が終結するのと同じスケールの時間では、ほとんど何も生じない。また、細胞内には、よく似た構造を持ったタンパク質の一群（ファミリー）があり、この場合、最も反応を起こしやすい酵素−基質ペアの他にも、比較できる程度の頻度で反応を進められるペアが存在し、細胞に対する遺伝学的操作、分子生物学的操作を無効化してしまう場合がある。

　では、このような物質と物質とをつなぐ反応過程を記述する場合には、どのような方法が適切だろうか。反応に関わる分子が充分多く存在する場合には、化学の分野で発展してきた反応速度論を利用して記述することが考えられる。物質と物質との衝突の確率は、単位体積当たりにそれぞれの分子が何個存在するか、すなわち、個々の反応分子の濃度に依存して決まる。反応の進みやすさは、反応速度定数によって表すことができる。例えば、Eという酵素の濃度を[E]、その基質Sの濃度を[S]と表し、EとSとの間の反応速度定数をK（≥ 0）とすると、単位時間当たりの基質Sの濃度の変化速度は、

$$\frac{d[S]}{dt} = -K[E][S]$$

のように表すことができる。結果的にこのような常微分方程式で書き表せる場合には、制御理論の中でも状態方程式をこのような常微分方程式で表す場合と同じように解析したり、現実の実験データにより合う定数を見つけたりするための手法が活用できる。

　ところで、各反応分子が数多く存在するときは、このような書き方で実際の状況をよく表すことができるが、反応分子数が少ないときには、反応が開始してから基質分子がなくなるまで連続的に反応が起こり続けるよりはむしろ、ある瞬間で反応が1回起こり、衝突するものが何もない状態が続き、また1回

反応が起こる…というように、反応の起こる瞬間が飛び飛びに実現することになる。このような場合には、時刻ごとに反応が進むかどうかのサイコロを振ってやるようなモデル（確率モデル）を使った表現が、実際の反応過程をよく表せる場合もある。ポスト現代的な制御理論の中では、より複雑な表現で構築されたモデルの解析方法も研究され始めている。

8.2 モデルの設計と解析

8.2.1 モデル制御系設計法の基礎

機械制御のために構築されてきた制御理論では、システムのダイナミクス（動的な状態）に大きく寄与する動作単位をモチーフとして、回路の構成をデザインできるようになっている。この便利な方法論を生化学反応ネットワークの動作を理解するためにも役立ててみよう。

人工的に作られた機械の場合、回路の中には基本的に、期待される動作の定まっていない部品は入っていない。一方、それら部品の組合せで思わぬことが起こらないように、動作をチェックする方法も作られている。

制御理論で出てくる回路の単位には、フィードバック機構、フィードフォワード機構などがある。フィードバック機構には、正の信号を送るポジティブフィードバックと、負の信号を送るネガティブフィードバックがある。例えば、エアコンで部屋の温度を一定に保ちたいと考えた場合、センサーが設定した温度より室温が高くなったのを感知したら、冷風を強める信号をプロセッサーが送り、風を強める機構が実行される（ポジティブフィードバック）。逆に、センサーが充分室温が下がったのを感知したら、冷風を出すのをやめる信号をプロセッサーが送り、風が止められる（ネガティブフィードバック）。フィードバック機構を用いると、制御を乱すような作用が外から与えられても（外乱）、その影響が結果に現れれば修正を行うことができる。

一方で、フィードバック機構の欠点は、結果に影響が出るまで修正できない点にある。つまり、修正は常に外乱からの影響が出た後の、後追いになってし

8.2 モデルの設計と解析

まうので、外乱からの影響を受けない、という状態を作ることができない。これに対し、フィードフォワード機構では、外乱の影響が出る前に、影響が出るのをできるだけ抑えるための機構として利用される。こんなことができるのは不思議かもしれないが、いったい何を検出するセンサーを持ち、それをどのように処理して、何を出力すれば実現するか考えてみよう。

影響が出る前に前もって外乱の影響を抑えるような出力を作り出すには、

1) 外乱を検知するセンサー
2) 外乱を検知した際の適切な出力の大きさを決める機構

の二つが揃っている必要がある。

例を挙げて考えよう。エアコンで温度制御を行うのに、風を送るための動力には電力を使うとしよう。気温のセンサーとは別に、風を送るための電力を監視するセンサーを設ける。このセンサーが、予定しない不安定な入力を受け取った場合に、どれだけの大きさの乱れが起きたかを計算し、その影響を相殺する出力をアクチュエーターに指示する。こうしておくと、外乱である予定しない不安定な電力を受け取った場合に、室温に変化が出る前に、影響を抑えることができる。

フィードフォワード機構にも、フィードバック機構と同じようにコヒーレントフィードフォワードとインコヒーレントフィードフォワードがある。この二つの違いは、回路図を見ると簡単に違いが分かるが言葉でいうとややこしい。そこで、**図 8.2** を見てみよう。

図 8.2 の中の要素 X、Y、Z の関係を見比べてみてほしい。X→Y→Z という流れに対して、Z から上流の X に対し正のフィードバック（上段 A：ポジティブフィードバック）が入っているものと、負のフィードバック（B：ネガティブフィードバック）が入っているものがある。下段はというと、X→Y→Z という流れに対して、X から Z へもう一本別に、元の流れと同じ正の制御（C：コヒーレントフィードフォワード）と、元の流れとは異なり負の制御（D：インコヒーレントフィードフォワード）が入っている。これらを制御したい状況に合わせて利用することで、効果的に外乱の影響を避けることができる。

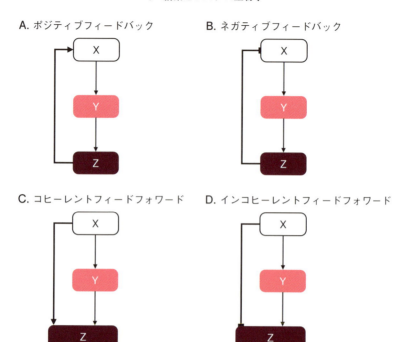

図 8.2 フィードバック機構、フィードフォワード機構の模式図

　生体の中の生化学反応ネットワークは、自然な状態では人間によってデザインされたわけではないので、出来上がりの状態である実際の生体の内容を細かく観測し、その中にどのように動作するものが入っているか調べることになる。

　そこで、システム生物学的に生体の持っている生化学反応ネットワークを調べる方法として、二つの異なる方法が考えられた。一つは、人工的に機械をデザインするときのやり方と同じように、単純な部品を集めて全体の動作を作っていくやり方と、もう一つは、生体が持っている部品のリストを漏れがないように網羅して、そこから全体の動作に重要な箇所を抽出してくるという方法である。前者のような方法をボトムアップアプローチ、後者をトップダウンアプローチという。

8.2.2 ボトムアップアプローチとトップダウンアプローチ

　ボトムアップアプローチでは、制御理論の分野で発展してきた知識を活かし、電気回路でよく使われるフィードバックやフィードフォワード型の回路をはじめとする回路の単位を、必要な動作を再現できるように最小限の分子間ネットワークから作り上げて行く。この方法の利点には、回路の特性を制御理論を利用して解析しやすいこと、実験結果との整合性を確認しやすいことなどが挙げられる。一方、欠点としては、意図的に取り上げた要素以外の分子機構の影響を調べることができないといった点がある。

　トップダウンアプローチでは、解析対象とするテーマに関するデータベースや文献などの公知情報を、網羅的に収集して要素間の関係を解析に都合の良いアルゴリズムに従い構築する。このような大量のデータに統計学やパターン認識などの解析技法を適用することで知識を取り出す技術のことを「データマイニング」という。例えば、自分の興味の対象があくまで個々の分子の発現変動パターンであったり、活性化－非活性化などの定性的な変化であったりする場合、微分方程式を解いたりすることなく、データに基づいてクラスタリング (特定の条件について近い性質のもの同士を集める；例：がん細胞で発現が高く、正常細胞で低い分子群 etc.) を行ったり、定性的な制御関係のネットワークを構築し、ネットワークの形状から役割や重要性を考察する場合もある。一方、あくまでダイナミクスに興味がある場合、網羅的なネットワークを利用して単純に全体をシミュレーションする方法がある。全細胞モデルと呼ばれるモデルにはこのようなものがある。

　その例として、マイコプラズマ、大腸菌など、全細胞を対象としても、ある程度の規模で収められるものがいくつか構築されている。この方法は、アイデアがシンプルであり、集められるすべての情報を網羅できているというのが良い点である。一方、欠点として、特にフォーカスを置かずに機械的に導入した反応方程式や反応速度定数、初期濃度などを用いて計算を開始しても、有益な情報を得られるかどうかわからないことが挙げられる。このようなモデルを利用する場合には、自分の解きたい課題がどのような現象であるか、あらかじめ

自分が知っている必要があり、さもなければ、見たい現象が見える時刻まで計算を進められているか、逆に見たい現象が見られるほど充分高い時間解像度でデータを取れているかということさえ、見当がつかないことになる。

するとモデルの作り方、フォーカスの置き方によっては、小規模のモデルと変わらない結果しか得られない場合もあり、必ずしも特徴を活かした解析ができるとは限らない。もし、フォーカスしたいポイントが、系全体の振る舞いを決定している制御機構を特定することである場合（例えば、そのような制御機構が薬剤の作用点としてターゲットになる）、網羅的なネットワークから制御モチーフを抜き出す縮約を行う手法が考えられる。このようにして制御モチーフの形をしている部分だけを抜き出すと、ボトムアップ型のモデルに対して利用したのと同じ制御理論の手法で、系の振る舞いに対する様々な解析が行えるようになる。

Column 8・1

システムバイオロジーの二人の生みの親

システムバイオロジーと呼ばれる学問分野を提唱したとされる有名な人物が世界に二人いる。一人は日本の北野宏明博士（ソニーコンピュータサイエンス研究所）、もう一人はアメリカの生物学者でリロイ・フッド博士（カリフォルニア工科大学、ワシントン大学）だ。どちらもほぼ1990年ごろに、よく似た生物学に対するアプローチ方法を提唱して、同じ「systems biology」という名称をつけている。特に北野博士はコンピュータサイエンスにおいてすでに著名な研究者であったことから、多くのコンピュータサイエンス分野の研究者が、解析のためのツール開発に貢献し、先出のSBMLなど、早くからモデルや表記法の標準化を行ってきた。

両者に共通している視点は、ひたすら還元論的に生命体を要素に分解していっても、その足し合せが生命体になるのではない、生命を理解するには「いかに互いにつながっているか」「全体としてどのように振る舞うか」を説明する方法が必要だ、と考えた点だ。また、要素間のつながりを調べ、全体の振る舞いとしてまとめるため

には、全体を構成するすべての要素を集めることが欠かせないと考えた点も共通している。分野としては、当時の実験技術の発達と連動してこの側面が初めに際立ち、「システムとはどのようなものか」という検討や啓蒙を待たず、「網羅的分子生物学」とでも形容できそうな、遺伝子発現、ゲノム、タンパク質発現、糖質代謝、脂質代謝など、あらゆる生体内の情報伝達と構造構築に携わる分子の「オミクス合戦」と、解析方法の構築とは直接関わりのない、直観的な「図示」方法の構築に多くの力が注がれた。またインタラクトームを含んだ多くの知見がデータベース化され、誰でも利用できる公知情報として公開されるようになった。この過程で生まれたオミクス実験手法とその結果を系統立ててデータとして利用できるようにしていったバイオインフォマティクス分野の新技術は、現在の生物学にとって大きな発展の原動力となっている。この当時作成された多くの総説的な分子関係図も、10年の時を経て、創薬ターゲット発見のためのツールとして活用するためのオープンソースプラットフォームが開発された[3]。また、多くのシステムバイオロジーと冠する研究の中でも、イスラエル ワイズマン研究所のグループなどによる「制御理論」に立脚したネットワーク要素に着目して行われた理論的基盤の整備は、別に発展してきた定量生物学が追い求める定量的計測の結果と共に、現在の効果的な「合成生物学」を支える基盤となっている。

8.3 システム生物学に基づく薬剤標的探索法

この節では、生体システムの中でも、細胞のスケールに焦点を置き、具体的な細胞の振る舞いを制御するモデルを構築する方法と、モデルの利用の仕方について説明する。

8.3.1 がんと治療薬開発

細胞単位での変化が、人体に重篤な疾患をもたらす例の代表的なものとして、がんが挙げられる。悪性化した細胞が無限増殖能、足場非依存性増殖能、高い浸潤能などを獲得し、人体の恒常性を破壊してしまう疾患である。統計によると現在、日本人の三人に一人は、がんが死因となって死亡する。この疾患

に対する治療対策が立てられることは、現代の医療現場における重要な課題の一つである。

　がん細胞の特殊な性質の多くは、正常な細胞増殖機構の破綻からくるものと考えられている。細胞の増殖機構を構成するシステムについて、前節の考え方に照らして見ていこう。

　細胞の増殖とは、細胞を構築する部品を複製して倍にし、これらを正確に二分して新しい二つの細胞とすることである。すなわち、この「細胞分裂機構」「細胞周期機構」と呼ばれる機構が、細胞増殖システムの中のアクチュエーターに当たる。

　また、がんが疾患として成り立つ多細胞生物では、一つの細胞の周りに他の細胞や組織間をつなぐマトリックス、液性因子が細胞の生存環境に存在し、互いに影響を与え合っているが、細胞として増殖を実行する機構を内包したシステムは、実際のところ、これら外的環境から、「今、増殖してほしい」というシグナルが受け渡されることで増殖が開始する。すなわち、細胞外マトリックス、接触する隣接細胞、液性因子などからのシグナルを受け取る部分、受容体や細胞間接着因子、接着凝集体などがセンサーに当たる。

　次に、センサーが受け取ったシグナルを正しく細胞内に伝え、細胞周期を開始する分子、哺乳動物細胞の場合でいえば、Cyclin D-Cdk4/6 の活性化を起こすシグナル伝達過程が、センサーの受け取ったシグナルを解釈して実行部隊に伝えるプロセッサーになる。

　このように俯瞰したとき、大きく分けてがんの増殖を阻害するための標的は、システムの構成に沿って (1) センサーの段階 (リガンド−受容体間相互作用の不正)、(2) プロセッサーの段階 (受け取ったシグナル伝達系の間違い)、(3) アクチュエーターの段階 (細胞増殖機構の異常) に分けられる。

　多くの抗がん剤 (化学療法剤) は、(3) の細胞増殖機構を標的に開発されている。しかし、細胞増殖機構自体は、血球細胞をはじめとする再生を行う健常な組織でも利用されているため、効果もあるが全身性の強い副作用を避けられる例がない (表 8.1)。

表 8.1　化学療法に用いられる抗がん剤の例

種類	一般名	細胞周期	作用機序
トポイソメラーゼ阻害薬	イリノテカン、エトポシド etc.	S期	トポイソメラーゼ阻害による DNA 合成阻害
微小管作用薬	ビンブラスチン、パクリタキセル、イクサベピロン etc.	M期	微小管重合、または脱重合阻害による細胞分裂阻害
アルキル化薬	シクロホスファミド、ダカルバジン、ブスルファン、ラニムスチン etc.	細胞周期に関係ない	アルキル基を DNA に付加することによって、DNA 複製、タンパク質合成を阻害
代謝拮抗薬	シタラビン、テガフール、メトトレキサート etc.	S期	DNA、RNA の原料となる塩基と化学的構造が似ていることで、生合成を拮抗阻害
白金錯体薬	シスプラチン etc.	S期	DNA 構造内に架橋を作ることで DNA 合成を阻害、細胞死を誘発

　一方で、(1) センサーの異常を引き起こす原因となる異常な分子の産生が確認されているケースや、(2) プロセッサー機構に利用される分子の中の染色体組換えを介して生じる異常なシグナル伝達分子を標的にしたケースの中には、少数ではあるが劇的な効果を示す抗がん剤の開発に成功した例もある。

　簡単に説明すると、(1) に当たる代表的な例は、乳がんの中のサブタイプの一つで、human epidermal growth factor receptor (HER) 2 を標的にした分子標的治療薬 (抗体) だ。HER2 は、ファミリー内の他の受容体分子と二量体を形成することで細胞内に増殖シグナルを伝達する分子で、単独で結合するリガンドが見つかっていない。この分子が過剰に発現しているか、他のファミリーとの結合力が増す変異を持つことによって、HER2 を含む二量体形成の頻度が上がり、増殖シグナルが入り続けてしまうがん細胞がある。このセンサー異常の修正は、HER2 が二量体を形成する頻度を何かしらの方法で低下させることで実現するはずだ。つまり、異常な HER2 を特異的に阻害する標的と

することができれば、細胞外からのシグナル依存的に発生するHERファミリーによる正常な増殖は抑えられることはなく、異常なHER2を介したシグナルの発生頻度だけを抑制できる。最初に開発されたHER2分子標的薬は、HER2特異的に結合する抗体で、生体が持つ免疫系による異常な細胞除去機構を活性化することで抗がん効果を発揮する（第6章参照）。現在は、二量体化を直接阻害する抗体医薬も臨床試験の段階に入っている。

また、(2)に当たる代表的な例には、慢性骨髄性白血病の骨髄球内で特異的に作られている、BCR-ABL1チロシンキナーゼを標的としたチロシンキナーゼ阻害薬が挙げられる。ヒトゲノムにあらかじめ存在するABL1分子は、細胞の増殖や足場依存性、分化、ストレス応答といった多くのシグナルを仲介するチロシンキナーゼで、正常な状態では、分子内に存在するSrc-相同配列3（SH3）ドメインと呼ばれる分子内のドメインを介して、活性をオフにできるようになっている。ところが、染色体転座によって活性を負に制御するためのこの構造を失うと、恒常的に活性化された状態、すなわち、受け取っていないシグナルを受け取ったかのようにプロセスして実行部隊に渡してしまう状態になり、本来、除去されるべき細胞の細胞死を阻害したり、修復されるべきDNA配列の修復を阻害したりする結果となる。この染色体転座によって生じた恒常的活性を持つBCR-ABL1のATP加水分解酵素活性部位に対する結合能を、分子動力学的にデザインして作られた分子標的薬（イマチニブ）が、劇的な治療効果を発揮した。現在、第二世代、第三世代のさらなる変異に適応した同様のコンセプトの治療薬が、開発、使用されつつある。

上記の二つの例のように、一連の増殖システムの中で決定的な異常が起こった箇所が一ポイントで特定でき、かつ引き起こされる異常な状態の背景となる分子機構が、その変異体を標的にした場合、予期せぬ副作用が起こりにくいような内容である場合には、分子生物学的知見、免疫学的知見と分子動力学的なシミュレーションを用いた薬剤開発手法が理論通りの効果を発揮することがある。ここに例として挙げた二つの場合についていえば、どちらも開発前は20人中5人程度（＝4人に1人）が病理学的完全奏効率（がん細胞が病理組織に

見つからない)、または10年生存率(診断から10年後の生存率)であったのが、適用によって20人中13人程度、または20人中17人程度、と数値に劇的にその成果が現れている。

しかし、問題として残されていることがある。それは、(1) がん化の原因が複合的である場合、(2) 対象の関わる分子機構によっては副作用が強く出すぎるため、望ましい効果が得られる量を人体に用いることができない場合、などである。そして、実際の疾病を作り出す機構を分類した場合、このようなケースが多数存在していると考えられることである。

8.3.2 システム生物学的薬剤の開発戦略

この残された問題に対するアプローチとして期待されているものの一つが、システム生物学の手法を用いた薬剤開発戦略だと考えられる。

そこで、システム生物学の特徴をここで復習してみよう。一つには、網羅的に情報を統合することを重視するという点がある。薬剤開発の視点から見れば、網羅的な情報統合によって、数多くのファミリータンパク質や、特定の分子機構に着目している時には見逃しがちな、同じ分子が関わる別のシグナル伝達経路による副作用の可能性などを、見落とさずに視野に入れることができるようになる。

もう一つは、分子の結合、遊離、といった、オン/オフ、または1か0かで表される情報のみではなく、より定量的な生化学分子ダイナミクスを計算予測することを重視するという点がある。これによって、同時に考慮に入れるのは困難な多岐にわたる入力の組合せとプロセスの過程、出力結果について、どのような相互関係にある場合に、定量的に見て出力結果に大きな影響を与えるかを予測できる環境を作ることが可能となる。

前半の網羅性を確保するために必要となる技術は主に、計画的に網羅的情報の取得を指向した分子生物学的実験または知見の蓄積と、バイオインフォマティクス的情報の処理となる(第7章参照)。網羅的な知見から作成した細胞内生化学反応のマップと、分子動力学的な手法のシミュレーションに基づいて、

薬剤と生体分子との結合可能性を予測しようという手法が最近開発された[3]。これは、第1節で説明した中のトップダウン的なアプローチに入るだろう。この手法では、治療の標的とする疾病の発病に関与することが文献で発表されている情報を元に作成された生物学的地図を活用することで、将来、薬剤となる候補化合物が、疾病に関連して発現、分解、または活性化、非活性化される生体分子のうち、どの分子と結合するか、その確率を相対的に評価し、結果を利用者に提供することを可能にしている。この手法の原理を追っていくと次のようになる。

Step1：文献情報を元に、標的とする疾病に関連して細胞内に存在し、活性化、非活性化などの制御を受ける分子を、反応状態遷移の手法で書き下す。どういうことかというと、一つひとつの生化学反応ごとに一定のルールで書くということ、また、反応中間体も含めた細胞内に存在する生体分子の形式を網羅すること、を条件として満たすように記述することで、薬剤の相互作用する標的分子を見失わないようにする。さらには、この形式で地図を作成しておけば、各反応種間をつなぐエッジ（矢印）を直接的に反応の流れ（フラックス）に置き換えながら、反応種の濃度変化を記述する微分方程式モデルの作成に移行できる。

Step2：地図上の分子に結合部位の情報を紐付けする。細胞内で起こる酵素反応の情報とは別に、タンパク質自体の活性部位の立体構造に関する情報や、結合ドメインの立体構造に関する情報、それぞれの構造内で表面に存在する分子の電気陰性度の分布などの情報が公開されている。これらの情報が、具体的にアミノ酸残基レベルで薬剤との結合可能性を計算するうえで重要となる。

Step3：薬剤候補となる化合物リストの、具体的な構造情報をリスト化する。スクリーニングしたい化合物の構造情報を与えて、地図上のタンパク質と構造的な結合可能性を数値化するのに、この情報は不可欠となる。こうして計算された化合物と細胞内分子との結合可能性が、色分けされて標的疾患の地図上に表示される。

この方法では、「どの生体分子と化合物が細胞内で反応を起こす前提となる

結合を起こしやすいか」を調べているので、網羅的な地図上で、生体分子の関わる反応に依存して、結合の結果標的疾患の治療に役立ちそうなのか、副作用が起きそうなのか、などの判断は、別に利用者が行うことになる。

Column 8・2

細胞周期研究とシステムバイオロジーの接点

　システム生物学の黎明期に、ここで取り上げた細胞周期の数理モデルを精密に作り上げ、制御理論的な考察と解析を協力し合って推し進めた二人の研究者がいる。ジョン・タイソン博士（ヴァージニア工科大学）とベラ・ノバック博士（オックスフォード大学）だ。彼らは分裂酵母、アフリカツメガエル、出芽酵母、哺乳動物細胞など、分子生物学的に細胞周期のコンポーネントが同定されていった経緯をたどるようにして、次々と細胞分裂過程のモデルを構築していった。それが、1980年代後半から2000年代の初頭になる。

　当時筆者は、東京大学大学院医学系研究科の博士課程の学生で、岡山博人博士（分裂酵母とヒトを含む哺乳動物細胞の細胞周期機構を分子生物学的アプローチで解析）の研究室に所属していた。同級生の一人がイギリス、ロンドンの王室癌研究基金（Imperial Cancer Research Fund、通称ICRF。現在の英国癌研究会（Cancer Research, UK））にいたポール・ナース博士の元でPh. D.のコースに参加しており、分裂酵母の細胞周期モデルを構築するうえで、その分野の第一人者であるナース博士とノバック博士が直接やりとりをしていた関係から、実験データを提供したりしていたのを覚えている。また、やはりナース博士と研究を通じて直接面識のあった岡山博士が東京大学の本郷キャンパスにノバック博士をお呼びして講演をしていただいたことがあり、これが筆者が初めて聞いた、システム生物学分野の講演となった。

　筆者に限らず、システム生物学という学問分野が立ち上がったばかりのころ、多くの研究者が二人の構築した細胞周期のモデルを勉強し、自分たちのモデル作りに活かしていった。ボトムアップ式システムバイオロジー研究の最も基礎となる事例を作り上げてくれた二人に感謝したい。

もう一つの、後半のダイナミクスの予想で必要となるのが、システム生物学の所以となる、制御理論を活用した、入力（細胞外からのシグナル）に対するシステムの出力（表現型）の定量的な予測になる。例えば、前述したトップダウン的な生体分子ー化合物結合可能性予測情報から、どの化合物によってもたらされる新しい反応機構が、疾患治療に役立ちそうなのか予測する段階では、ここで説明するような反応ネットワーク内に存在する、システムの挙動を左右するモチーフの探索と、モチーフの動作の理解が役立つことが考えられる。二因子や三因子で構成される制御モチーフの挙動を利用して、網羅的ネットワークの挙動を再構成することから、この手法は、ボトムアップ的手法に入るといえるだろう。システムバイオロジーの分野で、制御モチーフの概念を利用して詳細にダイナミクスの予測が行われているのが、がんの実現機構とも縁の深い細胞周期の分子ネットワークである。

　先述したように、ヒトを含む哺乳動物細胞では、Cyclin D-Cdk4/6 の活性化から細胞周期が開始される。この複合体により転写因子 E2F がリン酸化されてインヒビターから遊離すると、Cyclin E、Cyclin A、および Cdc6 を含んだ複製因子が合成され、DNA 複製が開始する。複製された DNA をはじめとする分裂準備のチェックが終わると細胞分裂が実行される。

　この細胞周期の中の分裂期を推し進める中心的な分子機構の中に、振動現象を作り出す Cyclin B-Cdc2 複合体とその制御に関わる分子（Wee1、Cdc25B/C、CDC20-APC、Cdh1）によって形成される三つのポジティブフィードバックループと一つのネガティブフィードバックループがある（**図 8.3 A**）[4]。この振動現象機構を構成するモチーフの特徴として、複数のポジティブフィードバックモチーフの共役により、「ヒステリシス」と呼ばれる現象が現れることが挙げられる（**図 8.3 B**）。

　例えば、Cyclin B の細胞内濃度と、Cyclin B と Cdc2 との複合体である MPF の活性の関係を見た場合、MPF の活性化を起こすのに必要とされる濃度（C_a）まで、薬剤による阻害やノックダウンなどの手法で Cyclin B を低下させたとしても、MPF の活性を抑えることはできない。ヒステリシスを起こす

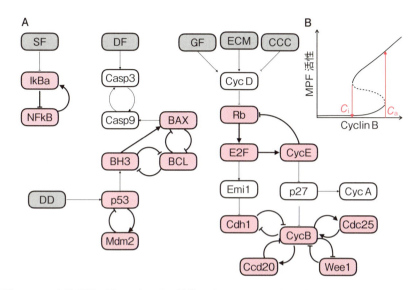

図 8.3　A：細胞分裂に関わる主な分子機構。グレーの分子は細胞外、または核からのシグナルを表している（SF：survival factor（生存シグナル）、DF：death factor（細胞死誘導シグナル）、GF：growth factor（成長因子）、ECM：extra cellular matrix（細胞外マトリックス）、CCC：cell-cell contact（細胞間接触）、DD：DNA damage（DNAダメージ））。赤の分子は文中に出てくるフィードバック機構に関わる分子。B：Cyclin B-MPF 活性で見られるヒステリシスの模式図。Cyclin B の濃度が一定（C_a）以上上昇すると、ある濃度以上で MPF の活性が現れ、細胞分裂が開始する。一方、Cyclin B が次第に分解されて濃度が下がっていくことにより、MPF が活性を失うのは、C_a より低い濃度、C_i まで濃度が下がってからになる。

仕組みの制御モチーフを持っているシステムの場合、もともと必要とされた要素の量よりずっと低い量（C_i）まで抑えないと、標的としている現象の引き金になる因子が再びスタート時点の状態に戻ることはない。この場合でいえば、Cyclin B の増加で増殖相に入った細胞の増殖サイクルを止めるための標的として、Cyclin B の濃度を下げることを選んでしまうと、正常に増殖しようとしている細胞の活動を著しく害するレベルまで薬剤を投与しなければ、期待する効果が出ないことが予測され、良い標的とはいい難い。

一方で、同じようなモチーフの組合せが含まれている、細胞死誘導機構を薬剤の標的に選ぶと、逆に細胞が死んでいこうとするのを止めるのが難しくなる

ことを意味する。BAX-BCL-BH3 は、このような制御モチーフで構成されていると考えられる分子機構の候補であり、制御モチーフの振る舞いという観点から見た場合には、そのダイナミクスと他の分子機構とのつながりを調べることで、良い抗がん治療の標的となる可能性を持っているといえる。

他に同じような挙動を示す制御モチーフとして挙げられている候補に、survival factor として知られる Wnt や肝細胞増殖因子（hepatocyte growth factor；HGF）の下流で制御されている NFκB-IκB のネガティブフィードバック機構、DNA ダメージによって活性を持つ p53-MDM2 のネガティブフィードバック機構、細胞増殖の開始機構でスイッチの役目を果たすと考えられている RB-E2F-Cyclin E のネガティブフィードバック機構などが挙げられる。これらはいずれも、細胞がとる二つ以上の異なる状態（増殖期と静止期、細胞死と細胞増殖、細胞分化と細胞増殖など）の間を切り換える鍵となる機構と考えられており、細胞が持つ生理的な機構として重要な意味を持つことは興味深い。

実際の細胞内にある分子機構をそのまま使って、これらの制御モチーフの動作を試すのは複雑化を避けられないので、二要素で作ることができる自己フィードバック機構およびネガティブフィードバック機構と、そこにポジティブフィードバック機構が加わったときの挙動の変化を具体例として見てみよう。

8.3.3 自己フィードバック機構 ＋ ネガティブフィードバック機構とネガティブーポジティブダブルフィードバック機構

二つの分子 X と Y があり、それぞれ活性型と不活性型があるとする（Xact と X；Yact と Y）。Xact は Y を Yact とし（活性化する）、Yact は Xact を X とする（不活性化する）。このとき、X、Xact 間と Y、Yact 間をそれぞれ双方向の矢印、計 4 本で結ぶことができる。例えば、X→Xact は X が変化して Xact に変わる流れ（フラックス）を表す矢印（エッジ）に当たる。ここでは、第 1 節で説明した、分子の濃度と反応速度定数に比例した機構で、X は Xact に変化するとしよう。この変化に Yact が関与するので、この流れには Yact

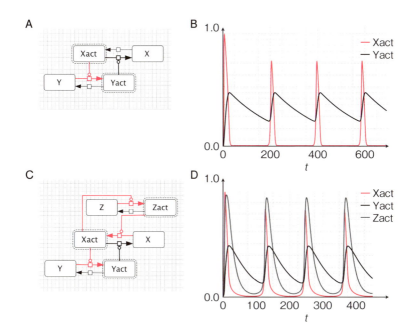

図 8.4 自己フィードバック-ネガティブフィードバックの模式図（A）と、表 8.2 の微分方程式モデルをシミュレーションした結果（B）、および、自己フィードバック-ネガティブフィードバックにポジティブダブルフィードバックを加えた場合の模式図（C）と、表 8.3 の微分方程式モデルをシミュレーションした結果（D）

の濃度も寄与する。例えば、この反応のための反応速度定数を k_{xa} と置くと、矢印の中身は $k_{xa}*[X]*[Yact]$ となる。ここで一つ安定して振動を起こすための機構として、自己フィードバック機構を Xact に加えておき、同様に反応速度も酵素反応速度を表すのに用いられるミカエリス-メンテンの式（第 3 章 3.2.4 項参照）を用いて表すこととする。

こうして考えられる各分子間の変化と、変化に寄与する分子の関係をネットワーク図に書くと**図 8.4A** のようになる。関係する反応種の数が四つなので、反応種ごとに濃度の時間変化を微分方程式の形でまとめると、**表 8.2** の四つの式になる。適切な反応速度定数を選ぶと、各反応種の濃度は、**図 8.4B** のように周期的な変化を見せる。このような挙動を引き起こす反応速度定数の組合せ

表 8.2 ネガティブフィードバックを構成する反応種の濃度変化を表す四つの微分方程式。互いに制御関係にない反応の場合に、生成物の濃度変化に依存しない定数 (V_p) を用いたモデルとしている。

$$\frac{\mathrm{d}([\mathrm{Xact}])}{\mathrm{d}t} = -\left([\mathrm{Yact}] \cdot \frac{k_{\mathrm{cat}p}\_\mathrm{re2} \cdot [\mathrm{Xact}]}{K_\mathrm{m}\_\mathrm{re2}\_\mathrm{s1} + [\mathrm{Xact}]}\right) + \left([\mathrm{Xact}] \cdot \frac{k_{\mathrm{cat}p}\_\mathrm{re1} \cdot [\mathrm{X}]}{K_\mathrm{m}\_\mathrm{re1}\_\mathrm{s2} + [\mathrm{X}]}\right)$$

$$\frac{\mathrm{d}([\mathrm{X}])}{\mathrm{d}t} = +\left([\mathrm{Yact}] \cdot \frac{k_{\mathrm{cat}p}\_\mathrm{re2} \cdot [\mathrm{Xact}]}{K_\mathrm{m}\_\mathrm{re2}\_\mathrm{s1} + [\mathrm{Xact}]}\right) - \left([\mathrm{Xact}] \cdot \frac{k_{\mathrm{cat}p}\_\mathrm{re1} \cdot [\mathrm{X}]}{K_\mathrm{m}\_\mathrm{re1}\_\mathrm{s2} + [\mathrm{X}]}\right)$$

$$\frac{\mathrm{d}([\mathrm{Yact}])}{\mathrm{d}t} = +\left([\mathrm{Xact}] \cdot \frac{k_{\mathrm{cat}p}\_\mathrm{re3} \cdot [\mathrm{Y}]}{K_\mathrm{m}\_\mathrm{re3}\_\mathrm{s4} + [\mathrm{Y}]}\right) - \left(\frac{V_\mathrm{p}\_\mathrm{re4} \cdot [\mathrm{Yact}]}{K_\mathrm{m}\_\mathrm{re4}\_\mathrm{s3} + [\mathrm{Yact}]}\right)$$

$$\frac{\mathrm{d}([\mathrm{Y}])}{\mathrm{d}t} = -\left([\mathrm{Xact}] \cdot \frac{k_{\mathrm{cat}p}\_\mathrm{re3} \cdot [\mathrm{Y}]}{K_\mathrm{m}\_\mathrm{re3}\_\mathrm{s4} + [\mathrm{Y}]}\right) + \left(\frac{V_\mathrm{p}\_\mathrm{re4} \cdot [\mathrm{Yact}]}{K_\mathrm{m}\_\mathrm{re4}\_\mathrm{s3} + [\mathrm{Yact}]}\right)$$

は一つではなく、一定の連続的な値の範囲で、無限の組合せが考えられる。

さて、ここに、X, Xact を介したポジティブフィードバック機構を足してみよう (**図 8.4 C**)。ここでも先ほどと同じ要領で微分方程式を立てていくと、今度は全部で六つの式が書ける (**表 8.3**)。

同じように反応速度定数の組合せは、一定の値の範囲で無限に存在するが、この制御モチーフの組合せで周期的な振る舞いを起こすことができる反応速度定数の範囲を調べてみると、ポジティブフィードバックが加わることでその範

表 8.3 ネガティブフィードバックにポジティブフィードバックを足したネットワークを構成する反応種の濃度変化を表す六つの微分方程式

$$\frac{\mathrm{d}([\mathrm{Xact}])}{\mathrm{d}t} = -\left([\mathrm{Yact}] \cdot \frac{k_{\mathrm{cat}p}\_\mathrm{re2} \cdot [\mathrm{Xact}]}{K_\mathrm{m}\_\mathrm{re2}\_\mathrm{s1} + [\mathrm{Xact}]}\right)$$
$$+ \left(([\mathrm{Xact}] + [\mathrm{Zact}]) \cdot \frac{k_{\mathrm{cat}p}\_\mathrm{re1} \cdot [\mathrm{X}]}{K_\mathrm{m}\_\mathrm{re1}\_\mathrm{s2} + [\mathrm{X}]}\right)$$

$$\frac{\mathrm{d}([\mathrm{X}])}{\mathrm{d}t} = +\left([\mathrm{Yact}] \cdot \frac{k_{\mathrm{cat}p}\_\mathrm{re2} \cdot [\mathrm{Xact}]}{K_\mathrm{m}\_\mathrm{re2}\_\mathrm{s1} + [\mathrm{Xact}]}\right)$$
$$- \left(([\mathrm{Xact}] + [\mathrm{Zact}]) \cdot \frac{k_{\mathrm{cat}p}\_\mathrm{re1} \cdot [\mathrm{X}]}{K_\mathrm{m}\_\mathrm{re1}\_\mathrm{s2} + [\mathrm{X}]}\right)$$

$$\frac{\mathrm{d}([\mathrm{Yact}])}{\mathrm{d}t} = +\left([\mathrm{Xact}] \cdot \frac{k_{\mathrm{cat}p}\_\mathrm{re3} \cdot [\mathrm{Y}]}{K_\mathrm{m}\_\mathrm{re3}\_\mathrm{s5} + [\mathrm{Y}]}\right) - \left(\frac{V_\mathrm{p}\_\mathrm{re4} \cdot [\mathrm{Yact}]}{K_\mathrm{m}\_\mathrm{re4}\_\mathrm{s3} + [\mathrm{Yact}]}\right)$$

$$\frac{\mathrm{d}([\mathrm{Y}])}{\mathrm{d}t} = -\left([\mathrm{Xact}] \cdot \frac{k_{\mathrm{cat}p}\_\mathrm{re3} \cdot [\mathrm{Y}]}{K_\mathrm{m}\_\mathrm{re3}\_\mathrm{s5} + [\mathrm{Y}]}\right) + \left(\frac{V_\mathrm{p}\_\mathrm{re4} \cdot [\mathrm{Yact}]}{K_\mathrm{m}\_\mathrm{re4}\_\mathrm{s3} + [\mathrm{Yact}]}\right)$$

$$\frac{\mathrm{d}([\mathrm{Zact}])}{\mathrm{d}t} = -\left(\frac{V_\mathrm{p}\_\mathrm{re7} \cdot [\mathrm{Zact}]}{K_\mathrm{m}\_\mathrm{re7}\_\mathrm{s5} + [\mathrm{Zact}]}\right) + \left([\mathrm{Xact}] \cdot \frac{k_{\mathrm{cat}p}\_\mathrm{re8} \cdot [\mathrm{Z}]}{K_\mathrm{m}\_\mathrm{re8}\_\mathrm{s6} + [\mathrm{Z}]}\right)$$

$$\frac{\mathrm{d}([\mathrm{Z}])}{\mathrm{d}t} = +\left(\frac{V_\mathrm{p}\_\mathrm{re7} \cdot [\mathrm{Zact}]}{K_\mathrm{m}\_\mathrm{re7}\_\mathrm{s5} + [\mathrm{Zact}]}\right) - \left([\mathrm{Xact}] \cdot \frac{k_{\mathrm{cat}p}\_\mathrm{re8} \cdot [\mathrm{Z}]}{K_\mathrm{m}\_\mathrm{re8}\_\mathrm{s6} + [\mathrm{Z}]}\right)$$

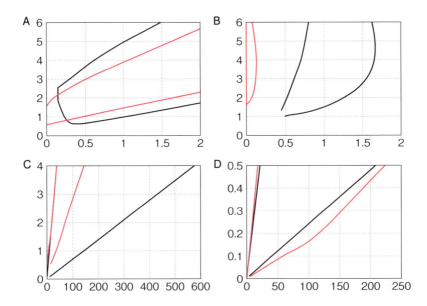

図 8.5 図 8.4 の中の X→Xact が反応 1（A）、Xact→X が反応 2（B）、Y→Yact が反応 1（C）、Yact→Y が反応 2（D）に当たる。これらにおける、二つのパラメーターの組合せで X、Y が振動を起こす条件を示している。各グラフの横軸が表 8.2、表 8.3 の各微分方程式中の K_m、縦軸が k_{cat}（A〜C）または V_p（D）を表しており、黒線がネガティブフィードバックのみの場合、赤線がポジティブフィードバックを加えた場合に当たる。

囲が変化していることが分かる（図 8.5）。

図 8.5 では各々、2 本の黒線で挟まれた領域、2 本の赤線で挟まれた領域が振動解を持つ条件になる。例えば図 8.5 D の反応過程について見ると、ポジティブフィードバック機構が加わることで、この反応に対する反応条件は多少変化しても、最終的にシステムの振る舞いに変化が出ない仕組みが実現していることを表している。一方、ポジティブフィードバックが加わることで、もともとあったネガティブフィードバック機構の作用が増強されている影響で、反応 2 において振動解を得ることができるパラメーターの組合せの面積は、ネガティブフィードバックのみの場合に比べてずっと小さくなっている。このように、一つの制御モチーフではなく、複数が同じ制御機構に関わっていることに

よって、特徴的な振る舞いが引き出される場合があるのも知っておくべき重要な性質である。

8.3.4 色々な制御モチーフとその挙動

図 8.6 に、カスケード型、ポジティブフィードバックループ、外部入力を伴うポジティブフィードバックループ、ネガティブフィードバックループ、自己ポジティブフィードバックループ、自己ネガティブフィードバックループ、フィードフォワードループなどの制御モチーフの、よく知られた挙動をまとめる。トップダウン型の解析手法の中で登場したような網羅的な生物学的地図内には、このようなモチーフの形をした反応機構が数多く含まれている。そのようなモチーフを網羅的なマップから自動で見つけてこようとするツールも存在するが[5]、ネットワークのトポロジー（形状）だけでなく、どのような反応機構を表しているかまで判定して、制御モチーフを見つけるような解析は行われていない。

一方、モチーフ構造とは関係なく、一つひとつの反応レベルで機構を判定（酵素反応か、あるいは結合反応なのかなど）して、それぞれの反応に合う微分方程式を自動で用意してくれるツールがある[6,7]。他、様々なシミュレーション方法とそれに用いることができるツールについては参考文献を参照してほしい[8]。これらのツールをシステム生物学的薬剤標的探索に活用するためには未だ方法論から開発途上であり、今、この教科書を用いて学んでいる人たちの参入による発展が望まれる分野となっている。

8.4 将来の展望：システム生物学と創薬

システム生物学とは、生命体をシステムと捉え、システムを実現するための分子回路に見立てることにより、生化学反応ネットワークの動態を説明、制御、予測する学問である。このシステム生物学の視点と手法を身につけることにより、生体を構成する分子が相互に、定量的にどのような影響を与え合うこ

8.4 将来の展望：システム生物学と創薬

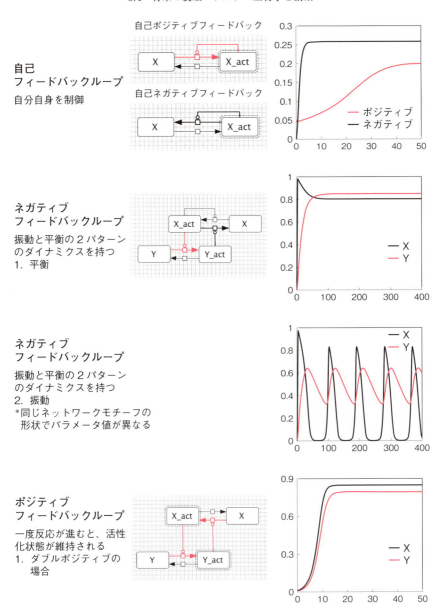

図 8.6（1） 色々な制御モチーフとその挙動

ポジティブ
フィードバックループ

一度反応が進むと、活性化状態が維持される
2. スイッチの役割を持つ場合

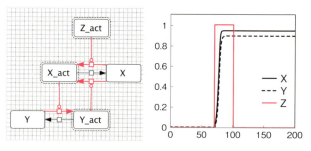

フィードフォワード
ループ

オン・オフ感知の遅延要素
入力の短い揺らぎを防ぐ

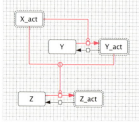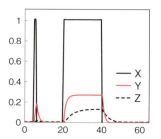

カスケード

連続的に反応が進む
遅延を生じさせる
下流の信号を増幅させる
1. 正のカスケード

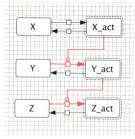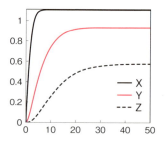

カスケード

連続的に反応が進む
遅延を生じさせる
下流の信号を増幅させる
2. 負のカスケード

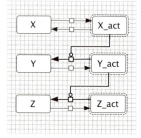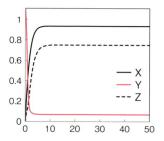

図 8.6 (2) （続き）

8.4 将来の展望：システム生物学と創薬

とによって、全体としての表現型が成り立っているかを解析する。また、変異が起こった場合の予測に利用すれば、生体の様々な状態の制御に役立てることができる。ひいては、人体の疾患コントロールに役立てることができ、薬剤開発、利用の適切な標的疾患、使用法、投与計画などを検討するうえでの有力な手段となる。

システム生物学的薬剤標的の探索方法は、分子生物学的な考え方では見逃されてきた薬剤の標的を、副作用の予測まで行いながら見つけ出すために有用であると期待されている。方法として、システム生物学の特徴を活かしたトップダウン的な方法とボトムアップ的な方法が開発されつつあるが、この二つの方法をつなぎ合わせて、漏れのない標的疾病情報から精密に薬剤の標的や副作用予測を行うには、多くの課題が残されている。しかし、個別の技術や知識の蓄積は行われており、今後いかに端的に標的を定めてこれらの技術を使いこなす基盤を構築していくかが焦点となっている。

創薬のプロセスは、細胞を使った実験でポジティブな結果を得るよりずっと複雑である。今回、この章で取り上げた内容は、細胞レベルでの現象と、その現象が反映されて個体の疾病につながると考えられる例であるが、それでも個体レベルでの効果と毒性、アレルゲンとなる可能性、また遺伝子組換え技術などを応用するのであれば、腸内環境への影響など、クリアしなければならない要素は数多い。システム生物学的な視点を創薬に導入することの将来的なメリットの一つとして、階層を変えて同様に網羅的情報と取り扱う系のダイナミクスを事前に計算することにより、各開発段階での実験標的を絞り込み、時間的、資源的コストの削減が見込めることが挙げられる。今後ますます、細胞内分子制御機構を超えた、生命をシステムと見立てる視点の導入による新しい解析方法の発展が望まれる。

この章の説明に使用したネットワークモチーフは、慶應義塾大学大学院理工学研究科システム生物学研究室の卒業生、瀧口 諒君の貢献を基に作図した。記して感謝する。

演習問題

8.1 ボトムアップアプローチとトップダウンアプローチについて、その長所と短所を、8.2.2項を参考にまとめてみよ。

8.2 図は細胞内シグナル伝達機構の中でも多くのシグナル伝達を担う、MAPK活性化経路の模式図である。図中の赤色の反応種が活性化された反応種に当たる。この図の中から、ネガティブフィードバックループを見つけてみよ。

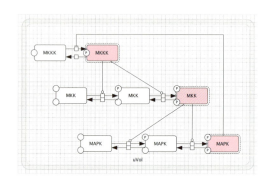

図　MAPK 活性経路の模式図

8.3 図の中の、「MAPK-P」が「MKK-PP」によって「MAPK-PP」になる反応について、8.1.4項を参考に「MAPK-P」→「MAPK-PP」のフラックスを、$\frac{d[\text{MAPK-PP}]}{dt}$ として書いてみよ。反応速度定数は、K_{m2} と置き、反応種の濃度は [MAPK-P]、[MKK-PP]、[MAPK-PP] のように表すこと。

8.4 図中の反応種「MAPK-PP」に着目すると、「MAPK-PP」→「MAPK-P」という反応も起こることが分かる。このことに注意して、8.3.3項を参考に「MAPK-PP」の濃度変化を表す微分方程式を立ててみよ。「MAPK-PP」→「MAPK-P」の反応速度定数は、K_{m2i} と置き、他、8.3 と同じルールに従うこと。

8.5 MAPKシグナル伝達機構は、細胞というシステムの中でいうと、プロセッサーの役割を果たす部分になる。すなわち、外から受け取った信号に基づいて、細胞に何を実行させるか信号を処理している部分だ。ここにフィードバック機構があることの意義を、8.3.2項を参考に考えてみよ。

参 考 文 献

1) Hucka, M. *et al.*：The systems biology markup language (SBML)：A medium for representation and exchange of biochemical network models. *Bioinformatics*, **9** (4), pp.524-531 (2003).
2) Le Novère, N. *et al.*：The systems biology graphical notation. *Nature Biotechnology*, **27**, pp.735-741 (2009).
3) Hsin, K.-Y., Matsuoka, Y., Asai, Y., Kamiyoshi, K., Watanabe, T., Kawaoka, Y. and Kitano, H.：systemsDock：a web server for network pharmacology-based prediction and analysis. *Nucleic Acids Research*, **44** (W1), pp.W507-W513 (2016).
4) Tyson, J. J. and Novak, B.：Control of cell growth, division and death：information processing in living cells. Interface Focus, DOI：10.1098/rsfs.2013.0070 (2014).
5) Kim, W., Li, M., Wang, J. and Pan, Y.：Biological network motif detection and evaluation. *BMC Systems Biology*, **5** (Suppl 3)：S5, doi：10.1186/1752-0509-5-S3-S5 (2011).
6) Funahashi, A., Matsuoka, Y., Jouraku, A., Morohashi, M., Kikuchi, N. and Kitano, H.：CellDesigner 3.5：A versatile modeling tool for biochemical networks. *Proceedings of the IEEE*, **96** (8), pp.1254-1265 (2008).
7) Dräger, A., Hassis, N., Supper, J., Schröder, A. and Zell, A.：SBML-squeezer：a CellDesigner plug-in to generate kinetic rate equations for biochemical networks. *BMC Systems Biology*, **2** (1), 39 (2008).
8) 舟橋 啓・広井賀子：「システムバイオロジーにおけるシミュレーション技術と実装」日薬理誌 (*Folia Pharmacol. Jpn.*)，**147**，pp.1-6 (2016).
9) 巌佐 庸：『生命の数理』共立出版 (2008).
10) 江口至洋：『細胞のシステム生物学』共立出版 (2008).
11) 近藤 滋・北野宏明・金子邦彦・黒田真也：『システムバイオロジー』現代生物科学入門 8，岩波書店 (2010).

薬物の体内動態

　医薬品が適正な効果を発揮するためには、疾患部位、あるいは作用部位に必要な濃度、必要な時間、存在することが必要になる。言い換えると、いくら分子レベル、細胞レベルで、優れた反応、優れた効果を示す薬物候補物質であっても、生体に投与した後に、適切に作用部位に到達しなければ、確かな薬効を発揮する薬物とはなり得ない。生体に投与した後の運命、すなわち体内動態を決定しているのが、吸収（**absorption**）、分布（**distribution**）、代謝（**metabolism**）、排泄（**excretion**）の四つ（ADME）の過程であり、これらの過程における薬物の挙動とその制御機構を理解しておくことが、医薬品開発には必須である。本章では、薬物の体内動態を制御するADMEの各過程のエッセンスを理解する。

9.1　生体膜透過機構

　薬物の効果は、薬物自身の持つ薬理活性、生体側の感受性、そして作用部位における薬物濃度によって決まる。作用部位における薬物濃度とその時間経過を決定するのが吸収、分布、代謝、排泄の四つ（ADME）の過程である。これらの過程には、関連する臓器・組織を形成する生体膜の透過という共通した現象がある。

9.1.1　生体膜の構造

　臓器・組織を構成する生体膜は、リン脂質を主成分とした脂質二重膜である。この脂質二重膜は、リン脂質の疎水部（脂肪鎖）を内側に、親水部（コリンやリン酸など）を外側に向けた構造となっており、物質透過に対しては疎水

性バリアとして機能している。膜の構成成分としては、他にコレステロールや酵素、受容体、トランスポーターとしての機能を持つ膜タンパク質がある。

9.1.2 生体膜透過機構

生体膜透過の機構は、二種類に大別される。脂質二重膜を濃度勾配（正確には電気化学的勾配）に従い透過する受動拡散（単純拡散；passive diffusion）と、膜タンパク質等を介して輸送される特殊輸送機構である。この特殊輸送機構には、濃度勾配を駆動力とする促進拡散（facilitated diffusion）と、生体エネルギーや他のイオンの濃度勾配を駆動力として利用する能動輸送（active transport）がある。また、細胞膜上の受容体との結合などを引き金とし、細胞膜の陥没などにより高分子物質を包み込むように取り込む膜動輸送（エンドサイトーシス；endocytosis）がある。

1）受動拡散（単純拡散）

受動拡散は、物質の生体膜透過の最も基本的かつ主要な透過機構である。薬物は、膜を隔てて存在する濃度勾配（電気化学的勾配）に従い透過する。また、疎水性バリアである生体膜へ親和性を示す親油性の高い薬物ほど、透過速度は速くなる（lipoid theory）。受動拡散による膜透過速度vは、フィック（A. E. Fick）の第一法則に従い、種々の因子により決定されるが、C_lがC_hよりも充分に低い場合（シンク条件；消化管吸収の場合など）は、$C_h - C_l ≒ C_h$とおけるので、$D \cdot A \cdot P/L = k$とすることで簡略化できる（式(9.1)）。

$$v = \frac{dQ}{dt} = D \cdot A \cdot P \cdot \frac{(C_h - C_l)}{L} = k \cdot C_h \tag{9.1}$$

Q：透過薬物量，D：薬物の膜内拡散係数，A：膜表面積，P：膜/水間分配係数，L：膜の厚さ，C_h：高濃度側薬物濃度，C_l：低濃度側薬物濃度

2）特殊輸送機構

膜タンパク質や生体エネルギーを利用するなど、何らかの特別な機構を利用する膜透過機構を特殊輸送機構といい、能動輸送、促進拡散、膜動輸送などが知られている。

(1) 能動輸送

膜タンパク質であるトランスポーター (transporter) を介し、生体エネルギーを利用して、電気化学的勾配 (濃度勾配) に逆らった輸送を行う。小腸における糖、アミノ酸、ビタミンなどの吸収や、腎尿細管における有機アニオン、カチオンの分泌、糖やアミノ酸の再吸収、さらには胆汁酸や有機アニオン、カチオンの胆汁中への排泄などに種々の能動輸送系が関与している。

能動輸送や促進拡散による膜透過速度 V は、ミカエリス-メンテンの式 (9.2) で表され、濃度の上昇に伴い飽和する傾向を示す。

$$V = \frac{V_{\max} \cdot C}{K_{\mathrm{m}} + C} \tag{9.2}$$

ここで、$V_{\max}$、K_{m}、C は、それぞれ最大膜透過速度、ミカエリス定数、基質濃度を示している。

能動輸送には、ATP の加水分解により得られるエネルギーを直接利用して輸送する一次性能動輸送と、一次性能動輸送により形成されたある種のイオンの電気化学的勾配 (濃度勾配) を駆動力として、基質を輸送する二次性能動輸送がある。代表的な一次性能動輸送系としては、Na^+/K^+ ATPase、P-糖タンパク質などがある。二次性能動輸送系としては、Na^+/K^+ ATPase により形成された Na^+ 勾配を利用する単糖輸送系 SGLT1、Na^+ 勾配を利用して Na^+/H^+ 逆輸送系が形成する H^+ 勾配を利用したオリゴペプチドや β-ラクタム系抗生物質などを輸送する PEPT1 がある。

(2) 促進拡散

能動輸送と同様に、トランスポーターを介して基質の膜輸送を行うが、生体エネルギーは必要とせず、電気化学的勾配 (濃度勾配) に従った輸送を行う。代表的な促進拡散輸送系としては、小腸上皮細胞の側底膜における糖輸送系 (GLUT2) や、アミノ酸、ジペプチドの輸送系、さらには腎尿細管上皮細胞や、肝実質細胞における有機アニオン、カチオンの輸送に関与する輸送系の存在が知られている。能動輸送、促進拡散輸送系とも、輸送を担うトランスポーターに親和性を示す化合物の共存により、膜透過が阻害される。

(3) 膜動輸送（エンドサイトーシス）

膜の一部が隆起、あるいは陥没して高分子等を細胞膜で包み込み、細胞内小胞を形成することにより細胞内に取り込む。この小胞の形成、また小胞の細胞内輸送には、細胞骨格系のダイナミックな動きが伴っており、かつ生体エネルギーも必要である。エンドサイトーシスには、受容体との結合により引き起こされるものや、単なる物理的な接触により誘引されるものがある。

9.2 吸　収

9.2.1 消化管吸収

経口投与は、簡便で安全性にも優れていることから、最も汎用されている薬物投与方法である。一般に、経口投与された薬物は、主として小腸において吸収される。したがって、薬物が吸収され、全身循環血中に至るまでには、投与後の小腸への移行性、滞留性、消化管管腔内での薬物の溶解性、小腸や肝臓での代謝など、多くの因子により影響を受ける。投与した薬物量のうち、全身循環血中に至った薬物量の程度を表すパラメータをバイオアベイラビリティ（bioavailability、生物学的利用能）という。バイオアベイラビリティには二つの要素があるが、そのうち比率に関するものを生物学的利用率、速度に関するものを生物学的利用速度と呼ぶ。

1) 薬物の消化管吸収に影響する要因

(1) 薬物の物理化学的因子および製剤学的因子

a. 親油性と pH 分配仮説

薬物の消化管吸収の主要な経路は、小腸における経細胞経路であり、その主要な機構は、受動拡散である。したがって、薬物の細胞膜透過性が重要であり、膜脂質へ分配しやすい性質、すなわち、親油性を持つことが高い吸収性につながる（lipoid theory）。一般に、親油性を推し量る指標である分配係数（$CHCl_3$/水など）が大きいほど、吸収率が高くなる傾向にある。

多くの薬物は弱電解質であり、水溶液中では解離形（イオン形）あるいは非

解離形（分子形）として存在している。非解離形の方が解離形よりも親油性が高く、膜透過性が高いので、非解離形分率が高いほど、また非解離形薬物の親油性が高いほど、膜透過速度や吸収速度が速くなる。

また、薬物の解離度は、溶液のpHにより変化するので、吸収速度もpHに依存して変化する。これをpH分配仮説という。弱酸性薬物、弱塩基性薬物の非解離形分率は、式 (9.3) で表される。

$$\text{弱酸性薬物}\ f_{HA} = \frac{1}{1 + 10^{pH-pK_a}} \quad \text{弱塩基性薬物}\ f_B = \frac{1}{1 + 10^{pK_a-pH}} \quad (9.3)$$

しかし、小腸からの薬物吸収においては、非解離形分率と吸収率のpH変化にずれが見られる場合がある。これはpHシフトと呼ばれ、小腸管腔内のpHよりも実際に吸収に影響する小腸粘膜近傍のpH (microclimate pH) が低いために起こると考えられている。小腸粘膜近傍は、小腸上皮細胞のNa^+/H^+逆輸送系により分泌されたH^+イオンが、糖タンパク質からなる微細な網目構造を持つ糖皮（グリコカリックス）や粘液などにより形成された非撹拌水層中に滞留し、高いH^+濃度、すなわち低いpHが維持されている。

b. **溶解性**

薬物は多くの場合、錠剤、カプセル剤、顆粒剤などの固形製剤として投与されるが、溶解しなければ吸収されない。そのため、固形製剤は、一般に、崩壊、分散、溶解という過程を経て吸収される。したがって、この溶解に至るまでの挙動によって、薬物吸収は大きな影響を受ける。

固体薬物の溶解速度は、ノイエス-ウィットニー (Noyes-Whitney) の式 (9.4) により表される。

$$\frac{dM}{dt} = \frac{D \cdot S}{\delta} \cdot (C_s - C) \quad (9.4)$$

$\frac{dM}{dt}$：溶解速度 (mg/min)，D：溶解物質の拡散定数 (cm^2/min)，S：溶解する固体の表面積 (cm^2)，δ：拡散層の厚さ (cm^2)，C_s：溶解する物質の溶解度 (mg/mL)，C：時間tにおける溶液中の濃度 (mg/mL)

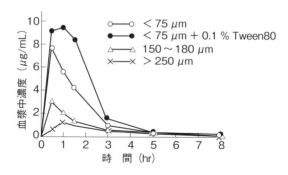

図 9.1 ヒトにおけるフェナセチンの吸収に対する粒子径の影響
（プレスコット（L. F. Prescott）ら，1970 より）

式 (9.4) から、薬物の溶解速度を製剤的に改善するためには、固体の表面積を増大させるか、薬物の溶解度を増大させることが必要であることが分かる。**図 9.1** は、フェナセチンのヒトにおける吸収が、粒子径の減少による溶解速度の上昇に伴って増大した例を示している。

溶解度を増大する方法としては、① 可溶性の塩とする、② 高い溶解度を持つ結晶系を選択する、③ 可溶性物質（シクロデキストリンなど）との複合体形成、④ 固体分散体化する（非晶質化）、⑤ 共結晶化する、⑥ 油脂製剤化する、⑦ その他；界面活性剤などの利用が挙げられる。③、⑥、⑦は薬物自身の溶解度を増大させるものではないが、溶解性を改善できる。

c. 安定性

ペニシリン、エリスロマイシンなどの抗生物質や、オメプラゾール、ランソプラゾールなどのプロトンポンプ阻害薬などは、胃酸による分解を受けやすい。小腸管腔中には、トリプシン、キモトリプシン、カルボキシペプチダーゼなどのタンパク質分解酵素や、アミラーゼ、リパーゼ、エステラーゼなど、種々の消化酵素が存在しているので、これらの酵素の基質となる薬物は、分解される可能性がある。インスリンなどのペプチド性薬物は、速やかに酵素的分解を受けることが知られている。

(2) 生体側因子

a. 消化管管腔内液および内容物

薬物の溶解性、解離度および安定性に影響を及ぼす因子として、消化管管腔内液 pH および種々の内容物がある。胃内 pH は 1～3 程度、小腸は上部から下部へかけて 5～7、盲腸付近は 6 前後となり、結腸以下では 7 前後とされている。前述のように、胃、小腸では、種々の消化酵素が分泌されている。十二指腸部分で分泌される胆汁には、界面活性作用を持つ胆汁酸塩が含まれており、薬物の溶解を促すことにより吸収を助けている。

b. 胃内容物排出速度

通常、胃からの薬物吸収はごくわずかであり、小腸に移行して実質的な吸収が始まる。したがって、胃から小腸への移行速度、すなわち、胃内容物排出速度（gastric emptying rate；GER）が薬物吸収にとって重要となる。

空腹時の胃排出は速いとされているが、これは空腹時の特徴である 2 時間程度の周期性運動（migrating motor complex；MMC）の中で、10 分程度起こる強く連続的な収縮運動（house keeping wave）に依存している。一般に、摂食により GER は低下し、吸収開始の遅れと血漿中濃度の低下、持続につながる。特に、脂肪成分は、顕著に胃排出を遅らせることが知られている。しかし一方で、グリセオフルビンやシクロスポリンなどの難溶解性薬物は、摂取した脂肪成分によって分泌が促された胆汁により、溶解性が改善されるため、空腹時よりも高い吸収率を示すことが知られている。また、十二指腸付近から能動輸送によって吸収されるリボフラビンは、摂食により GER が低下した方が、飽和を招きにくく、効率良く吸収されることが知られている。

c. 管腔内排出と粘膜内代謝

腸の上皮細胞には、P-糖タンパク質（P-gp）や MRP2、BCRP など、一度、細胞内に取り込んだ薬物を管腔側に排出する機構がある。いずれも一次性能動輸送系であり、P-gp は主として脂溶性が高く、分子量の比較的大きく分子内に正電荷を持つものを、MRP2 と BCRP は主として有機アニオン系の薬物、グルクロン酸抱合、硫酸抱合、グルタチオン抱合体などを基質とする。

また近年、腸上皮細胞内での代謝も重要であることが示され、代表的な例としては、アスピリンの加水分解、イソプロテレノールの硫酸抱合、サリチルアミドなどのグルクロン酸抱合、L-Dopa（レボドパ）の脱炭酸反応などがある。また、非常に多くの薬物について、シトクロムP450 3A4（CYP 3A4）による酸化的代謝が起こることが知られている。CYP 3A4の基質となる薬物の多くは、P-gpの基質となることが知られている。

(3) その他の相互作用の影響

キノロン系の抗菌剤の中には、アルミニウム、マグネシウムとキレートを生成して吸収が阻害されるものがある。シプロフロキサシンの吸収は、制酸剤水酸化マグネシウムおよび水酸化アルミニウムの併用により、著しい抑制を受ける。

また、グレープフルーツジュースには、CYP 3A4を阻害する成分（フラノクマリン誘導体）が含まれており、経口服用時にCYP 3A4で代謝される薬物の生物学的利用率を増大させることが知られている。現在では、P-gpによる排出も阻害していることが指摘されている。カルシウム拮抗薬のフェロジピンの吸収に対する影響なども知られている。

9.2.2 消化管以外からの薬物吸収

1) 口腔粘膜吸収

口腔粘膜表面は、比較的薄い重層扁平上皮により構成され、吸収された薬物は、内頸静脈を経て心臓に達するため肝初回通過効果を受けない（初回通過効果とは、消化管等から吸収された薬物が全身循環血中へ至る前に、小腸や肝臓において代謝等によって消失することをいう）。一方、表面積が小さく、薬物を口腔内に長時間留めておくことが困難であるため、全身作用を目的とした製剤は限られている。しかし、速効性が期待できるため、狭心症、心筋梗塞の治療薬であるニトログリセリンや硝酸イソソルビドは、舌下錠として利用されている。

2）鼻粘膜吸収

　従来、点鼻薬は、局所作用を期待するものに限られていたが、その吸収性の良さ、肝初回通過効果を回避できることなどから、全身作用を目的とした経鼻投与が注目されている。鼻粘膜からの薬物吸収は、基本的には受動拡散に従い、lipoid theory、pH 分配仮説が成り立つが、小腸に比してバリア機能が低く、経口投与での吸収が乏しい第四級アンモニウム化合物であるトシル酸クロフィリウムや、分子量 約 1200 の黄体形成ホルモン放出ホルモン（LHRH）などの吸収も良好である。ポリペプチドである酢酸デスモプレシン（分子量約 1070、抗利尿ホルモン剤）、ナファレリン酢酸塩水和物、ブセレリン酢酸塩（共に分子量約 1300、子宮内膜症および子宮筋腫治療薬）など、全身作用を期待する点鼻薬として実用化されている。

3）経肺吸収

　吸入による薬物投与は、麻酔剤や喘息治療薬などで行われており、全身作用を期待する薬物投与法として有用である。しかし、正確な用量の投与が困難であり、一般の投与経路としては浸透していない。

　薬物の経肺吸収機構は、基本的には肺胞表面の 95 ％を占める I 型肺胞上皮細胞（I 型細胞）層の受動拡散による透過である。肺胞表面の総面積は、小腸粘膜の有効表面積に匹敵し、毛細血管も密に存在するうえ、肺胞表面から毛細血管を透過するまでの距離も $0.5 \sim 1\ \mu m$ と著しく短く、薬物吸収に適している。バリア機能も鼻粘膜よりさらに低く、平均分子量が 5000 程度のイヌリンやインスリンが吸収される。また、有機アニオン系、有機カチオン系薬物、アミノ酸、ジペプチドなどの肺吸収に、トランスポーターの関与も指摘されている。

　肺で吸収された薬物は、肺静脈を経由し全身循環系に入るので、肝初回通過効果を回避できる。ただし、肺において代謝されやすい薬物（プロスタグランジン類、セロトニンなど）の場合、肺での初回通過効果を受けることになる。

　肺への薬物投与は、エアロゾル、ドライパウダーなどの吸入によることとなるため、正確な用量を肺に送り込むことが難しい。また、粒子径によって到達

できる肺の部位が異なるため、注意が必要となる。一般に、気管支などでの局所作用を期待する場合であれば、10 μm 程度の粒子径でよいが、肺上皮での吸収により全身作用を期待する場合は、1 μm 以下であることが望ましい。しかし、粒子径が 0.5 μm 以下になると、呼気中に排出されやすくなる。実用化された例として、抗インフルエンザウイルス剤であるザナビル水和物の吸入剤がある。

4) 経皮吸収

薬物の皮膚への適用は、皮膚や筋肉などの局所の傷、または炎症治療を目的として行われてきた。しかし、皮膚からの薬物吸収は、① 吸収経路がシンプル、② 肝初回通過効果を受けない、③ 長期連続投与可、④ 投与速度の製剤的コントロール可、などの利点があり、数種の薬物が、全身作用を目的とした経皮治療システム（transdermal therapeutic system；TTS）として開発されている。

薬物の経皮吸収の主要な透過障壁は、皮膚の最外層である角質層である。角質層は、角質細胞と脂質（中性脂質、セラミド、コレステロール）に満たされた細胞間隙からなる。角質細胞内は、硬タンパク質ケラチンで満たされており、通常物質は透過しないと考えられているので、薬物は主として細胞間隙を受動拡散により透過すると考えられている。また、皮膚には毛嚢、皮脂腺、汗腺が存在し、これらを介した吸収も起こるが、有効表面積が約 0.1％程度と小さいため、実質的な寄与は小さいと考えられている。したがって、基本的に、分子量が小さく、脂溶性の高い薬物が経皮吸収には有利となる。ただし、脂溶性が極端に高くなると、角質層内への著しい滞留につながる。

皮膚の透過性は、部位や皮膚条件などによって変化することが知られている。皮膚表面をフィルムなどで密封し、角質層の水和度を高めることによっても、薬物の経皮吸収の増大が期待できる。これは、密封療法（occlusive dressing technique；ODT）と呼ばれ、実際にステロイド療法に用いられている。

経皮吸収製剤の開発は、適度な脂溶性を持つ分子量の小さい薬物に限られて

いる。これは、角質層が大きな吸収障壁となっているためで、角質層の透過性改善のために、吸収促進剤の適用、イオントフォレシス、エレクトロポレーションなどが試みられている。

5）注射部位からの吸収

注射による薬物投与は、動脈内、静脈内、皮内、皮下、筋肉内、腹腔内などの部位に行われる。動脈内投与、静脈内投与は、直接、血管内に投与するため、即効性が期待できる半面、急性毒性等の危険性があるので、投与量、投与速度には注意が必要となる。他の部位からの注射投与も、薬物吸収の障壁となる要素が少ないため、一般に、薬物の循環血中への移行は速く、かつ利用率も非常に高い。ただし、腹腔内投与の場合は、ほとんどが門脈を介した吸収となるので、肝初回通過効果を受ける可能性がある。皮内投与は、ツベルクリン反応などの検査用に用いられている。皮下、筋肉内投与では、それぞれの投与部位近傍の毛細血管へ吸収されることになる。一般に、毛細血管透過性は良好な場合が多く、血流によるクリアランスが吸収の律速となる場合が多い。一方、高分子薬物、特に分子量が5000以上の薬物の場合、リンパ系への吸収が大きくなる。

9.3　分　布

吸収などにより全身循環系に入った薬物は、血流により全身を巡る中で、毛細血管を透過して臓器・組織へと移行、すなわち、分布する。したがって、薬物が臓器・組織に分布するためには、毛細血管を透過する必要があり、その透過性、透過速度は、生体側、薬物側の様々な因子によって影響を受ける。

9.3.1　分布を制御する生体側因子

1）毛細血管透過性

毛細血管は大きく三種に分類され、その特徴により薬物の分布は大きく異なる。i) 連続型：血管を構成する内皮細胞が密に接着し、細胞間隙は 1 nm 以下

であり、小分子でなければ透過できない。骨格筋、心筋、脳などの多くの組織に存在している。ii) 有窓型：内皮細胞は比較的密に接着しているが、窓構造 (fenestra) を有しており、物質の透過が容易である。小腸の毛細血管や腎臓の糸球体がこれに当たる。iii) 不連続型：内皮細胞同士が接着せず、かつ基底膜も欠いた構造を有しており、間隙は数百 nm にも達する。肝臓中の類洞（シヌソイド；sinusoid）、脾臓中の脾洞がこれに当たる。

2) 血流速度

各臓器・組織への薬物の運搬は血流により行われるので、血流速度の大小は、分布を左右する大きな要因の一つとなる（**表 9.1**）。肺、腎臓、肝臓、脳などは、組織重量当たりの血流速度が大きく、これら臓器への薬物運搬速度も高いことが分かる。それに対して、筋肉、皮膚、脂肪などへの運搬速度は低い。

表 9.1 ヒトにおける組織重量と血流速度（体重 70 kg 相当）

組織	組織重量 (g)	血流速度 (mL/min)	組織重量 100 g 当たりの血流速度 (mL/min/100 g)
脳	1500	820	55
肺	600	5000	833
心筋	128	260	203
消化管	3200	1100	34
肝臓	1700	16000	941
腎臓	1100	1300	118
筋肉	38000	750	2
皮膚	3800	65	2
脂肪組織	8000	220	3

9.3.2 分布を制御する薬物側因子

1) 薬物の物理化学的性質

薬物が分布するためには、毛細血管を透過する必要がある。不連続型血管の場合、血漿タンパク質と結合したままでも透過するが、連続型、有窓型血管の場合、血漿タンパク質と結合していないもののみが透過できる。したがって、低分子量、高脂溶性薬物が血管を透過しやすく、分布しやすい。

2) 血漿タンパク結合

血漿中に含まれる主なタンパク質（表9.2）のうち、約55％を占めるアルブミンには、酸性薬物を中心として多くの薬物が結合する。アルブミンには、ワルファリンサイト (Site I)、ジアゼパムサイト (Site II)、ジギトキシンサイト (Site III) の三種類の結合部位があるとされている（表9.3）。α_1-酸性糖タンパク質（α_1-acid glycoprotein）は、プロプラノロール、クロルプロマジンなどの塩基性薬物の結合タンパク質として重要であり、含量が少ないことから結合が飽和しやすいことが知られている。

表9.2 ヒト血漿中タンパク質の種類

タンパク質	分子量 (kDa)	等電点	含有率 (% 総タンパク質に対する)
アルブミン	66	4.9	55.2
α-グロブリン	200〜300	5.1	14.0
β-グロブリン	90〜1300	5.6	13.4
γ-グロブリン	156〜300	6.0	11.0
フィブリノーゲン	400	5.5	6.5
α_1-酸性糖タンパク	40〜45	2.7	0.06

表9.3 アルブミン分子上の結合部位と代表的な結合薬物

Site I （ワルファリンサイト）	Site II （ジアゼパムサイト）	Site III （ジギトキシンサイト）
ワルファリン	ベンゾジアゼピン系薬物	ジギトキシン
フロセミド	エタクリン酸	ジゴキシン
フェニルブタゾン	フルルビプロフェン	アセチルジギトキシン
インドメタシン	イブプロフェン	
フェニトイン	ジクロキサシリン	
トルブタミド	フェルナム酸	

3) 組織中成分との相互作用

薬物の分布は、臓器・組織構成成分との相互作用によっても大きく左右される。DNAと可逆的に結合するアドリアマイシンやアクチノマイシンDは、その組織分布がDNA含量と相関することが知られている。ビンクリスチン、ビ

ンブラスチンは、その作用点でもある微小管構成タンパク質であるチューブリンの含量と分布が比例する。プロプラノロールやイミプラミンなどの塩基性薬物の組織分布は、酸性リン脂質であるフォスファチジルセリン含量と比例し、フォスファチジルセリンを多く含む肺への分布が高いことが知られている。

9.3.3 分布容積

分布容積は、コンパートメントモデルにおいて血漿中（血中）濃度基準で定義された見かけの容積であり、体内薬物量と血漿中濃度の比例定数に相当する薬物の組織分布の程度を表すパラメータである。分布平衡が成立しているとすると、体内薬物量 X は、血漿中濃度 C_p、組織中濃度 C_t、血漿体積 V_p、組織体積 V_t により、$X = C_p \cdot V_p + C_t \cdot V_t$ と表せる。これを C_p で除することで得られるのが分布容積 V_d である（式 (9.5)）。

$$V_d = \frac{C_p \cdot V_p + C_t \cdot V_t}{C_p} = V_p + \frac{C_t}{C_p} \cdot V_t \tag{9.5}$$

分布平衡が成り立っているので、血漿中と組織中の非結合型薬物濃度は等しい、すなわち、$f_p \cdot C_p = f_t \cdot C_t$（$f_p$, f_t は血漿中、組織中のタンパク非結合率）と考えることができ、式 (9.5) は式 (9.6) のようになる。これは、血漿中のタンパク非結合率が大きいほど、また組織中の結合率が大きいほど、分布容積が大きくなること、すなわち、薬物が臓器・組織に分布しやすくなることを示している。

$$V_d = V_p + \frac{f_p}{f_t} \cdot V_t \tag{9.6}$$

9.3.4 特殊組織バリア

1）血液脳関門および血液-脳脊髄液関門

脳実質への物質移行は、血液 → 脳実質と血液 → 脳脊髄液 → 脳実質の二つの経路を介して行われる。血液から脳への移行は、血液脳関門 (blood brain barrier；BBB) により制限されている。この関門の実態は、脳毛細血管内皮

細胞が密着結合により密に接着していることであり、そのため細胞間隙を介した物質透過が強く制限されている。脳毛細血管内皮細胞には、多くの酵素が存在しており、化学的側面からも障壁として機能している。またP-gpが発現しており、高脂溶性の塩基性薬物を中心に様々な薬物を能動的に血液側に排出している。一方、脳脊髄液を経て脳実質へ移行する経路では、血液から脳脊髄液への移行が、血液-脳脊髄液関門 (blood-cerebrospinal fluid barrier；BCSFB) により制限されている。この関門の実態は、血管と脳脊髄液の間に位置する脈絡叢を形成している上皮細胞が密着結合によって密に接着していることである。したがって、BBBおよびBCSFBとも経細胞経路による透過が必要となるのでlipoid theoryがあてはまり、特に、低分子薬物については、その脂溶性と脳移行性に正の相関がみられる。実質的には、BCSFBに対して5000倍の有効表面積を占めるBBBの透過性が脳移行を決定している。

一方、脳毛細血管内皮細胞には、種々のトランスポーターが発現しており、GLUT1によるグルコース輸送や、LAT1によるアミノ酸輸送などが知られている。LAT1は、パーキンソン病治療薬レボドパの輸送に寄与している。また、エンドサイトーシスによるインスリンの取り込みも知られている。脈絡層の上皮細胞にも、アミノ酸輸送系、PEPT1などの発現が報告されている。

2) 胎盤関門

胎児のBBBは未発達であり、脳の保護が充分でない。したがって、母体への薬物投与などは、慎重に行わなければならない。胎盤関門は、母体-胎児間の物質交換の場であると共に、母体から胎児への物質輸送を制限する場でもある。母体から胎児への物質移動は、子宮動脈より絨毛間腔に注ぎ込まれた母体血液から絨毛内の臍帯動脈に移行することで起こる。この絨毛が胎盤関門として機能しているが、分子篩性のリポイド膜として機能しており、高脂溶性の物質、分子量600以下のものは容易に透過する。血漿タンパク質と結合している薬物や、分子量1000以上の化合物の透過は制限される。一方、胎児へのグルコースの移行を促すGLUT1の発現や、胎児への物質移行を妨げるP-gpの発現も報告されている。

9.4 代 謝

体内に入った薬物は、酵素の関与による化学構造変化、すなわち、代謝を受ける。代謝は、様々な臓器・組織で起こるが、主要な代謝臓器は肝臓である。通常、代謝による化学構造変化により、薬理活性は減弱、あるいは消失する。したがって、代謝は、排泄と共に薬物の消失を担う重要な過程である。

9.4.1 代謝様式

薬物代謝は、第I相反応と第II相反応の二つに分けられる。第I相反応は、酸化、還元、加水分解などであり、通常、この第I相反応により、薬物は極性基を獲得し親水性となる。第II相反応は、第I相反応により生じた、あるいは、薬物が元来持っている極性基と種々の生体内物質との抱合反応であり、通常、生成した抱合代謝物は高い極性を有する。表9.4に、代表的な第I相反応を示す。

表9.4 第I相代謝の代表的な反応

反応の種類	反 応 例
ミクロソーム酸化	側鎖アルキル基の酸化、芳香環の水酸化、N-オキシド化、S-オキシド化、N-脱アルキル化、O-脱アルキル化、S-脱アルキル化、脱アミノ化、脱硫黄化
ミクロソーム以外での酸化	アルコールの酸化、芳香環化
還元	ニトロ基の還元、アゾ基の還元、アルコール脱水素
加水分解	エステルの加水分解、アミドの加水分解

9.4.2 シトクロムP450と酸化的代謝

薬物の酸化的代謝、還元的代謝の多くを担うのがシトクロム450 (cytochrome P450, CYP) である。CYPは、肝実質細胞や小腸上皮細胞等のミクロソームに局在している。その基本的な反応は、NADPH-シトクロム還元酵素によって還元されたCYPによる活性化に伴う酸化反応（モノオキシゲ

ナーゼ反応）と、CYP の酸化還元電位が低いことによる還元反応である。

1) CYP 分子種と主要な基質薬物

ヒトにおいて報告されている CYP の分子種は、30 を超えている。肝臓に発現している主要な分子種は、CYP 3A4（30 %）、2C9/19（17 %）、1A2（13 %）、2E1（8 %）、2A6（6 %）、2D6（3 %）、2B6（1 %）などである。これら CYP 分子種の薬物代謝に対する寄与は、CYP 3A4/5 が 50 % を超え、CYP 2D6 と CYP 2C9/19 が 10 数 %、CYP 1A2、CYP 2E1 が数 % といわれている。CYP には、多数の分子種があるうえに基質特異性が低いため、一つの薬物の代謝に複数の CYP 分子種が関わることが多い。このため、代謝を巡る薬物相互作用の影響を大きく受けることがある。表 9.5 に、主な CYP 分子種とその代表的な基質をまとめた。

表 9.5 ヒトにおける薬物代謝に関与する CYP 分子種とその代表的な基質薬物

CYP の分子種	代表的基質薬物	CYP の分子種	代表的基質薬物
CYP 1A1	7-エトキシクマリン ベンゾ [a] ピレン	CYP 2D6	デブリソキン デキストロメトルファン コデイン デシプラミン メトプロロール タモキシフェン プロプラノロール
CYP 1A2	フェナセチン カフェイン (R)-ワルファリン テオフィリン		
CYP 2A6	クマリン ニコチン テガフール	CYP 2E1	エチルアルコール クロルゾキサゾン イソフルラン
CYP 2C8	トルブタミド	CYP 3A4	ニフェジピン リドカイン ジアゼパム テストステロン シクロスポリン テルフェナジン ミダゾラム タクロリムス クラリスロマイシン (R)-ワルファリン
CYP 2C9	ヘキソバルビタール フェニトイン ジクロフェナック (S)-ワルファリン		
CYP 2C19	(S)-メフェニトイン オメプラゾール ジアゼパム プロプラノロール		

2) 代謝阻害と酵素誘導

薬物の服用を続けていると、薬物の効果が増強あるいは減弱する場合がある。その原因として、薬物による代謝阻害や酵素誘導による代謝促進が挙げられる。

代謝阻害：代謝阻害には、大きく三つの阻害機構がある。i) 競合阻害：一般的に見られる阻害形式であり、同一の CYP 分子種の基質となる薬物の併用による競合的な阻害。CYP に対する親和性が低い薬物が影響を受けやすい。ii) 非特異的阻害：CYP の活性中心であるヘム鉄 (Fe^{2+}) の第 6 配位子への結合による非特異的な阻害。ケトコナゾールなどのアゾール系抗真菌薬やシメチジンに見られる。iii) 不可逆的阻害：生成した反応性代謝中間体が、CYP のヘム鉄 (Fe^{2+}) あるいはアポタンパク質部分と共有結合することによる CYP の不可逆的な不活性化（メカニズム依存性阻害 mechanism-based inhibition）。エリスロマイシン、オレアンドマイシンなどにみられる。これによって自身の代謝が阻害される薬物は、自殺基質とも呼ばれ、エチニルエストラジオール、クロラムフェニコールなどがこれに当たる。**表 9.6** に、ヒト

表 9.6 ヒト CYP を阻害する代表的な薬物

CYP 分子種	阻害薬物
CYP 1A2	ニューキノロン系抗菌薬（エノキサシン、ノルフロキサシンなど）、フルボキサミン、α-ナフトフラボン、イミプラミン
CYP 2C9	サルファ剤（スルファメトキサゾール、スルファフェナゾールなど）、アミオダロン、イソニアジド、リトナビル、フルボキサミン
CYP 2C19	オメプラゾール、アミオダロン、フルボキサミン
CYP 2D6	キニジン、ハロペリドール、イミプラミン、シメチジン※、アミオダロン、ジルチアゼム
CYP 3A4/5	アゾール系抗真菌薬※※（ケトコナゾール、イトラコナゾール、フルコナゾールなど）、マクロライド系抗生物質（エリスロマイシン、クラリスロマイシンなど）、シメチジン※、エチニルエストラジオール、ダナゾール、リトナビル

※ すべての CYP 分子種を阻害するが、CYP 2D6 と CYP 3A4 に対して比較的強い阻害を示す。
※※ すべての CYP 分子種を阻害するが、特に、CYP 3A4 に対して強い阻害を示す。

CYP を阻害する代表的な薬物をまとめた。

酵素誘導：同じ薬物を繰り返し投与した場合、酵素誘導による代謝活性増大のため薬物の消失が速くなることがある。酵素誘導は、通常、核内受容体を介し、転写促進による酵素の生合成亢進によって起こるとされている。**表 9.7** に、代表的な誘導例をまとめた。リファンピシンは CYP 3A4 を強く誘導するが、CYP 1A2、2B6、2C9/19 も誘導する。フェノバルビタールは、CYP 2B6 を強く誘導するが、他に CYP 2C9、3A4 も誘導する。

表 9.7　ヒト CYP を誘導する代表的な薬物等

誘導される CYP 分子種	誘導薬等	誘導により代謝促進の起こる薬物
CYP 1A2	オメプラゾール、タバコの煙、焼肉、リファンピシン	テオフィリン、カフェイン、フェナセチン、プロプラノロール、芳香族アミン
CYP 2B6	フェノバルビタール、リファンピシン	ヘキソバルビタール、ペントバルビタール、シクロフォスファミド
CYP 2C	フェノバルビタール、リファンピシン、フェニトイン、カルバマゼピン	フェノバルビタール、フェニトイン、ヘキソバルビタール、トルブタミド、(S)-ワルファリン
CYP 2E	アルコール、イソニアジド	エチルアルコール、パラセタモール、ハロタン
CYP 3A	リファンピシン、フェノバルビタール、フェニトイン、デキサメタゾン、カルバマゼピン、セントジョーンズワート	トリアゾラム、ジアゼパム、ニフェジピン、(R)-ワルファリン、リドカイン、ジソピラミド、ステロイド、シクロスポリン、タクロリムス、テルフェナジン、ベラパミル
CYP 4	クロフィブラート	中級脂肪酸

CYP 2D6 を誘導する薬物などは知られていない。

9.4.3　CYP 以外の酵素が関与する第 I 相反応

CYP 以外の酵素による酸化反応としては、ミトコンドリアにおける酸化的脱アミノ化、細胞の可溶性画分におけるアルコールとアルデヒドの酸化反応がある。アルコール、アルデヒドの酸化は、それぞれ、アルコール脱水素酵素、

アルデヒド脱水素酵素が関与し、NAD^+ または $NADP^+$ が補酵素として働くことで進む。また、フラビンタンパク質である FMO (flavin-containing monooxygenase、ミクロソーム局在) が、求核性の N、S 原子の酸化を触媒する。CYP 以外の酵素による還元反応には、様々な酵素の関与が考えられているが、NADPH-P450 還元酵素（ミクロソーム）による還元が明らかとなっている。他に、ミクロソーム画分や水溶性画分に存在するエステラーゼによる加水分解がある。

9.4.4 抱合代謝

第 I 相代謝により薬物分子は、極性を獲得するが、薬物を体外に排泄する充分な性質を付与するには至らない。第 II 相代謝における抱合により、より高い極性を付与されることとなり、胆汁中、あるいは尿中へ能動的に排泄される。**表 9.8** に、代表的な抱合反応についてまとめた。

表 9.8　代表的な第 II 相代謝反応（抱合反応）

反応の種類	酵素	補酵素など	標準反応官能基
グルクロン酸抱合	UDP-グルクロン酸転移酵素	UDPGA	$-OH$、$-COOH$、$-NH_2$、$>NH$、$-SH$
硫酸抱合	硫酸転移酵素	PAPS	芳香族$-OH$、芳香族$-NH_2$、アルコール性 OH の一部
グリシン抱合	N-アシル転移酵素	グリシル-CoA	芳香族$-COOH$、芳香族$-$アルキル$-COOH$
アセチル抱合	N-アセチル転移酵素	アセチル-CoA	芳香族$-NH_2$、脂肪族$-NH_2$ の一部、ヒドラジン、$-SO_2NH_2$
メチル抱合	メチル転移酵素	S-アデノシルメチオニン	芳香族$-OH$、$>NH_2$、$>NH$、$>N$、$-SH$
グルタチオン抱合	グルタチオン-S-転移酵素	グルタチオン	芳香族炭化水素、$-Cl$、$-Br$、$-F$、$-NH_2$

UDPGA：ウリジン-5'-二リン酸-α-D-グルクロン酸、PAPS：3'-ホスホアデノシン-5'-ホスホ硫酸

9.5 排泄

体内の薬物は、未変化体あるいは代謝物として体外に排泄されるが、その主要な排泄は、腎排泄と胆汁中排泄である。この両排泄は、薬物の血中濃度推移に大きな影響を及ぼすので、薬物の有効性・安全性の観点からも非常に重要である。一般的に、脂溶性の低い多くの薬物は、未変化体として尿中に排泄される場合が多く、一部は胆汁中へも排泄される。一方、脂溶性の高い薬物の多くは、肝臓で代謝され、水溶性代謝物として胆汁中や尿中へ排泄される。

9.5.1 腎排泄

1) 腎排泄機構

腎臓の最小機能単位は、腎小体と尿細管からなるネフロン (nephron)(図9.2) である。腎小体は、糸球体とボーマン (Bowman) 嚢から構成されてお

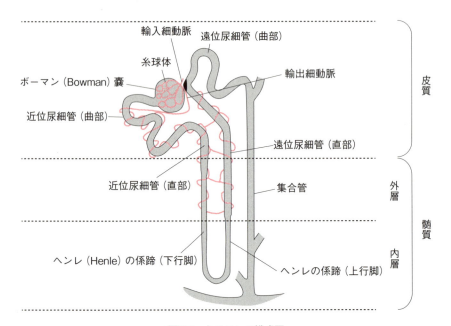

図 9.2　ネフロンの模式図

り、血漿中タンパク質と結合していない薬物は、糸球体ろ過を受け尿中へ排泄される。また、ある種の薬物は、近位尿細管から能動的に分泌され尿中に排泄される。一方、遠位尿細管では、水分の再吸収により濃縮された薬物が受動拡散による再吸収を受ける。このように、薬物の腎排泄は、糸球体ろ過、分泌、再吸収の三つの過程により決定している。

糸球体ろ過

糸球体を形成する毛細血管には、約 8 nm の小孔が無数に存在しており、この小孔を通じて加圧ろ過されることで、糸球体ろ過 (glomerular filtration) が起こる。分子量約 5000 のイヌリンはろ過されるが、分子量約 70000 のアルブミンはろ過されない。したがって、通常、血漿中タンパク質と結合した薬物は、糸球体ろ過を受けず、結合していない遊離形 (非結合形) 薬物のみが糸球体ろ過を受ける。

糸球体ろ過の速さは、糸球体ろ過速度 (glomerular filtration rate；GFR) によって表され、ヒトでは平均 120 mL/min である。

内因性物質であるクレアチニンとイヌリンは、共に血漿中でタンパク質と結合せず、ほぼ糸球体ろ過によって尿中に排泄されるため、これらのクリアランスを算出することで GFR を見積もることができる (式 (9.7))。クレアチニンクリアランスは、腎機能を示す臨床検査値の一つとして用いられている。

$$\mathrm{GFR} = \frac{Cu^{cr} \cdot Vu}{Cp^{cr}} \quad (9.7)$$

ここで、Cu^{cr}、Cp^{cr} は、それぞれクレアチニンの尿中濃度、血漿中濃度を、Vu は尿排泄速度を示している。

尿細管分泌

薬物の中には、血液中から尿細管中へ能動的に分泌されるものがある。この尿細管分泌 (renal tubular secretion) は、主に近位尿細管に存在しているトランスポーター (図 9.3) を介して起こり、種々の有機アニオン性化合物、有機カチオン性化合物が分泌される。尿細管分泌を受ける代表的な有機アニオンとして、パラアミノ馬尿酸 (PAH)、フロセミド、ペニシリン G、腎の分泌能

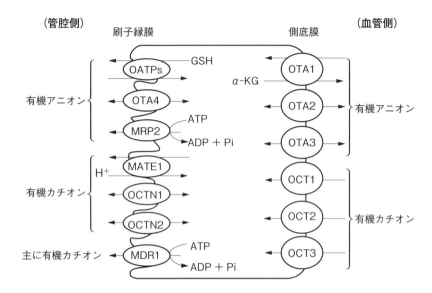

図 9.3 腎尿細管上皮細胞における薬物輸送に関わるトランスポーター
OATP：organic anion transporting polypeptide, OAT：organic anion transporter, MRP：multidrug resistance associated protein, MATE：multidrug and toxin extrusion, OCTN：novel organic cation transporter, MDR1：multidrug resistant gene 1 (P-gp), OCT：organic cation transporter

を診断する腎機能検査薬（PSP 試験）として用いられているフェノールスルホンフタレイン（PSP）、また、種々の有機アニオンの尿細管分泌を競合的に阻害することが知られているプロベネシドなどがある。有機カチオンとしては、ネオスティグミン、N^1-メチルニコチンアミド、キニジン、トラゾリンなどがある。キニジン、ジゴキシン、シクロスポリンなどの比較的脂溶性が高い有機カチオンや中性化合物は、P-gp により分泌される。

尿細管再吸収

糸球体ろ過や尿細管分泌により尿細管腔中に移行した薬物は、その一部が、主として遠位尿細管において受動拡散により尿細管再吸収（renal tubular reabsorption）を受ける。これは、尿中水分の多くが再吸収を受けるために尿中薬物が濃縮され、遠位尿細管に到達する薬物の尿中濃度が血漿中濃度よりも

高くなることによる。したがって、小腸からの薬物吸収と同様に、lipoid theory、pH 分配仮説に従う。通常、尿の pH は弱酸性であるが、食事や体調、薬物などによって変動し、弱電解質である薬物の非解離形分率が変化することで再吸収に影響することがある。

一方、D-グルコース、アミノ酸、ジペプチドなどの栄養物質は、近位尿細管から能動的に再吸収を受ける。D-グルコースは、主として頂側膜上の SGLT2 により上皮細胞に取り込まれ、基底膜上の GLUT2 などによって血液

Column

SGLT2 阻害薬

近年、D-グルコースの尿排泄を促すという、新しい作用機序の糖尿病治療薬が認可され、治療に用いられている。腎臓の主要な機能は、体液の組成と量を維持すること、老廃物、外来異物を体外に排出すること、また、種々のアミノ酸や D-グルコースなどの必須成分を維持することである。食事の摂取などに起因して血中に出現する D-グルコースは、腎臓において糸球体ろ過を受け、尿細管腔の原尿中へと一度は排泄される。正常時であれば、その後、近位尿細管上皮細胞上に発現しているトランスポーター SGLT2、SGLT1 により、ほぼ 100 % 再吸収され尿中には排泄されない。

古くから、配糖体であるフロリジンが糖輸送を阻害することは知られていたが、フロリジンは、小腸からの糖吸収も阻害することから、下痢症状を引き起こすという問題があった。近年、D-グルコースの小腸からの吸収を担うのが SGLT1 で、腎臓における再吸収を担うのが SGLT2（約 90 % 依存）であることが分かり、高い SGLT2 選択性を付与することで、小腸からの糖吸収を阻害することなく腎臓における再吸収を阻害する糖尿病治療薬 SGLT2 阻害薬が開発された。これにより、血中血糖値の抑制が可能となり、それに伴って、インスリン分泌機能回復、インスリン抵抗性改善、降圧作用などの作用も見られており、糖尿病治療への今後の貢献が期待されている。

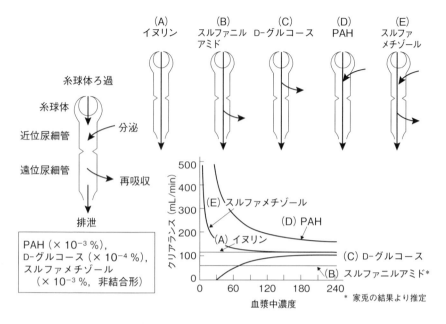

図 9.4 腎排泄の代表的パターンとヒトにおける腎クリアランス

側へ移行する。また、ジペプチドの再吸収を担う PEPT2 などが頂側膜上に存在し、β-ラクタム系抗生物質などの薬物を再吸収している。図 9.4 に、代表的な腎排泄パターンをまとめた。

2) 腎クリアランス

腎排泄の速さは、式 (9.8) の腎クリアランス CL_r によって表されるが、これは単位時間当たりの腎排泄により清浄化される血漿体積量を示す。

$$CL_r = \frac{Cu \cdot Vu}{Cp} = (fu \cdot GFR + CL_r^{sec}) \cdot (1 - FR) \quad (9.8)$$

CL_r は、薬物の尿中濃度 Cu、尿の排泄速度 Vu および薬物の血漿中濃度 Cp により簡便に表すことができるが、薬物の腎排泄に関わる三つの過程(糸球体ろ過、分泌、再吸収)を反映した式 (9.8) の右辺として表すことができる。ここで、fu は血漿中タンパク質非結合率、CL_r^{sec} は尿細管分泌クリアランス、FR は再吸収率を示す。また、尿細管分泌は、トランスポーターを介したもの

なので、ミカエリス-メンテン型の式 (9.9) により表すことができる。K_m と V_{max} は、それぞれトランスポーターへの親和性と最大輸送速度を示している。

$$CL_r^{sec} = \frac{V_{max} \cdot fu}{K_m + fu \cdot Cp} \tag{9.9}$$

図 9.4 には、代表的な腎排泄パターンを示す化合物 (A)～(E) について、腎クリアランスに対する血漿中濃度の影響を示した。(A) イヌリン：GFR (約 120 mL/min)。(B) スルファニルアミド：GFR より小さく一定。(C) D-グルコース：低濃度域では、$CL_r ≒ 0$。濃度上昇で再吸収の飽和により CL_r 上昇。(D) PAH：濃度上昇による分泌の飽和により CL_r 減少。(E) スルファメチゾール：PAH と同じ変化を示すが再吸収による CL_r 低下。

9.5.2 胆汁中排泄

血中の薬物が、肝実質細胞に取り込まれた後、未変化体あるいは代謝物として胆汁中へ分泌される。胆汁は、十二指腸付近で腸管腔中に分泌され、薬物の多くはそのまま糞中へと排泄される。一部の薬物は、小腸下部より吸収され、再び血中へ移行する。これは、腸肝循環と呼ばれる現象で、血漿中濃度の維持、不規則な変動につながる場合がある。

1) 肝臓の微細構造と薬物の肝移行・胆汁中移行

肝臓への血液供給は、門脈と肝動脈 (門脈：肝動脈 ≒ 7：3) により行われ、類洞 (シヌソイド) と呼ばれる肝臓特有の血管により、各小葉の中心静脈へと続いている。この類洞は、内皮細胞間の間隙が極めて大きいため (数百 nm)、タンパク質に結合した薬物も類洞を透過し、組織間隙 (ディッセ腔) まで到達し、肝実質細胞に接近できる。ディッセ腔に到達した薬物は、肝実質細胞の血管側膜を透過した後、毛細胆管側膜を透過することで毛細胆管へと移行し、胆汁と共に排泄される。この血管側膜、毛細胆管側膜の透過には、種々のトランスポーターが関与している。**図 9.5** に、代表的なトランスポーターをまとめた。

胆汁は、肝実質細胞から毛細胆管へ分泌され、細胆管を経て総胆管へと合流

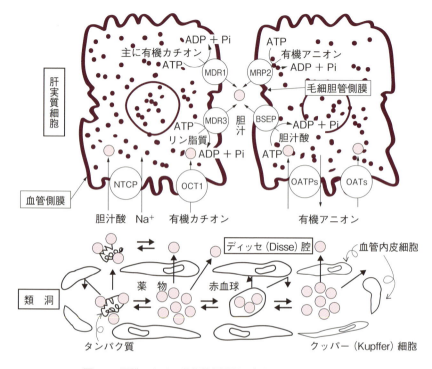

図 9.5 肝臓における薬物移行過程と主なトランスポーター

MDR：multidrug resistant gene, MRP：multidrug resistance associated protein, BSEP：bile salt export pump, NTCP：Na+/taurocholate cotransporting polypeptide, OCT：organic cation transporter, OATP：organic anion transporting polypeptide, OAT：organic anion transporter

し胆嚢に蓄えられる。その後、食事の摂取等に反応して胆嚢が収縮することにより十二指腸管腔内へ分泌される。胆汁の主成分は、界面活性作用を有する胆汁酸であり、少量のリン脂質、コレステロールを含んでいる。

2) 胆汁中排泄される薬物の条件

薬物の胆汁中排泄は、上述のように種々のトランスポーターが関与しているので、その最大輸送能、基質親和性などにより、今後、整理されるものと思われる。しかし、胆汁中排泄される薬物には、分子量および極性に関して、ある一定の性質がある。ヒトにおいては、500〜600以上の分子量の薬物が胆汁中

へ排泄されやすいが、分子量が大きすぎても排泄されない。また、極性が必要とされており、カルボキシ基（COOH）やスルフォン酸基（SO$_3$H）などの解離して負電荷を示す官能基や、第三級アミン、第四級アミンなど正電荷を帯びた官能基を分子内に持つ薬物が胆汁中へ排泄されやすい。また、肝臓中で、第Ⅱ相代謝を受け、グルクロン酸抱合体、硫酸抱合体、グルタチオン抱合体などになり、極性を獲得することによって胆汁中排泄される薬物も多い。

3）腸肝循環

薬物の中には、胆汁中に排泄された後に小腸から吸収され、再び血中から肝臓を経て胆汁中へ排泄されるものがある。この循環を腸肝循環（enterohepatic circulation）と呼ぶ。未変化体のまま腸肝循環するものもあるが、肝臓でグルクロン酸抱合を受け胆汁中排泄され、小腸下部において腸内細菌由来のβ-グルクロニダーゼにより脱抱合を受けた後に、再吸収を受けるものもある。抱合体は、親水性が高いため、受動拡散による再吸収をほとんど受けないのに対し、脱抱合されて親油性の高い親化合物に戻ることで再吸収を受ける。一方、胆汁酸は、約95％が回腸部のトランスポーターにより能動的に再吸収される。

9.5.3　その他の排泄経路

1）唾液中排泄

唾液の分泌量は、1 L/日以上にも達するが、一般に、唾液中への薬物排泄は、量的にはわずかであり、薬物の体内動態に影響することはない。血液中から唾液中への薬物移行は、基本的には受動拡散によるが、リチウム、プロカインアミドなどは、能動的な分泌が示唆されている。

2）乳汁中排泄

血液中薬物の乳汁中移行は、乳腺上皮細胞層の受動拡散による透過によって起こると考えられている。通常、乳汁のpH（pH 6.4〜7.2）は、血漿のpH（pH 7.4）よりも低いので、塩基性薬物において、乳汁/血漿濃度比が高くなる傾向がある。一方、高分子化合物は、ほとんど乳汁中へ排泄されることはな

い。乳汁中への薬物移行量は総じて低いが、乳児への影響を考えると、母体は薬剤服用に細心の注意を払う必要がある。

3) 呼気中排泄

肺では、容易に気化する薬物の排泄が起こる。特に、吸入麻酔薬である亜酸化窒素、エチルエーテル、ハロタンなどは、肺から吸収され、肺から呼気中へと排泄される。また、エチレングリコール、ウレタン、クマリン、イプロニアジドなどは、代謝物が呼気中へ排泄される。アミノピリンも、脱メチル化を受けた後、ホルムアルデヒドを経て、二酸化炭素として、呼気中へ排泄される。飲酒後、エタノールが呼気中に排泄されることはよく知られている。

演習問題

9.1 薬物の生体膜輸送を担う、促進拡散と能動輸送の共通点と相違点について、次の四つの観点から簡潔にまとめよ（濃度と速度の関係、エネルギーの必要性、濃度勾配と輸送方向の関係、共存物質の影響）。

9.2 弱塩基性薬物の経口吸収挙動に及ぼす消化管管腔内 pH の影響について考察せよ。

9.3 薬物の経肺投与について、経口製剤との比較において、利点と欠点を簡潔に述べよ。

9.4 薬物の胆汁中への排泄について、肝臓の微細構造に言及しつつ、簡潔に説明せよ。

9.5 薬物の腎排泄について、三つの主要な機構に言及して簡潔に説明すると共に、それら機構を考慮した腎クリアランスの式を提示せよ。

9.6 シトクロム P450 による酸化的代謝とグルクロン酸抱合代謝に及ぼす加齢の影響について述べよ。

9.7 ある薬物を経口投与した場合、投与量の増加と共にバイオアベイラビリティが増加したという。その理由としての可能性について考察せよ。

参 考 文 献

1) 瀬﨑 仁・木村聰城郎・橋田 充 編:『薬剤学(第5版)』廣川書店 (2011).
2) 山本 昌 編:『演習で理解する生物薬剤学』廣川書店 (2010).
3) 加藤隆一:『臨床薬物動態学−臨床薬理学・薬物療法の基礎として−(改訂第4版)』南江堂 (2010).
4) 杉山雄一・山下伸二・加藤基浩 編:『ファーマコキネティクス−演習による理解−』南山堂 (2003).
5) 橋田 充 編:『薬物動態学』ベーシック薬学教科書シリーズ 18, 化学同人 (2010).

10 薬物の送達システム

薬物治療において、化合物原体がそのままの形で生体に投与されることは極めて稀であり、通常は適当な形状、すなわち剤形に加工され用いられる。医薬品の剤形の性質は、投与後の薬物体内挙動に多大なる影響を及ぼすため、最終的な薬理効果を支配する重要な因子となっている。本章では、「有効性と安全性、さらには信頼性に関して高い保証を与えるように、薬物の投与形態を最適のかたちに設計する」という理念のもと、様々な技術革新が進められている「薬物送達システム（drug delivery system；DDS）」について学ぶ。

10.1 DDS とは

薬物は通常、目的とした効果が効率良く発現されるように、適当な「剤形」に加工されたのち、様々な経路から生体に投与される。投与された薬物は、吸収後、血流に乗って各臓器に分布し、代謝や尿中排泄によって生体から消失する。薬効は、生体内の一部に存在する作用部位に到達した薬物分子によってのみ発現され、他の部位へ移行した薬物は、しばしば副作用発現の原因となる。したがって、薬物治療を有効かつ安全に行うためには、薬物をできるだけ選択的かつ望ましい濃度－時間パターンのもと、作用部位に送り込む必要がある。こうした考えのもと、投与部位から作用部位に至るまでの薬物の生体内の動きをトータルシステムとして捉え、これを各種の投与技術あるいは製剤技術で制御することにより、最適な治療効果を得ることを目的とした投与形態、あるいはこうした概念を、「ドラッグデリバリーシステム（drug delivery system；DDS）」と呼ぶ。現在、「薬物投与の最適化」を目指した数多くの DDS 技術の開発が進められている。DDS 開発における制御の対象として、これまでに

表 10.1 DDS 技術の導入が必要な疾患と薬物の例（橋田[1]より抜粋のうえ改変）

疾患例	適用薬物例	疾患、適用薬物の特性	利用される DDS 技術
狭心症	亜硝酸化合物	持続投与、頻回投与が必要	経皮コントロールドリリース
細菌感染症	抗生物質	経口投与製剤化が望まれる	プロドラッグ化による吸収改善
がん	抗がん剤	特定の細胞群が標的、副作用が強く治療係数が小さい	ターゲティング、コントロールドリリース
喘息	キサンチン誘導体	持続投与が必要	経口コントロールドリリース
緑内障	ピロカルピン	感覚器の局所疾患	局所型コントロールドリリース
脳機能低下	ニューロペプチド	血液脳関門を通過できない	透過促進によるターゲティング
内分泌異常	ペプチド性ホルモン	吸収障壁の透過性が悪い	投与経路の変更、吸収促進剤の利用
糖尿病	インスリン	生体応答を組み込んだ投薬管理が必要	センサー機能付きコントロールドリリース
免疫疾患	サイトカイン	多様な生理活性の分離が必要	ターゲティング、コントロールドリリース
先天性代謝病	欠損酵素	体内消失半減期が短い	分子構造修飾、ナノ粒子への内封化などによる安定化
	DNA（遺伝子治療）	細胞内の核への送達が必要	ターゲティング、生体膜透過性改善

種々の体内動態プロセスが取り上げられてきた（**表 10.1**）。代表的なものとして、以下のものが挙げられる。

① 生体に対する薬物供給
② 薬物吸収障壁の通過
③ 臓器、組織間での薬物分布の振り分け

①は、薬物を生体にコントロールされた速度で供給することにより、作用部位で適切な濃度−時間パターンを得ることを目指すものであり、「**コントロールドリリース（controlled release；放出制御）**」と呼ばれている。薬物治療では、多くの場合、投与された薬物は、最初に消化管や皮膚などの身体の表面を覆う障壁を効率良く通過しなくてはならない。しかし、薬物の中にはその物

理化学的性質から、障壁をまったく通過できない、あるいは通過の過程で分解されてしまい、生体の内部にはほとんど到達できないものが多数存在する。②は、薬物の適用部位からの効率の良い吸収を目指すものであり、「アブソープションエンハンスメント（absorption enhancement；**吸収改善**）」と呼ばれている。一方、体外から直接あるいは何らかの吸収過程を経て、全身循環血液中に移行した薬物は、血流により体内の各組織（臓器）に運搬される。このように薬物が血液中から組織内へ移行する現象を「分布（distribution）」という。③は、薬物に標的部位に指向する性質を与え、選択的な薬物送達を実現することを目指すものであり、「**ターゲティング**（targeting；**標的指向化**）」と呼ぶ。これら①〜③の要素は、DDS 開発における極めて重要な柱となっている。

現在、DDS は、細胞に対する毒性を作用機序とするため投与方法の難しい抗がん剤をはじめとして、幅広い医薬品に対してその開発が進められている。例えば、バイオテクノロジーによって創製されるサイトカインなどの生理活性物質、抗体、さらには遺伝子・核酸医薬の実用化においても不可欠の技術になるものと考えられている。このように DDS は、将来の薬物療法を支える最も重要な基盤技術の一つとして位置付けられており、今後、ライフサイエンスのフロンティアにおいても、他の多くの研究領域と相互に大きな影響を与え合っていくものと考えられる。

本章では、現在開発が進んでいる DDS の実例を、上述した三つの柱に沿って分類し、それぞれについて紹介する。

10.2　コントロールドリリース（放出制御）を目的とした DDS 技術

一般に、薬物の治療効果や副作用は、投与後の血中濃度によって規定される。血中濃度は、それぞれの薬物固有の治療域濃度、すなわち、最低薬効発現濃度と最低毒性発現濃度の間に維持されることが望ましい。しかし、溶液製剤の静脈内投与や通常製剤を用いた投与では、血中濃度が治療域の範囲内に収ま

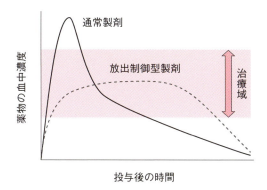

図 10.1　放出制御型製剤による血中濃度の維持

る時間は限定され、投与量によっては、思わぬ副作用が発現したり、必要な薬理効果が得られない場合がある。「放出制御」は、投与形態を工夫し、薬物を生体に適当な速度で供給することにより、血中濃度を適正に制御しようとする考え方（**図 10.1**）であり、その実現のために、様々なアプローチが試みられている。

コントロールドリリースの考え方は、経口、外用、注射と様々な製剤に広く応用されている。適用される放出制御の方法は種々存在するが、製剤学的には、マトリックス中での薬物の拡散を制御することにより、薬物放出をコントロールする方法（マトリックス拡散制御システム）と、放出制御膜を用いて薬物の放出をコントロールする方法（膜透過制御システム）が基本となる。ここでは、外用剤、注射剤を中心に、放出制御型製剤の現状について、投与部位別に分類して概説する。

10.2.1　経皮吸収型コントロールドリリース製剤

従来、皮膚への薬物投与は、局所作用を目的に行われてきたが、近年のDDS 研究の進歩と相まって、全身作用の発現を目的とした薬物の投与経路としても皮膚が利用されるようになった。現在までに、ニトログリセリン、硝酸イソソルビドなど、皮膚透過性の高い薬物を対象とした製剤が実用化されてい

表 10.2　各種ニトログリセリン製剤の投与量、作用時間などの比較

製剤	投与量	作用発現時間	作用持続時間
舌下錠	0.3～0.8 mg	2～5 分	10～30 分
経口投与錠	10～60 mg	20～45 分	2～6 時間
軟膏（2 %）	0.5～2 インチ	15～60 分	3～8 時間
パッチ型製剤	10～20 mg	30～60 分	～24 時間

る。これらの薬物では、皮膚からの吸収が良好なため、製剤からの薬物放出を制御することによって、吸収速度をコントロールし、望ましい血中濃度を長時間一定に保つことができる。

　現在までに最も普及しているのは、狭心症発作の予防を目的とした硝酸化合物（ニトログリセリン、硝酸イソソルビド）を主薬とする放出制御型パッチ製剤である。これらの製剤は、主薬の放出速度がエチレン－酢酸ビニル共重合体からなる多孔性膜の透過速度によって制御されている。本製剤を皮膚に貼付すると、24 時間にわたって主薬が一定速度で放出され、血液中濃度が一定範囲に保たれて狭心症が予防される。**表 10.2** は、ニトログリセリンのパッチ型製剤の作用発現時間や作用持続時間を、既存の製剤と比較したものである[2]。

　狭心症発作時に即効性を期待して用いられる舌下錠は、作用発現が極めて速いものの作用の持続は短い。経口投与錠の場合は、投与量のうち全身循環血に到達する割合が低いため、高い投与量の割には作用時間はそれほど長くない。一方、軟膏は扱いにくく吸収量も不確実で、作用の持続も不充分である。これに対して、パッチ型製剤では、24 時間にわたり効果が持続する。しかし、パッチ剤が実用化された結果、24 時間連続投与を繰り返すと、ニトログリセリンの効果に対して、生体に耐性が生じることが分かってきた。現在では、間欠投与が検討されると共に、二相性に薬物を放出するパッチ製剤の開発も進められている。

　また、抗コリン作動薬のスコポラミンを長時間一定速度で放出する乗り物酔い予防を目的とした放出制御型製剤も実用化されている。この製剤では、スコポラミンの急激な血液中濃度上昇がないため、経口投与や筋肉注射の場合に見

られる眠気や眼の毛様筋の麻痺などの副作用も防止できる。さらに、禁煙を目的としたニコチンのパッチ製剤も話題となっている。投与が確実なことと、副作用の発現があった場合には、すぐに投与が中止できることは、これら製剤の大きな利点であろう。

10.2.2 注射・注入型コントロールドリリース製剤

薬効の持続を目的とした放出制御型注射剤の場合、投与部位として、静脈内投与のみならず、筋肉内あるいは皮下が選択される場合が多い。ここでは、筋肉内あるいは皮下投与を目的とした各種放出制御型製剤について紹介する。

1) 水系サスペンション（懸濁液）

薬物をサスペンション（懸濁液）の形で筋肉内または皮下に投与すると、水溶液投与の場合よりも持続的な血中濃度が得られる。これは、懸濁状態の薬物が注射部位に留まり、溶液状態の薬物が吸収され、消失する分を懸濁粒子からの溶解によって徐々に補充するためである。例えば、インスリンは、インスリン亜鉛とすることで溶解度が低下し、懸濁状態となるため徐放化される。また、水溶性高分子のプロタミンと不溶性の複合体を形成させ、この複合体のサスペンションを投与することにより、インスリンの遊離、放出をコントロールする製剤も開発されている。

2) 複合体・プロドラッグ

後述するように、高分子物質は、薬物キャリアとして薬物分布過程の制御に汎用されているが、筋肉内注射に応用することでコントロールドリリースの目的にも利用することができる。例えば、低分子薬物は、高分子との複合体を形成させることで、注射後の吸収挙動を大きく変化させることができ、複合体から遊離した薬物のみが血管系に吸収されるため、複合体からの薬物の遊離速度を調節することによって薬効の持続化が得られる。

3) マイクロカプセル・マイクロスフェア・埋め込み剤

高分子膜や高分子マトリックスにより、薬物の放出を制御する試みが数多く行われている。例えば、黄体形成ホルモン放出ホルモンの誘導体である酢酸リ

ュープロライドを、ポリ乳酸グリコール酸を基剤に用いてマイクロカプセル化した製剤は、高分子基剤が徐々に分解することにより、筋肉内注射後、数か月にわたり一定の速度で主薬を放出させることができる。現在、6か月に1回の投与が可能な製剤も開発され、前立腺がん患者のQOL向上に寄与している。一方、高分子マトリックス中に薬物を分散させ、薬物を持続放出する埋め込み型ペレットも盛んに研究されている。その生体内半減期が極めて短いことが知られているサイトカインを含有するコントロールドリリース製剤の開発は、非常に注目を集めている。

4) 油性溶液

油性溶液からの薬物放出は、油相と周囲の水溶液媒体間の薬物の分配の程度によってコントロールされるので、これを利用することにより持続的な薬物放出が得られる。持続的な薬物放出による薬効の持続化を目指した製剤として、エストラジオールなどのホルモンの難水溶性エステル油性溶液製剤が市販されている。

10.2.3 静脈内注射用コントロールドリリースデバイス

従来、静脈内投与後の薬物血中濃度を一定に維持するために、持続注入、点滴法が用いられている。最近は、精巧な微量注入ポンプや携帯可能な小型ポンプが実用化されている。さらに、注入速度が自由にプログラミングできる注入器も開発され、糖尿病におけるCSII療法（持続皮下インスリン注入療法）などに応用されている。また、体内埋め込みカテーテルにより、直接病巣部位に薬物を持続的に送り込むことも可能となった。

1) 定速注入用デバイス

ポンプを用いて、薬物をカテーテルを通じて定速で静脈内に注入できる種々の装置が開発されている。シリンジポンプ型が主流であるが、一定の圧力で収縮する袋を薬液リザーバーとして用いるタイプも開発されている。フロンガスの体温での蒸気圧を駆動力に、カテーテルを介して血管内に数mL/dayの一定速度で薬物を注入できる。薬液貯蔵部に体外より薬物を補充することがで

き、長期にわたって連続注入が可能である。ヘパリン、モルヒネや抗がん剤の連続注入療法に応用されている。

2）プログラム化注入用デバイス

ホルモンなど生体内における生理活性ペプチドの分泌は、必ずしも一定ではなく、必要に応じて変動したり、一定間隔のパルス形で分泌されることが多い。このような物質を用いて薬物治療を行う際には、望ましいパターンで生体に送り込む必要があり、例えば、糖尿病においては、血中グルコース濃度の変動に対応したインスリンの投与が望ましい。こうした目的を達成するため、より精密な血糖値のコントロールが行えるように様々な試みが行われており、一例として、患者の一日の血糖値の変動パターンから必要なインスリン量を設定したものをプログラム化し、それに従ってインスリンを放出できる注入器が開発されている。

このように放出制御を目的としたDDS製剤は、製剤側、デバイス側の両側面から日々改良が進められている。将来的には、これら両者を適切に組み合わせることによって、さらなるブレイクスルーにつながることが期待される。

10.3 アブソープションエンハンスメント（吸収改善）を目的としたDDS技術

今日、経口投与製剤は、その利便性から様々な疾病の治療に用いられており、臨床応用されている医薬品の約50％を占めるに至っている。そのため、新規医薬品も、開発当初から経口製剤としての開発を目指す場合が多い。経口投与された薬物の消化管における吸収性の制御という観点からは、DDS開発における制御の対象として、上述した「放出制御」と「吸収改善」が重要な項目となる。ここでは、薬物の消化管吸収の改善あるいはその制御を目指したDDS技術のうち、1. 膜透過性改善のアプローチ、2. 難水溶性改善のアプローチ、3. 消化管内移行動態を制御するためのアプローチの三種類に着目し、以下、それぞれのアプローチに関して、簡単に紹介する。

10.3.1 膜透過性改善のアプローチ

経口投与された薬物が消化管から吸収される過程には、様々な吸収障壁が存在する。実際に、薬物の中には、消化管での安定性や溶解性が不充分であったり、消化管粘膜透過性が低いなどの理由により、経口投与時に充分な吸収率が得られないものも少なくない。消化管の管腔内に溶解した状態で存在する薬物分子は、単純拡散や能動輸送など様々な膜透過機構により、消化管粘膜を構成する上皮細胞層を透過し、全身循環血へと流入する（第9章参照）。こうした膜透過機構のうち、薬物の消化管吸収を考えるうえで最も基本的かつ重要なものは、濃度勾配に従った単純拡散である。単純拡散により吸収される場合には、消化管粘膜上皮細胞層は脂溶性のバリアとして働くため、一般的には、分子サイズが小さく、比較的脂溶性が高い薬物が効率よく消化管から吸収される。

一方で、分子サイズの大きい薬物や、非常に水溶性の高い薬物は、吸収されにくいことが知られている。したがって、こういった膜透過性が低い化合物の消化管吸収性を改善するためには、膜透過性を改善する必要がある。以下に、膜透過性の乏しい薬物に対する膜透過性改善のアプローチを紹介する。

1）吸収促進剤の利用

難吸収性薬物の膜透過性を改善する方法の一つとして、添加物を利用し、薬物の粘膜透過性を一過性に上昇させるアプローチが挙げられる。こうした作用を有する添加物を総称して吸収促進剤と呼ぶ。現在までに、多くの物質が吸収促進剤として利用されているが、代表的なものとしては、界面活性剤、胆汁酸、脂肪酸、キレート剤などが挙げられ、それぞれ固有の作用メカニズムを有することが明らかとなっている。

吸収促進剤が臨床応用された例として、アンピシリンの小児用坐剤に添加されたカプリン酸ナトリウムが挙げられる。一方で、小腸からの薬物吸収促進を期待する場合には、薬物と同時に経口投与された吸収促進剤が、消化管内で希釈され、充分な吸収改善へとつながらない場合も見受けられる。よって、その経口製剤化に際しては、腸溶性カプセル化などの何らかの製剤学的な工夫が必要と考えられる。さらに、吸収促進効果が強い添加物は、同時に粘膜傷害性や

10.3 アブソープションエンハンスメント(吸収改善)を目的としたDDS技術　251

粘膜刺激性も有する傾向にあり、今後、強い促進効果を有しつつ、粘膜傷害性の少ない理想的な吸収促進剤の開発が期待される。

一方、難吸収性薬物として認識されている薬物の一部は、消化管上皮細胞に取り込まれた後、P-糖タンパク質（P-gp）などの排出系トランスポーターの働きにより、消化管管腔内に排出されるため、見かけ上の吸収性が乏しくなっていると考えられている。こうした場合には、上述したようなメカニズムを有する吸収促進剤は必要でなく、吸収の実質的な障壁となっているこれら排出系トランスポーターの活性を抑制する物質を併用する。これによって、経口投与後の消化管吸収性を改善することが可能であると考えられる。

2) プロドラッグ化

吸収促進剤を利用したアプローチは有用である一方、一過性とはいえ消化管に存在するすべての物質に対して膜透過性の上昇を引き起こすため、安全性の点から充分な注意を要する。そこで、別のアプローチとして、薬物自体を化学修飾することにより、吸収を改善する試みがなされている。薬物の化学構造を修飾した誘導体のうち、それ自身は不活性であるが、膜透過を妨げている障壁を回避して生体内に到達した後、親薬物に復元され、治療効果を発揮するように設計されたものを「プロドラッグ」と呼ぶ。

薬物の脂溶性を増大させるような構造修飾を施すことにより、膜透過性の改善を目指したものとしては、アンピシリンのプロドラッグであるバカンピシリンやタランピシリンが挙げられる。別のアプローチとしては、薬物に対して塩基性ペプチド等を結合させることにより正電荷を付与し、弱負電荷に帯電している消化管粘膜上皮細胞膜との静電気的な相互作用を増大させることにより、膜透過性の改善を目指したものが挙げられる。この他に近年、その機能解析が飛躍的に進んでいる、消化管に存在する各種トランスポーターの有する基質認識性を利用し、基質として認識を受けるような化学構造修飾を薬物に施すことによって、薬物の透過性を改善する試みもなされている。

3) 分解の防止

酸性の胃液などに暴露されることによる化学的な分解や、管腔内や上皮細胞

内に存在する酵素による分解も広義の吸収バリアとして働く。前者に関しては、古くから腸溶性コーティングをはじめとする腸溶性製剤が開発され、胃内での分解防止に利用されている。後者に関しては、特にペプチド性医薬品に対して、アプロチニン、カゼイン、大豆トリプシンインヒビターといった種々のタンパク質分解酵素阻害剤を併用することにより、ペプチド性医薬品の消化管管腔内での分解を防止する試みが行われている。

10.3.2 難水溶性改善のアプローチ[3]

固形製剤として経口投与された薬物が血液中へと吸収されていくためには、まず、消化管内溶液中に充分量が溶解することが必須である。消化管粘膜に対して高い透過性を有していても、水溶性に乏しく消化管内における溶解に多大な時間を要する薬物では、その吸収過程は溶解律速となり、充分な吸収へとつながらないことになる。さらに、難水溶性という特性を有する化合物は、投与後の吸収挙動に大きな個体差、個体間変動が認められることが多く、こうした化合物の開発段階で大きな問題となっている。したがって、難水溶性化合物の溶解性を改善することは、その吸収性の改善に留まらず、吸収挙動の個体差、個体間変動の低減も併せて達成可能であると考えられる。そのため、これら化合物に対する付加価値の多面的な付与へとつながる可能性がある。

以下に、難水溶性改善を目指した各種製剤学的工夫を紹介する。

1) 微細化

固体の溶解速度は、その表面積に比例する[4]ことを利用し、各種の粉砕技術によって固体薬物を微細化することにより、その表面積を増大させ、溶解速度を改善するアプローチである。従来より、ジェットミルによるサブミクロンオーダー粒子への微細化が実施されてきたが、近年では、ナノマイザーを利用したナノオーダー粒子への微細化が可能となっており、溶解速度の顕著な改善へとつながった例も見受けられる。

2) 固体分散体の利用

固体分散体とは、水溶性高分子や糖類を担体として使用し、結晶性薬物を、

原子や分子の配列が不規則な非晶質の分子状態で担体中に存在させることにより、その水溶性を改善するアプローチであり、製剤学的には、超微細化と非晶質化という二つの溶解性改善手法を組み合わせた技術として定義される。一般的には、上述した粉砕技術による微細化よりも、溶出性を改善する効果の方が大きいと考えられている。担体の種類および調製方法も多岐にわたることから、対象となる薬物に適切な製剤化を選択することができる有用なアプローチである。その一方で、固体分散体中での薬物の存在状態、さらには溶出液中での再結晶の程度は、選択する担体と薬物の相互作用に依存していると考えられている。したがって、安定かつ有用な固体分散体を調製するためには、かなりの試行錯誤が必要となる場合も見受けられる。

3) SMEDDS 製剤

Self-microemulsyfying drug delivery system (SMEDDS) を用いた自己乳化型マイクロエマルション製剤は、その名の通り、自己乳化型製剤である。したがって、製剤に含有されているコンポーネントは、薬物、油脂成分および界面活性剤のみであり、製剤の調製段階において、乳化を必要としない点に特徴を有する。製剤投与後には、胃の収縮運動や小腸の蠕動運動等によって、製剤中コンポーネントが、これら部位に存在している水分と混合、撹拌され、緻密なO/Wマイクロエマルションを形成する。前述した固体分散体の場合とは異なり、担体と薬物の組合せの厳密な最適化を必要とせず、選択した油脂成分に対して比較的幅広い薬物が適応可能と考えられる。一方で、服用後に水分を摂取しすぎた場合には、マイクロエマルションの形成へとつながらない可能性も考えられるため、投与前後の水分の摂取には充分な注意を要する。

臨床応用されている自己乳化型マイクロエマルション製剤の代表例としては、シクロスポリンのSMEDDS製剤がある。本製剤は、油脂成分と界面活性剤といった製剤コンポーネントの混合物にシクロスポリンを溶解し、ソフトゼラチンカプセルに封入したものである。この製剤は、シクロスポリン吸収性の向上と個体差の低減を実現した。

4）シクロデキストリンによる包接化

環状オリゴ糖であるシクロデキストリンは、その分子内に存在する疎水空洞に様々なゲスト分子を包接可能であるため、薬物の安定化あるいは可溶化に広範に利用されている。最近では、天然シクロデキストリンの物性や、包接特性を改善した様々な誘導体が開発され、特に、親水性シクロデキストリン誘導体のいくつかは、新薬の有効性・安全性を確保する機能性素材として臨床応用されている。

10.3.3 消化管内移行動態を制御するためのアプローチ

薬物吸収は主に小腸で起こるため、薬物の小腸への到達速度を規定する胃からの排泄速度や、小腸内での移行速度が吸収パターンを決定する重要な因子となる。以下に、製剤の消化管内移行動態を制御するためのアプローチについて紹介する。

1）胃内滞留型製剤

胃内滞留型製剤とは、経口投与された製剤を胃の中に留め、胃の中で薬物を放出させることにより、小腸への薬物の移行を遅延し、小腸での薬物吸収を持続させる方法である。比重が 1 より小さい賦形剤（嵩増しを目的に加えられる製剤添加物）をカプセル中に含ませることにより、胃内溶液中に浮遊させ、小腸への流出を妨げるように工夫された製剤がこうした試みの一つである。一方、経口投与後、形状が変化することにより、胃内に長時間滞留する製剤の開発も進められている。

錠剤に吸水性架橋高分子の被膜を施した胃内滞留性製剤は、胃内で被膜が膨潤してサイズが増すため胃内に留まりやすくなる。薬物の放出は膨潤した高分子の層により制御されるため、裸錠を投与した場合と比べ、薬物の血中濃度が持続化することが示されている。また、形状記憶ポリマーを用いた胃内滞留デバイスも考案されている。これは、本ポリマーが温度の上昇に伴い元の形状に戻ることを利用したもので、投与時には通常の形態を持つ製剤が、胃内に到達し、体温に曝されると、十字形や Y 字形に復元され、幽門（胃の出口）から排

出されないように設計されている。

2) 粘膜付着型製剤

粘膜付着型製剤は、消化管粘膜表面に存在する粘液や、上皮細胞に付着しやすい製剤を調製することにより、製剤の消化管内の移動速度を遅延させ、薬物の吸収性を改善することを目的としている。例えば、ポリグリセリン脂肪酸エステルを基剤として用いた徐放性の細粒剤の内部に、粘膜付着性ポリマーであるアクリル酸重合体の微粒子を含有させた製剤が開発されている。これは、経口投与後、胃内の水分により膨潤したポリマーの特性により、胃および小腸を含めた消化管全体の粘膜に対し付着性を示すことによって、経口投与後の消化管内での移行を遅延できることが確かめられている。

3) 定位放出製剤

薬物によっては、消化管の特定の部位で、局所的かつ急速な薬物放出が必要となる場合がある。一例としては、胃液中で膨潤し、幽門で破裂するように設計された定位放出製剤で、十二指腸潰瘍治療薬を疾病部位に高濃度に送り込むことを目的としたカプセル剤が開発されている。また、胃に対して刺激性を有する一方、小腸粘膜で代謝されやすいなどの欠点を有するパーキンソン病治療薬レボドパの発泡性腸溶錠が開発されている。この製剤は、膜透過性に富む十二指腸で急速にレボドパを放出することにより、全身循環血への到達性改善を期待するものである。

4) 大腸指向型製剤

大腸指向型製剤は、文字通り、大腸から全身循環系への薬物吸収あるいは大腸での局所的な薬理作用を目的とした製剤である。近年の食生活の欧米化に伴い、大腸の潰瘍性疾患や、ストレスが原因の過敏性腸症候群などが増加傾向にあるため、結腸内の患部まで直接薬剤を届けるシステムとしても注目されている製剤である。

具体例としては、大腸に存在する腸内細菌由来の酵素（アゾリダクターゼ）の働きを利用して、担体であるアゾポリマーを分解させることにより薬物の放出を促すものがある。これ以外にも、腸内細菌により有機酸を生成する糖と薬

物との混合物を、酸可溶性高分子でコーティングし、大腸において生成した有機酸により、薬物の放出を促すというアプローチが知られている。ダイエット食品などに使用されるラクチュロース（二糖類の合成甘味料）は、服用しても消化管上部では吸収されず、消化管下部、特に、結腸に到達すると腸内細菌に分解されて有機酸（主に酢酸）を産生する。そこで、こうしたラクチュロースの性質を利用し、胃溶性高分子と腸溶性高分子を用いた保護膜で主薬とラクチュロースを覆うことによって製剤が結腸に達すると、ラクチュロース由来の酸により、酸可溶性高分子が溶解し、薬物が放出されるというユニークなアプローチである。

　これら大腸指向型製剤は、患部のみに薬物を運ぶことから、投与量の減量だけでなく、副作用も軽減できると考えられている。さらに、大腸は小腸に比べ、タンパク質やペプチド分解酵素の活性が低く、ペプチド性医薬品の吸収の場としても注目されていることから、大腸指向性製剤は、低分子薬物のみならず、インスリンのようなペプチド性医薬品に対しても適用可能であるといえる。

10.4　ターゲティング（標的指向化）を目的としたDDS技術

10.4.1　ターゲティングの目的

　生体に投与された薬物のうち、活性を保持したまま標的作用部位に到達したものだけが治療効果を発現し、残りは無効になる。あるいは、場合によっては不必要な部位に作用して副作用の原因となる。したがって、薬物を標的部位に選択的に作用させることは、薬物療法を有効に行うための普遍的条件といえる。こうした観点より、薬物に生体内で標的部位を指向する性質を与えることを「ターゲティング」という。ターゲティングは、DDSの考え方の中でも最も基本的かつ重要な概念である。ターゲティングの目的としては、以下のものが挙げられる。

　① 体内の特定部位への選択的送達（主作用の増強）

② 目的外の部位への移行抑制（副作用の減弱）
③ 標的に到達するまでに存在する通過障壁の克服
④ 送達の濃度－時間パターンの制御

　ターゲティングの対象薬物としては、その重篤な副作用のため、投与が難しい抗がん剤をはじめとして、抗菌薬、循環器用薬、抗炎症薬が挙げられる。最近では、これらの低分子薬物のみならず、プロスタグランジン、ホルモン、酵素、サイトカイン、抗体、さらには遺伝子医薬品を対象とした研究も活発に進められている。

10.4.2　ターゲティングの方法論

　薬物を標的に選択的に作用させるための方法として、**表 10.3** に示すように、様々なアプローチが考えられている。ターゲティングを広義に考えた場合、最も簡単に標的指向化を実現する方法は、表中 ① の病巣に対する薬物の直接投与である。最近では、内視鏡や超音波診断装置、あるいは経動脈カテーテル法の利用など、種々の医療技術を用いて生体内の様々な部位に薬物を直接投与することが可能となっている。

　薬物の標的親和性を高めようとするものの中には、表中 ② のように、標的にのみ選択的に作用する物質を探る試みもある。細胞壁合成を選択的に阻害す

表 10.3　ターゲティングの方法

方　法	実　例
① 局所投与	腫瘍やその近傍への直接注入、選択的動脈カテーテル法による動脈内投与
② 作用発現点に特異性のある薬物の開発	β-ラクタム抗生物質、酵素阻害剤
③ 特異的な生体反応の利用	昇圧化学療法、血液脳関門のオスモティックオープニング
④ 生理的機構による標的部位での選択的活性化	プロドラッグ
⑤ 薬物キャリアの利用	分子性キャリア、微粒子性キャリア
⑥ 外部からの作用による薬物活性化	レーザー光や超音波照射による光増感剤の活性化

る β-ラクタム抗生物質は、こうした考えのもとに開発された。しかし、このような方法は、病巣が他の部位と明確に区別され、しかも技術的に局所投与が可能な場合や、外来微生物が標的の場合には有効な方法であるが、標的部位が細胞内に存在する場合や、生体の他の部位も薬物に対する感受性を有する場合には充分な効果は期待できない。

すでに臨床的に実用化されている昇圧化学療法や血液脳関門に対するオスモティックオープニング法のような、外部からの刺激に対する生体側の特異的反応を利用する表中 ③ の方法、あるいはレーザー光や超音波の照射を薬物の活性化に利用する ⑥ の方法も、応用性には限界がある。

これに対して製剤学の領域では、薬物原体を、製剤学的手法を利用して修飾することにより、薬物ターゲティングを達成しようとする試みが行われ、DDS の開発研究のなかで重要な位置を占めている。④、⑤ のアプローチは、広義にはこのような試みに分類されるものであり、薬物を他の分子あるいは製剤材料を用いて修飾する。すなわち、修飾に用いた素材を運搬体（キャリア）として利用し、その特性に応じて薬物の体内動態を制御することにより、主作用の増強と副作用の減弱を達成しようとするものである（図 10.2）。以下に、

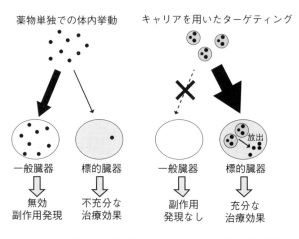

図 10.2　キャリアを利用したターゲティングの考え方[5]

薬物キャリアを利用したターゲティングについて紹介する。

10.4.3 薬物キャリアの種類

キャリアを利用したターゲティングシステムの設計において、薬物キャリアの選択は、最も重要なポイントとなる。薬物キャリアを大別すると次の二つ（分子性キャリア、微粒子性キャリア）に分類できる。調製方法の観点からは、合成化学的手法を利用した薬物の分子構造修飾と、物理化学的手法を基礎とした剤形修飾とに大別されるが、分子性キャリアを用いるアプローチは前者に、微粒子性キャリアを利用するアプローチは後者に対応する。

1）分子性キャリア

① 低分子プロドラッグ

低分子物質を薬物のキャリアとして利用し、ターゲティングを達成しようとする試みの多くは、低分子性のプロドラッグ開発に分類される。プロドラッグは、それ自身は不活性で、化学反応あるいは生体内酵素の働きによりキャリア－薬物間の結合が切れ、親薬物に復元された後に活性を示すので、結合に用いる官能基およびその結合様式の選択には充分な注意を要する。

抗ウイルス剤アシクロビルは、酵素の働きによりリン酸化され、3-リン酸化体となり、代謝拮抗剤としてウイルス増殖を阻害する。このリン酸化過程の最初の段階である 1-リン酸化体は、ウイルス感染細胞においてのみ誘導される酵素であるチミジンキナーゼにより生成される。よって、アシクロビルの活性化は、標的細胞であるウイルス感染細胞内で特異的に起こることになる。また、腫瘍部位で活性の高いピリミジンヌクレオシドホスフォリラーゼにより、5-フルオロウラシルに変換されるドキシフルリジンもこうしたコンセプトに基づいて開発されたプロドラッグである。つまり、このプロドラッグは、腫瘍部位においてのみ効率良く親薬物である 5-フルオロウラシルに変換され、優れた抗腫瘍活性を発現する。

② 高分子化医薬

低分子物質は、生体内を自由に拡散し、全身に非特異的に分布するのに対

し、高分子物質の各部位間の移行は、種々の生体バリアで妨げられる。したがって、適当な物理化学的性質を有する高分子物質を薬物キャリアに用い、こうした生体バリアの特性をうまく利用することにより、ターゲティングが実現できる。

　代表的な例としては、ポリエチレングリコール（PEG）による生理活性物質の修飾が挙げられる。一般的に、低分子薬物は、腎臓の糸球体ろ過により速やかに血中から消失することが知られているが、これら薬物をPEG修飾により高分子化し、腎臓からの排泄を遅延させることにより、血中での滞留時間を延長し、投与量・投与回数を減らすことができる。ウイルス性肝炎に使用されるPEG化インターフェロンの場合では、PEGによる修飾で半減期は5時間から30時間へ延長され、用法は連日筋注から週1回皮下注へと改善された。PEG修飾の別の活用例として、ヒトにとって異種タンパク質を投与する際、血中濃度持続に加えて、免疫原性および抗原性を減じさせる目的もある。代表的なものは、白血病に使用されるPEGアスパラギナーゼ（本邦では未承認）で、アレルギー症状などの副作用が発現しないようにPEG修飾が施されている。

2）微粒子性キャリア

　前項で述べた分子性キャリアを用いる化学的アプローチにおいては、薬物は、化学修飾に適した官能基を持つ必要があり、また、薬物ごとに合成手法を開発する必要がある。これに対して、微粒子性キャリアを利用する試みは、剤形修飾に相当し、原理的にはどのような化学構造を持つ薬物に対しても適用可能であり、比較的簡便な操作で調製できるという利点がある。微粒子性キャリアの調製には、脂質や高分子マトリックスなどが素材として用いられる。前者の例としては、リポソーム、エマルション、後者の例としては、マイクロスフェアが挙げられる。これらを用いたターゲティングは、基本的にはその粒子径をはじめとする物理化学的特性により体内動態が規定される。

① 脂質微粒子

　脂質は、生体を構成する主要な成分の一つであり、薬物キャリアの素材としては極めて生体適合性の高い物質であるといえる。その種類は多岐にわたり、

10.4 ターゲティング（標的指向化）を目的としたDDS技術

物理化学的特性に依存して水との間に多様な分散状態を形成するため、種々の薬物のキャリアとなり得る。

a. リポソーム

リポソームは、内水相を有したリン脂質二重膜からなる閉鎖型の小胞体で、水溶性薬物は内水相に、脂溶性薬物は脂質二重膜部分に封入可能である。リポソームを調製可能なリン脂質は複数存在するが、二つの脂肪鎖と一つのリン酸を伴ったコリン基がグリセロールに脱水縮合した、ホスファチジルコリン（PC）が最も汎用される。その理由としては、最も一般的なリン脂質であること、構造的に安定な二重膜を形成しやすいことが挙げられる。また、飽和度の高い脂肪鎖が結合したPCを用いて調製したリポソームは、脂質二重膜が密となり、薬物保持能が高まると共に脂質膜界面に水が浸入しにくくなり、膜の安定性が高まることが知られている。PC同様、コレステロールもリポソーム構成成分として汎用されている。不飽和脂質を用いて調製した二重膜に添加すると流動性を低下させ（condensing効果）、飽和脂質からなるゲル相の二重膜に添加すると流動性を上昇させる（fluidizing効果）といった、脂質二重膜に適度な流動性を付与する作用が知られている。リポソームは、ナノ粒子製剤の中で最も多くの研究がなされており、すでに臨床応用されている製剤に加えて、様々なリポソーム製剤が臨床試験の段階にある。

b. エマルション

エマルションは、ある液体中でこれと混合しない他の液体の微粒子が乳化剤の働きにより安定に分散したものである。エマルションの型は、用いる乳化剤の種類と油相、水相の容積比により異なる。一般的に、HLB (hydrophile-lipophile balance) の高い乳化剤では水中油滴型エマルションが、HLB値が低い乳化剤を用いた場合では油中水滴型エマルションが得られる。エマルションも、リポソーム同様、水溶性・脂溶性両薬物のキャリアとなり得る。粒子の単位体積当たりに対する内部液滴が占める割合が高く、薬物を高効率で封入可能であるという利点がある。

c. リピッドマイクロスフェアー

臨床において、高カロリー輸液療法に用いられている静注用脂肪乳剤は、油相として大豆油などを用い、レシチンを乳化剤に用いて乳化した水中油滴型エマルションである。平均粒子径が 200 nm と小さくかつ均一であるため、安全性が高く、脂溶性薬物あるいは脂溶性プロドラッグのキャリアとしても注目を集めている。例として、抗炎症剤パルミチン酸デキサメタゾンやプロスタグランジンのキャリアとしての利用が挙げられる。

② 高分子マトリックス微粒子

高分子マトリックスからなる微粒子性キャリアは、マイクロスフェアあるいはマイクロパーティクルと呼ばれ、粒子径数 μm 程度から数百 μm までの幅広いサイズのものが報告されている。大部分のマイクロスフェアは、通常、固体状態で保存され、使用する直前に懸濁させて用いられる。マイクロスフェアの調製には、アルブミン、ゼラチン、デンプンなどの天然高分子や、エチルセルロース、ポリアクリルシアノアクリレートなどの合成高分子が用いられる。

③ 高分子ミセル

PEG などの水溶性高分子に、乳酸やグリコール酸、ポリアミノ酸誘導体などの疎水性高分子を化学結合させたブロック共重合体は、親水性／疎水性のバランスにより、水性溶媒中で自己会合して分子集合体、すなわち、ミセルを形成する。この疎水部に薬物を物理的に吸着、あるいは化学結合させたものが高分子ミセル製剤である。用いる高分子の物理化学的特性により、放出性の制御など、製剤に様々な機能を付与することが可能となる。

10.4.4　ナノ DDS 製剤を用いた腫瘍へのターゲティング

現在、抗がん剤の腫瘍組織へのターゲティングを達成するために、ナノスケールの微粒子性薬物キャリアに抗がん剤を封入する、いわゆる、抗がん剤のナノ DDS 製剤化に関する研究が幅広く行われている。ここでは、ナノ DDS 製剤の抱える体内動態的課題とその克服手法について、さらには、ナノ DDS 製剤の臨床応用の現状と今後の展望について、実例を交えて概説する。

1) 抗がん剤の体内動態制御の重要性

近年の抗がん剤研究開発の進歩により、小児がん、白血病、絨毛がんなどの一部のがんに対して、充分な治癒効果が期待できる薬剤が登場してきた。その反面、がん死亡者の大半を占める胃がん、大腸がん、肺がんなどの固形がんに関しては、充分な効果を示す治療薬が確立されたとは言い難い状況である。克服すべき課題の一つとして、抗がん剤の作用の非特異性が挙げられる。現状の抗がん剤は、がん細胞の高い増殖性に着目し、主にDNAの生合成あるいはその複製阻害に基づいているため、骨髄造血細胞、毛母細胞など、増殖が盛んな正常細胞への作用が切り離せず、それらは時としてがん化学療法における重篤な副作用として現れる。現行のがん化学療法の抱える問題点は、主に抗がん剤の作用の非特異性に起因するものであるため、DDS技術を利用することにより、抗がん剤の体内動態を適切に制御することができれば、主作用(抗腫瘍効果)の増大のみならず、様々な副作用の低減にもつながり、抗がん剤を用いたがん化学療法の質を劇的に改善することが可能となる。

2) ナノDDS製剤の抱える体内動態的課題とその克服法

血中濃度は、物質が各種組織へ移行する際の普遍的な駆動力である。そのため、抗がん剤を内封したナノ粒子の血中濃度を高く維持することは、腫瘍組織へのターゲティングを達成するうえで重要である。しかしながら、ナノ粒子の有する特有の物理化学的特性により、生体から異物として認識を受け、投与後速やかに血中から消失する。特に、細網内皮系組織の一部である肝臓や脾臓は、血管内皮細胞の間隙が大きい血管を有するために、ナノ粒子が取り込まれやすい臓器であり、その血中滞留性を低下させる主要な要因となっている。

肝臓に存在する類洞と呼ばれる静脈には、100〜150 nmの間隙が多数存在している。50 nmよりも小さい物質の場合、類洞の外側に存在するディッセ(Disse)腔へと容易に流入して、肝臓の大部分を占める肝実質細胞に取り込まれることが報告されている。それに加えて、類洞腔中には、クッパー(Kupffer)細胞と呼ばれる強い貪食能を有する常在型マクロファージが存在し、類洞を通過する血液中に存在するタンパク質、酵素などに加え、高分子や

ナノ粒子を取り込むことが知られている。したがって、肝臓への取り込みを抑制するためには、50 nm 以上の粒子径を持ちつつ、マクロファージによる貪食を受けにくいナノ粒子を調製する必要があると考えられている。

一方、脾臓には、小窓を有した脾洞と呼ばれる静脈血管が存在する。脾臓では、脾動脈から流れ込んだ血液が、脾柱動脈を通過した後、脾索と呼ばれる赤脾髄を構成する細網繊維組織に到達し、その後、脾洞に集まって、最終的に門脈を通って流れ出ていく。脾索から脾洞に血液が流れる際、脾洞を構成する血管内皮細胞間に存在する小窓を通過する必要があるため、400 nm 以上の物質は通過できず、脾索中に存在するマクロファージによって貪食されることが知られている。したがって、脾臓による取り込みを回避するためには、400 nm より小さいナノ粒子を用いる必要がある。

他にも、骨髄やリンパ節のリンパ洞などは、肝臓と同じく細網内皮系組織に含まれ、ナノ粒子が移行しやすい。また、腎臓の糸球体では、直径が 5 nm を下回る物質がろ過されることなど、粒子径に応じてナノ粒子が血中から各種臓器へと移行していくことが知られている。以上のことから、比較的長時間血中に滞留可能なナノ粒子製剤を調製するためには、その粒子径を 50 ～ 400 nm に調節することが必要条件になると考えられている。

ナノ粒子表面に血清中のオプソニンが吸着（オプソニン化）すると、細網内皮系組織に存在する単核食細胞系細胞により、異物として認識されやすくなり、肝臓や骨髄の毛細血管の内皮細胞表面付近に分布する常在型マクロファージ、特にクッパー細胞により速やかに貪食される。そのため、オプソニン化による細網内皮系組織へのナノ粒子の移行を回避するには、ナノ粒子表面をPEG などの親水性ポリマーによって修飾する方法が有用とされている。また、PEG により形成されるナノ粒子表面の水和層と PEG 鎖自体による立体障害が、粒子表面へのオプソニン化を抑制し、ナノ粒子の血中滞留性を向上することにつながることが報告されている。

現在、これらの情報に立脚し、ナノ粒子サイズを適切に調節し、さらに適当な表面修飾を施すことにより、ナノ粒子の細網内皮系組織への移行性を低下さ

せ、その血中滞留性を大幅に改善することが可能となっている。

3) 腫瘍組織の組織学的特性を利用したナノDDS製剤の腫瘍ターゲティング

固形がんの腫瘍組織では、腫瘍の増殖に必要な酸素や栄養分を獲得するために、血管網の構築が盛んに行われている（血管新生）（第3章参照）。しかし、そこで構築される新生血管網は分岐が多く、また、血管壁に小孔を有した構造をしているうえ、組織中の様々な老廃物の除去を司るリンパ系の発達が不充分であるという特徴を併せ持つ。このことから、腫瘍組織では比較的大きな物質（～150 nm）も血液中から間質へと漏出し、漏出したものはリンパ系による回収を受けることなく腫瘍組織内に蓄積するというEPR効果（EPR；enhanced permeability and retention effect）が認められる（図10.3）。この腫瘍組織の特性により、血中滞留性に優れたナノ粒子に薬物を封入することで、腫瘍組織内への内封薬物の到達性および滞留性を改善できる可能性があることから、EPR効果を利用したナノDDS製剤の設計・開発が進められている。

すでに臨床応用がなされたナノDDS製剤ならびに、現在、臨床試験が進められている製剤について、代表的なものを以下に概説する。

① PEGリポソーム製剤

欧米では1995年、日本では2007年に、エイズ関連カポジ肉腫に対して、

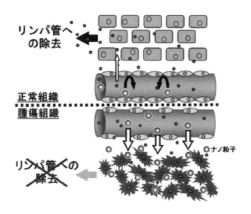

図10.3　EPR効果を利用したナノDDS製剤の腫瘍送達の概念図

ドキソルビシン内封 PEG リポソーム製剤ドキシル Doxil® が承認され（その後、卵巣がんにも適用拡大）、その後、欧米ではさらに、ダウノルビシン内封 PEG リポソーム製剤ダウノキソーム DaunoXome® が上市されている。

② **高分子ミセル製剤**

上述した高分子ミセルに、パクリタキセル、シスプラチン、CPT-11 誘導体を活性本体として内封した複数のミセル製剤が、現在、臨床試験を実施中である。これらの製剤は、日本独自の技術を基盤として設計開発が進められてお

Column

DDS は薬の宅配便

本章でも述べた通り、DDS は投与の方法や形態を工夫し、体内動態を精密に制御することによって、薬物をその作用発現部位に望ましい濃度－時間パターンのもとに選択的に送り込み、結果として最高の治療効果を得ることを目的とした薬物投与に関する新しい技術である。これはちょうど、宅配便が個人の家に指定時間に品物を届けるように、薬物を正確に体内の作用点に送り届ける体の中の運送システム"薬の宅配便"と考えると理解しやすい。そういった意味では、かゆいところに手が届く実際の宅配システムと比べると、"薬の宅配便"における「宛先の書き方」、「荷物の運搬方法」、「届け先の見つけ方」、「配達時刻の設定方法」、「受け取りの確認方法」など、顧客（患者）満足度に影響を与える多くの要素については、まだまだ改善の余地があるのではないだろうか。

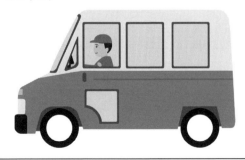

り、日本発のナノDDS製剤の臨床応用に大きな期待が寄せられている。

　一方、EPR効果を利用した薬物送達は、腫瘍組織に存在する未成熟な血管（新生血管）の構造・機能を利用するものであり、血管分布性・透過性の高い腫瘍に対しては、効率的な薬物送達が可能になる。しかし、膵臓がんやスキルス性胃がんに代表されるいわゆる難治性がんでは血管分布性・透過性が乏しいため、適用は困難であるという問題を抱えている。これら難治性がんにおけるナノ粒子送達効率を改善するために、現在、腫瘍内の乏しい血管透過性を亢進することを目指した数多くの研究が進められている。しかしながら、処置に用いられる化合物の正常組織への作用や、処置に必要な装置の普及が困難であることなどの問題から、臨床で使用可能な技術を確立するには至っていないのが現状である。これらに加えて、がんは、共通の組織学的な特性を有する画一的な組織ではなく、がん種ごとに、さらには個体ごとに固有の腫瘍組織内微小環境を有することが明らかとなってきている[6]。したがって、DDS技術を利用したがん化学療法の最適化のためには、それら固有の微小環境を充分に理解し（治療前ゲノム診断を有効活用し）、その情報に立脚した適正な治療戦略を立案することが、今後ますます重要になってくるであろう。

演習問題

DDSに関する以下の記述は全て誤りを含む。誤っている個所を正し、適切な記述に訂正せよ。

10.1 徐放性製剤は、通常の製剤に比べ、薬効の増強が期待できる。

10.2 乳酸・グリコール酸共重合体のマイクロカプセルに酢酸リュープロライドを封入して注射剤とした製剤は、腫瘍部位への標的化（ターゲティング）を目的として用いられる。

10.3 固体薬物を粉砕し微細化することにより、その溶解度を顕著に高めることができる。

10.4 リポソームは、脂溶性の薬物に対してはキャリアとして用いることができるが、水溶性の薬物に対しては用いることができない。

10.5 硝酸イソソルビド経皮吸収型製剤は、狭心症治療剤であるため、心臓に近い場所に貼らなければならない。

10.6 エマルションとは、脂質二重膜からなる微粒子のことである。

10.7 インターフェロンを PEG 化製剤とすることによって、その抗原性が高まるので注意が必要となる。

10.8 初回通過効果の大きい薬物は、徐放性製剤とすることによって、経口投与後の全身循環血に到達する薬物の割合が増大する。

参 考 文 献

1) 橋田 充 編：『夢の薬剤 DDS』薬業時報社 (1991).
2) 橋田 充：『ドラッグデリバリーシステム』化学同人 (1995).
3) 杉山雄一 編：『薬物バイオアベイラビリティ評価と改善の科学』現代医療社 (1998).
4) 瀬﨑 仁・木村聰城郎・橋田 充 編：『薬剤学（第 5 版）』廣川書店 (2011).
5) 橋田 充・高倉喜信：『生体内薬物送達学』産業図書 (1994).
6) 山本 昌 監修：『非経口投与製剤の開発と応用－次世代型医薬品の新規投与形態の開拓を目指して－』シーエムシー出版 (2013).

11 遺伝子診断と個別化医療

　分子生物学やゲノム科学などの急速な発展により、個人のゲノム情報などを利用した個別化医療が一部現実のものとなっている。現在、この分野で最も進んでいる領域は、がんの遺伝子診断に基づく最適な分子標的薬を用いた個別化医療である。多くのがん細胞はシグナル伝達経路が異常に活性化することで増殖が亢進している。この増殖能に関わるシグナル伝達経路を構成する遺伝子産物に特異的に結合し、その機能を制御するようにデザインされた薬剤が分子標的薬である。まず、個々の患者の病変部における遺伝子解析を行い、それぞれの遺伝子の発現異常や遺伝子変異に合致した最適な分子標的治療薬を使用することで、より効果的で副作用の少ない治療を行うことを目指している。

　本章では、がんに対する様々な分子標的薬の作用機序と遺伝子診断に基づく個別化医療について学ぶ。

11.1　がんに対する分子標的薬

11.1.1　がん細胞におけるシグナル伝達の異常

　分子生物学、腫瘍医科学など研究の急速な進歩により、がんの進展、増殖に関わる分子メカニズムが明らかになってきている。細胞は、外部からの刺激に応答して増殖しており、細胞外の刺激が細胞内へと伝達されることをシグナル伝達と呼んでいる。シグナル伝達には様々な経路があるが、代表的なシグナル伝達としては、EGFR（上皮増殖因子受容体）を介した経路が挙げられる（第3章参照）。

　EGFRは、細胞の増殖や成長を制御するEGF（上皮増殖因子）を認識し、シグナル伝達を行う受容体である。細胞膜を貫通して存在する分子量170 kDaの受容体型チロシンキナーゼである。

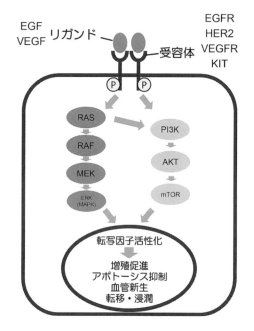

図 11.1 がん細胞におけるシグナル伝達経路の活性化

　図 11.1 に示す通り、基質 (リガンド) である EGF がその受容体である EGFR と結合することによって、受容体のチロシン残基がリン酸化されることで一過性に活性化し、細胞質内において下流の RAS/MAPK シグナル伝達経路 (RAS, RAF, MEK, ERK) や PI3K/AKT シグナル伝達経路 (PI3K, AKT, mTOR) を活性化する。これらのシグナル伝達により、最終的に核内において転写因子や特定の遺伝子を活性化することで、増殖促進、アポトーシス抑制、血管新生、転移・浸潤などが誘導される。

　がん細胞では、がん遺伝子の増幅・変異・融合などにより、シグナル伝達経路が恒常的に活性化することで、増殖能が異常に亢進している。このように、がん細胞が増殖・進展するうえで特定のシグナル伝達経路に強く依存していることを "oncogene addiction" (がん遺伝子依存性) と呼んでいる[1,2]。これらの異常に活性化したシグナル伝達経路を抑制することができれば、がん細胞の増

殖を抑制することが可能になるため、シグナル伝達経路のリガンドや受容体を治療標的とした創薬が急速に進行している。

11.1.2 分子標的薬

　分子標的薬とは、ある特定の分子を標的としてその機能を制御する薬剤のことである。従来の抗がん剤は、増殖能が亢進した細胞に作用するため、骨髄や腸管などの増殖の速い正常細胞にも影響があり、貧血、好中球減少や下痢などの副作用の原因となっている。分子標的薬は、近年、急速に明らかになってきたゲノム情報を利用して、主に、がん細胞の増殖、浸潤、転移に関連する分子を標的にしており、がん細胞の増殖および浸潤や転移を抑制する。また、特定のタンパク質を標的としているため、従来の抗がん剤に比べ副作用が少ないという利点がある。抗がん剤以外の分子標的薬としては、腫瘍壊死因子であるTNF-αを標的とした抗TNF-α抗体薬が抗炎症作用を発揮するため、関節リウマチやクローン病、潰瘍性大腸炎などの炎症性腸疾患の治療薬として広く使用されている。

　分子標的薬には、主に抗体医薬と低分子医薬品がある。一つの分子のみに結合するモノクローナル抗体（monoclonal antibody）は、抗体医薬の切札である。古典的には抗原をマウスに免疫して作製するが、異種タンパク質であるため、そのままではヒトには投与することができない。そこで、遺伝子組換えによりFc部分をヒト型タンパク質に組み換えたキメラ抗体や、抗原を認識するFab部分の一部のみをマウスタンパク質として残したヒト化抗体、完全にヒトタンパク質に置き換えたヒト抗体が作製され使用されている（第6章参照）。

　これらの抗体医薬の重要な副作用の一つに急性輸液反応（infusion reaction）がある。急性輸液反応とは、薬剤投与中または投与開始後24時間以内に現れる過敏症などの症状の総称である。発生機序は明確ではないが、サイトカイン放出に伴い、一過性の炎症やアレルギー反応が引き起こされると推測されている。薬剤投与の前処置として、抗ヒスタミン薬やステロイドを投与することで，発生頻度の減少が期待できる。マウスタンパク質の割合が少ないほど、ヒ

トに投与したときの副作用も少ないことが期待されるが、実際にはヒト抗体でも生体に投与されたときの急性輸液反応が起こり得るので注意が必要である。

代表的なモノクローナル抗体医薬を表 11.1 に、低分子医薬品を表 11.2 にそ

表 11.1　代表的なモノクローナル抗体医薬

抗体薬の種類	一般名	商品名	標的分子	主な適応症
キメラ抗体 (-ximab)	セツキシマブ (cetuximab)	アービタックス	EGFR	EGFR 陽性大腸がん、頭頚部がん
	リツキシマブ (rituximab)	リツキサン	CD20	CD20 陽性 B 細胞性非ホジキンリンパ腫
	イブリツモマブチウキセタン (ibritumomab tiuxetan)	ゼヴァリン	CD20	CD20 陽性低悪性度 B 細胞性非ホジキンリンパ腫、マントル細胞リンパ腫
	ブレンツキシマブベドチン (brentuximab vedotin)	アドセトリス	CD30	CD30 陽性ホジキンリンパ腫、未分化大細胞リンパ腫
ヒト化抗体 (-zumab)	トラスツズマブ (trastuzumab)	ハーセプチン	HER2	HER2 陽性乳がん、胃がん
	ベバシズマブ (bevacizumab)	アバスチン	VEGF	大腸がん、扁平上皮がんを除く非小細胞肺がん
	ゲムツズマブオゾガマイシン (gemtuzumab ozogamicin)	マイロターグ	CD33	CD33 陽性急性骨髄性白血病 (AML)
	モガムリズマブ (mogamulizumab)	ポテリジオ	CCR4	CCR4 陽性成人 T 細胞白血病リンパ腫 (ATLL)
	ペルツズマブ (pertuzumab)	パージェタ	HER2	HER2 陽性乳がん
	トラスツズマブエムタンシン (trastuzumab emtansine)	カドサイラ	HER2	HER2 陽性乳がん
ヒト抗体 (-mumab)	パニツムマブ (panitumumab)	ベクティビックス	EGFR	KRAS 野生型大腸がん
	デノスマブ (denosumab)	ランマーク	RANKL	多発性骨髄腫、固形がん骨転移

表 11.2　代表的な低分子医薬品

一般名	商品名	標的分子	主な適応症
イマチニブ (imatinib)	グリベック	BCR-ABL、KIT	慢性骨髄性白血病 (CML)、KIT 陽性消化管間質性腫瘍 (GIST)、Ph 染色体陽性急性リンパ性白血病 (ALL)
ゲフィチニブ (gefitinib)	イレッサ	EGFR	EGFR 変異陽性の進行性非小細胞肺がん (NSCLC)
エルロチニブ (erlotinib)	タルセバ	EGFR	進行性 NSCLC、進行性膵がん
ダサチニブ (dasatinib)	スプリセル	BCR-ABL	イマチニブ抵抗性 Ph 染色体陽性急性リンパ性白血病 (ALL)、CML
ニロチニブ (nirotinib)	タシグナ	BCR-ABL	慢性期、移行期の CML
ラパチニブ (lapatinib)	タイケルブ	EGFR、HER2	HER2 過剰発現再発乳がん
クリゾチニブ (crizotinib)	ザーコリ	ALK	ALK 融合遺伝子陽性の進行性 NSCLC
ソラフェニブ (sorafenib)	ネクサバール	RAF、VEGFR、PDGFR、KIT、FLT3	進行性腎がん、進行性肝がん
スニチニブ (sunitinib)	スーテント	VEGFR、PDGFR	イマチニブ抵抗性 GIST、進行性腎がん

れぞれまとめた。モノクローナル抗体は、薬剤名の最後にマブ (-mab) が付けられており、さらに上述の通り、その作製方法により、キメラ抗体、ヒト化抗体、ヒト抗体の 3 種類に分けられる。

　キメラ抗体は、キシマブ (-ximab) が付けられ、ごく一部にマウス抗体が含まれるヒト化抗体は、ズマブ (-zumab)、完全ヒト抗体はムマブ (-mumab) が付けられ、それぞれ抗体の種類が認識できるようになっている (第 6 章参照)。

　一方、低分子医薬品には、薬剤名の最後にイブ (-ib) が付けられている。これは、インヒビター (inhibitor) を意味しており、各種キナーゼの阻害薬が多い。

11.2 抗体医薬の抗腫瘍機序と適応

抗体医薬は、主に以下の三つの作用機序により抗腫瘍効果を発揮すると考えられている。

① 中和作用

多くのがん細胞は、増殖因子などのリガンドが細胞表面の受容体に結合することで増殖する。抗体医薬による中和作用により、がん細胞の増殖刺激を受けとめる受容体に抗体が先回りして結合することで、リガンドの受容体への結合を阻害するため、シグナル伝達の遮断によりがん細胞は増殖できなくなる。

② ADCC (antibody-dependent cellular cytotoxicity；抗体依存性細胞傷害) 活性

標的細胞に抗体が結合すると、その抗体がマクロファージや NK 細胞といった免疫細胞を呼び寄せ、その抗体が結合している標的細胞を攻撃する。

③ CDC (complement-dependent cytotoxicity；補体依存性細胞傷害) 活性

標的細胞に抗体が結合すると、補体系が活性化し、補体と総称される複数の血清タンパク質が次々と反応していき、標的細胞を溶解する。

以下に代表的な抗体医薬の作用機序を示す。

11.2.1 抗 EGFR 抗体

抗 EGFR 抗体のなかで、ヒト・マウスキメラ化モノクローナル抗体のセツキシマブ (アービタックス®) は、IgG1 抗体であり、EGFR に結合することによるシグナル伝達の阻害と ADCC により抗腫瘍効果を発揮する。EGFR が陽性の大腸がんおよび頭頸部がんの治療薬として用いられている。

セツキシマブがキメラ抗体であるのに対し、完全ヒト型モノクローナル抗体として開発されたのがパニツムマブ (ベクティビックス®) である。パニツムマブは IgG2 抗体であるため、ADCC を誘導する活性はなく、EGFR からのシグナル伝達阻害が主な抗腫瘍効果の機序である。

抗 EGFR 抗体は、*KRAS* 遺伝子に変異のある大腸がんには、EGFR を阻害

しても下流に位置する変異 KRAS からシグナルが伝達されるため、効果が期待できない。このように、抗 EGFR 抗体薬は、*KRAS* 遺伝子が野生型の症例に高い有効性が認められている。パニツムマブは、*KRAS* 野生型大腸がんに対する治療薬として承認されており、遺伝子変異検査にて *KRAS* 遺伝子が野生型の症例が投与の対象となる[3]。

11.2.2　抗 VEGF 抗体

ベバシズマブ（アバスチン®）は、VEGF（血管内皮細胞増殖因子）に対するモノクローナル抗体である。VEGF の働きを阻害することにより、腫瘍の血管新生や増殖・転移を抑制する作用を持つ。

ベバシズマブは、リガンドである VEGF の中和活性のみを有するが、VEGF 中和により、血管新生を阻害すると共に、腫瘍間質圧を正常化し腫瘍への抗がん剤移行性を改善するという、二つの効果が得られると考えられている。血管新生は、多くの固形がんの進展に重要な役割を果たしており、ベバシズマブは、結腸・直腸がん、扁平上皮がんを除く非小細胞肺がん、乳がん、卵巣がんといった複数のがん種の治療薬として認可されている。

11.2.3　抗 HER2 抗体

HER2（ヒト上皮増殖因子受容体2型）は、EGFR に類似した構造を持ち、がん細胞の細胞膜に発現して受容体型チロシンキナーゼとして細胞の増殖に重要な役割を果たしている。HER2 に対するヒト化モノクローナル抗体医薬であるトラスツズマブ（ハーセプチン®）は、がん細胞表面の HER2 に結合することにより、シグナル伝達阻害と ADCC により抗腫瘍効果を発揮する。HER2 陽性の乳がんおよび胃がんの治療薬として使用されている。

トラスツズマブの登場により、特に HER2 陽性乳がんの治療成績は大きく向上したが、その後も HER2 を標的としたモノクローナル抗体薬として、ペルツズマブ（パージェタ®）およびトラスツズマブ エムタンシン（カドサイラ®）が承認されている。

ペルツズマブも HER2 に対するヒト化モノクローナル抗体であるが、HER2 と他の HER ファミリー（EGFR/HER1、HER3 および HER4）が二量化して増殖シグナルをがん細胞に送ることを特異的に阻害する。

また、ペルツズマブが HER2 に結合することにより、ADCC により免疫細胞を活性化させて、がん細胞を攻撃する効果も期待されている。ペルツズマブとトラスツズマブの HER2 受容体への結合部位は異なっており、化学療法の併用により、HER シグナル伝達系をより広範囲で遮断できると考えられている。

トラスツズマブ エムタンシンは、抗体薬物複合体の一つであり、モノクローナル抗体であるトラスツズマブと細胞毒性物質エムタンシンが結合している。トラスツズマブは、がん細胞の HER2 に結合して成長を停止させ、エムタンシンが細胞内に入りチューブリンに結合し重合を阻害することで細胞毒性を発揮する。モノクローナル抗体が腫瘍細胞に過剰に発現している HER2 をターゲットとするため、エムタンシンは腫瘍細胞に選択的に送達される。このように、トラスツズマブ エムタンシンは、HER2 陽性乳がん細胞に対して選択的に作用し、トラスツズマブが HER2 シグナル伝達を抑制し、ADCC 活性を誘導すると共に、エムタンシンが細胞傷害活性による抗腫瘍効果を発揮するため、薬物有害反応を最小限に抑えながら高い抗腫瘍効果を発揮することが期待されている。

11.2.4　抗 CD20 抗体

リツキシマブ（リツキサン®）は、抗ヒト CD20 ヒト・マウスキメラ抗体からなるモノクローナル抗体医薬であり、CD20 陽性の B 細胞性非ホジキンリンパ腫に高い効果を持つ。ADCC や CDC を介して抗腫瘍効果を発揮すると考えられている。単独で用いられることもあるが、これまで標準治療とされてきた CHOP 療法†にリツキシマブを加えた R-CHOP 療法が高い効果を示すこ

---

† CHOP 療法は悪性リンパ腫に対する代表的な化学療法で、3 種類の抗がん剤（シクロホスファミド、ドキソルビシン、ビンクリスチン）に副腎皮質ホルモン（プレドニゾロン）を組み合わせたレジメンによる治療法である。

とから、新たな標準治療になりつつある。

イブリツモマブ チウキセタン（ゼヴァリン®）は、抗 CD20 モノクローナル抗体を用いた放射免疫治療薬である。リンパ系に作用し、再発性・抵抗性で悪性度が低いか、あるいは転移によって生じた B 細胞非ホジキンリンパ腫やマントル細胞リンパ腫の治療に用いられる。この薬剤は、モノクローナル IgG1 抗体イブリツモマブにキレート剤のチウキセタンを組み合わせたもので、後者には、放射性同位体（イットリウム 90 またはインジウム 111）が付加されている。

イブリツモマブ チウキセタンは、B 細胞の表面に見られる CD20 抗原に結合し、抗体に付加された放射性同位元素から放射される放射線よって結合した細胞およびその周辺の細胞を死滅させる。また、抗体自体が ADCC、CDC を介してアポトーシスによる細胞死を誘発させることもある。

11.2.5　その他のモノクローナル抗体医薬

ゲムツズマブ オゾガマイシン（マイロターグ®）は、急性骨髄性白血病（acute myelogenous leukemia；AML）の治療に用いられる抗体薬物複合体である。CD33 に対するヒト化モノクローナル抗体（ゲムツズマブ®）部分と、細胞毒性を有するカリケアマイシン系のオゾガマイシン部分から合成されている。ゲムツズマブは、末梢血では単球に、骨髄中では顆粒球およびマクロファージ前駆細胞に発現する CD33 に対するモノクローナル抗体であり、細胞毒であるカリケアマイシン系のオゾガマイシンと結合している。CD33 は、ほとんどの白血病性芽細胞にも発現しているため、オゾガマイシンを選択的にがん細胞に送達することで抗腫瘍効果を発揮すると考えられている。

ブレンツキシマブ ベドチン（アドセトリス®）は、抗 CD30 モノクローナル抗体に微小管阻害薬のモノメチルアウリスタチン E が結合した分子標的薬である。CD30 陽性のホジキンリンパ腫、未分化大細胞型リンパ腫の治療薬として承認されている。

モガムリズマブ（ポテリジオ®）は、抗 CC ケモカイン受容体 4（CCR4）ヒ

ト化モノクローナル抗体であり、成人T細胞白血病リンパ腫（ATLL）の治療薬として承認されている。

デノスマブ（ランマーク®）は、RANKLを標的としたヒト型モノクローナル抗体薬である。RANKL (receptor activator of nuclear factor κB ligand)は、破骨細胞の分化・成熟・機能および生存を制御している。RANKLとデノスマブが結合することにより、破骨細胞へのシグナル伝達を抑制し、骨溶解を防ぐ。多発性骨髄腫による骨病変および固形がん骨転移による骨病変に対する治療薬として承認されている。

11.3　分子標的低分子医薬品の作用機序と適応

低分子医薬品とは、標的分子の結晶構造解析などにより、標的分子に結合する化合物を設計し作製される薬剤である。分子量300〜500と小さく、血液脳関門も通ることができ、さらに細胞膜の中や核にまで入り込むことができる。標的となるタンパク質に結合して、その機能を抑制することで薬効が発揮される（第5章参照）。

主な標的としては、増殖因子受容体（EGFR, HER2, PDGFR, VEGFR, KITなど）のチロシンキナーゼや融合遺伝子産物としてのチロシンキナーゼ（BCR/ABL, EML4/ALKなど）、細胞増殖や生存に関与するセリン・スレオニンキナーゼ（mammalian target of rapamycin, mTOR）などがある。

一つの標的にしか作用しない特異的阻害薬は少なく、多くの化合物は構造が類似した複数の標的を阻害する活性を併せ持つ。複数の標的に対する阻害活性が、広い抗腫瘍効果に結びつく一方で、様々な副作用を発現する原因にもなっている。以下に、抗腫瘍薬として使用されている主な低分子医薬品を示す。

11.3.1　EGFRチロシンキナーゼ阻害薬

EGFRチロシンキナーゼ阻害薬であるゲフィチニブ（イレッサ®）やエルロチニブ（タルセバ®）は、EGFRに対する選択的チロシンキナーゼ阻害薬であ

る。EGFRは、リガンドの結合やEGFR遺伝子チロシンキナーゼドメインの変異により活性化され、下流のPI3K/AKT/mTOR経路やMAPK (MEK/ERK)経路を介して細胞増殖や生存シグナルを伝達する（図11.1）。受容体が活性化すると受容体は細胞膜上を移動し、他の受容体に結合して二量体を形成する。二量体を形成すると、細胞内領域にあるチロシンキナーゼ部位は、アデノシン三リン酸（ATP）を利用して、受容体細胞内領域にあるチロシン残基をリン酸化する。チロシンがリン酸化されると、細胞内の様々なタンパク質が次々と活性化していき、シグナルが伝達されて細胞の増殖が亢進する。

ゲフィチニブやエルロチニブは、EGFRチロシンキナーゼドメインのATP結合部位に結合し、ATPによるEGFRチロシンキナーゼの活性化（リン酸化）を競合阻害する。細胞のEGFRのシグナル伝達を遮断することで、腫瘍の増殖抑制やアポトーシス（細胞死）を誘導し、抗腫瘍効果を発揮する。ゲフィチニブおよびエルロチニブは、主に進行性非小細胞肺がんの治療薬として使用されている。

EGFRに加えて同じEGFRファミリーに属するHER2の阻害活性も併せ持つラパチニブ（タイケルブ®）も開発され、HER2過剰発現が確認された手術不能または再発乳がんの治療薬として承認されている。

11.3.2　BCR-ABLチロシンキナーゼ阻害薬

慢性骨髄性白血病（CML）では、第9番染色体と第22番染色体が相互転座し、ABL遺伝子とBCR遺伝子が融合したBCR-ABL遺伝子を持つフィラデルフィア（Ph）染色体が形成されている。このPh染色体は、チロシンキナーゼ活性が亢進されたBCR-ABL融合タンパク質を生成する。その結果、細胞増殖のシグナル伝達に異常が起こり、過剰な細胞増殖が引き起こされCMLの病態が形成される。Ph染色体陽性急性リンパ性白血病（ALL）においても同様に、異常染色体であるPh染色体によってBCR-ABL融合タンパク質が形成され、細胞増殖のシグナル伝達の異常によりPh染色体陽性ALLの病態が形成される。

イマチニブ（グリベック®）はABL阻害活性が高く、ABLのチロシンキナーゼドメインに結合し、そのATP活性を競合阻害し、細胞のアポトーシスを誘導する。また、イマチニブは、構造が類似したKITやPDGFRにも阻害活性を併せ持っており、*KIT*や*PDGFR*変異が病因である消化管間質腫瘍（GIST）に対しても抗腫瘍効果を示す。第二世代のBCR-ABLチロシンキナーゼ阻害薬として、ダサチニブ（スプリセル®）やニロチニブ（タシグナ®）が開発され、イマチニブ抵抗性のCMLに対して強力なABL阻害活性を示す。

11.3.3　ALKチロシンキナーゼ阻害薬

非小細胞肺がんの約3〜5％に*ALK*融合遺伝子が陽性であることが明らかになった。*ALK*融合遺伝子とは、チロシンキナーゼ活性を有する*ALK*遺伝子と他の遺伝子が融合してできた異常ながん遺伝子であり、*EML4/ALK*融合遺伝子などがある。*ALK*融合遺伝子からできたALK融合タンパク質では、恒常的なALKチロシンキナーゼの活性化により細胞増殖シグナルが亢進する。ALK阻害薬であるクリゾチニブ（ザーコリ®）は、*ALK*融合遺伝子を有する非小細胞肺がんに対する治療薬として使用されている。

11.3.4　マルチキナーゼ阻害薬

ソラフェニブ（ネクサバール®）やスニチニブ（スーテント®）などは、血管新生に関与するVEGFRの阻害活性を有する薬剤でいずれも進行性の腎がんに対して認可されているが、腫瘍増殖に関与するPDGFRやRAFなど他の様々な分子に対する阻害活性を併せ持っており、複数の標的を同時に阻害することで抗腫瘍効果が発揮されると考えられる。

腎がんの他、ソラフェニブは進行性肝がん、スニチニブはイマチニブ抵抗性GISTなどにも適応がある。一方で、いわゆる殺細胞性抗がん剤に特徴的な骨髄抑制や手足症候群、これまでの抗がん剤には見られなかった甲状腺機能低下や高血圧などの副作用が出現することが報告されている。このように複数の重要なキナーゼに対する阻害活性を有した薬剤を「マルチキナーゼ阻害薬」と呼

び、選択的な分子標的薬と区別し、有害事象に対し特に注意を払う必要がある。

11.4　がんの遺伝子診断と個別化医療

11.4.1　個別化医療の概要

2003 年のヒトゲノムプロジェクト完了を契機として、生命科学の研究の著しい進展により、個人のゲノム情報などを利用した個別化医療が一部現実のものとなっている。現在、この分野で最も進んでいる領域は、がんの遺伝子診断に基づく最適な分子標的薬を用いた個別化医療である。この個別化医療は、がん患者に対する分子標的薬の有効性の最大化と副作用の最小化を目指している。

個別化医療の概要を図 11.2 に示した。個別化医療を実現するために必須となるのが、バイオマーカーとなる標的分子の増幅や発現量の増加を検出することや、体細胞変異の遺伝子診断である。

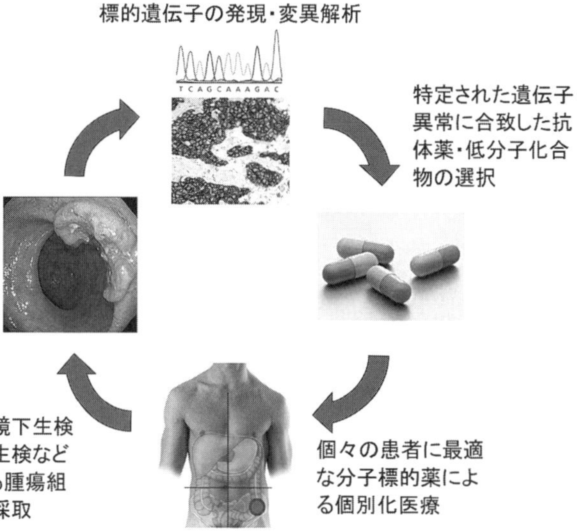

図 11.2　個別化医療の概要

まず、消化管内視鏡検査や気管支鏡検査による生検、CT や超音波ガイド下での針生検、外科手術などにより、腫瘍組織を採取する。採取された組織を用いて、免疫組織化学染色や DNA シークエンシングなどを行うことで、標的遺伝子の発現や変異解析を行う。

特定の遺伝子の発現や塩基配列を調べることで、薬剤が効きやすい人、または効きにくい人を選別するための遺伝子検査をコンパニオン診断、また、用いる診断薬をコンパニオン診断薬と呼んでいる。

このようなコンパニオン診断により、バイオマーカーを事前に検査することによって、分子標的薬による有効性が期待できる患者の選定（層別化）が可能となる。それぞれの腫瘍組織における遺伝子発現異常や遺伝子変異に合致した抗体医薬や低分子医薬品を選択することで、個々の患者に最適な個別化医療を展開することができる。以下に、現在行われている遺伝子診断に基づく個別化医療を示す。

11.4.2 *EGFR* 遺伝子を標的とした個別化治療

前述の通り、EGF の受容体である EGFR は、がん細胞におけるシグナル伝達系の重要な分子であり、様々な悪性腫瘍で過剰発現が認められているため、EGFR を標的とした多くのモノクローナル抗体医薬や低分子医薬品が開発されている。EGFR を標的とする抗 EGFR 抗体薬は、進行・転移性大腸がんに使用されるセツキシマブやパニツムマブが国内で承認されている。

これらの抗 EGFR 抗体薬は、免疫染色などにおいて腫瘍組織の EGFR 発現が陽性であることが治療適応の基準になる。しかし、シグナル伝達経路における EGFR の下流に存在する *KRAS* 遺伝子（コドン 12, 13）に変異が生じていると、EGFR が EGF の結合の有無にかかわらず恒常的に活性化することが明らかになった[4]。すなわち、抗 EGFR 抗体薬は、免疫染色で EGFR 陽性が確認されても、*KRAS* 遺伝子変異のある大腸がんに対して効果がなく、*KRAS* 遺伝子が野生型では高い有効性を示す。したがって、適応患者の選択には、*KRAS* 遺伝子変異検査が必要である。パニツムマブは、*KRAS* 野生型の大腸

がんに対して認可された抗体薬である。

　一方、EGFR を標的とした低分子医薬品については、選択的チロシンキナーゼ阻害薬であるゲフィチニブやエルロチニブが非小細胞肺がんに治療適応となっている。最近の研究により、*EGFR* 遺伝子のエクソン 18-21 における体細胞変異を認める症例において、これらの EGFR チロシンキナーゼ阻害薬の効果が高いことが明らかになった。これまでの臨床研究などで、ゲフィチニブが有効だった非小細胞肺がん患者において、*EGFR* 遺伝子変異が多く認められたことや、*EGFR* 遺伝子変異がゲフィチニブの効果予測因子となり得るとの結果が得られたことが根拠となっている。これらのエビデンスに関しては、日本国内での臨床試験において、同様の結果が確認されている。これらの結果を受け、ゲフィチニブは 2011 年に添付文書が改訂され、適応症は「*EGFR* 遺伝子変異陽性の手術不能又は再発非小細胞肺がん」となった。非小細胞肺がんに対して EGFR チロシンキナーゼ阻害薬を投与する際には、*EGFR* 遺伝子の体細胞変異の有無を調べる必要がある。

11.4.3　*HER2* 遺伝子を標的とした個別化治療

　トラスツズマブをはじめとする抗 HER2 抗体薬は、乳がん細胞に発現している HER2 を標的としており、添付文書における適応症は「HER2 過剰発現が確認された乳がん」となっている。

　がん細胞における HER2 過剰発現は、基本的に DNA レベルの遺伝子増幅に伴って生じている。がん組織を対象とした HER2 の検査法は、主にタンパク質レベルでの過剰発現をみる方法と、DNA レベルの増幅をみる方法に分類される。タンパク質レベルでの検査方法として代表的なものは、免疫組織化学法 (IHC) であり、DNA レベルでの検査法として代表的なものが、蛍光 *in situ* ハイブリダイゼーション (FISH) 法である。このように乳がん患者において、トラスツズマブをはじめとする抗 HER2 抗体薬の適応を検討する際には、IHC 法や FISH 法によって、HER2 の過剰発現を確認する必要があり、HER2 陽性の患者には高い有効性が期待できる[5]。

11.4.4 *BCR-ABL* 融合遺伝子を標的とした個別化治療

CML において Ph 染色体は 90 ％以上の症例で検出され、9 番染色体長腕 (9q34) に座位する *ABL* 遺伝子と 22 番染色体長腕 (22q11) に座位する *BCR* 遺伝子との相互転座により、*BCR-ABL* 融合遺伝子が形成される。その結果、チロシンキナーゼ活性の亢進した BCR-ABL キメラタンパク質が産生される。*BCR-ABL* 融合遺伝子は、FISH 法や RT-PCR 法により確認することができる。

イマチニブをはじめとする BCR-ABL チロシンキナーゼ阻害薬は、BCR-ABL キメラタンパク質を標的にした低分子阻害薬である。適応のある CML 患者に対しては極めて高い寛解率を示すため、イマチニブの登場により CML の治療は劇的に変化した。イマチニブに対して耐性が出現した症例に対しては、ダサチニブやニロチニブなどの新たな BCR-ABL チロシンキナーゼ阻害薬が有効であることが報告されている。

11.4.5 *c-KIT* 遺伝子を標的とした個別化治療

GIST は、消化管全般に幅広く発生し、臓器別発生頻度では、胃が約 60 ％と最も多く、次いで小腸が約 30 ％、大腸が約 5 ％程度と報告されている。GIST の症例では、細胞増殖に関わる細胞膜上の受容体タンパク質 KIT が、*c-KIT* 遺伝子の高頻度な突然変異により、異常な増殖シグナル伝達が活性化することで腫瘍化すると考えられている。KIT の免疫染色と共に、*c-KIT* における機能獲得型遺伝子変異の解析は、分子標的薬の感受性や腫瘍の悪性度に関係することが報告されており、GIST の診断にも利用されている。

一般的に GIST に対する治療は、切除可能な場合は外科的手術が選択されるが、切除不能もしくは再発 GIST に対しては、チロシンキナーゼ阻害剤であるイマチニブが治療薬として用いられている。さらに、イマチニブ耐性 GIST については、スニチニブの適応が承認されている。

GIST の大部分に *c-KIT* の遺伝子変異が認められ、その変異部位にはエクソン 9, 11, 13, 17 などがある。遺伝子変異の部位とイマチニブの効果の関係につ

いては、*c-KIT* 遺伝子のエクソン 11 の変異を認める症例では、イマチニブに感受性が高いことが報告されている[6]。このように、GIST の症例における *c-KIT* 遺伝子変異解析は、治療方針決定のための有効な検査である。

11.5 今後の展望

　以上のように、がん細胞の増殖は、がん遺伝子依存性（oncogene addiction）であり、分子標的薬の治療効果も、*KRAS* 遺伝子の体細胞変異や *HER2* の過剰発現などの遺伝子異常（増幅、挿入、置換など）と深い相関がある。今後の医療では、事前に薬剤の効果を決定する遺伝子の発現異常や体細胞変異を解析し、その結果をもとに最適な分子標的薬を選択する個別化医療が主流になってくると思われる。

　従来の抗がん剤は、がんが発生した臓器ごとに投与される抗がん剤が選択されている。しかし、今後は臓器に関係なく、遺伝子の遺伝子変異や発現異常のパターンごとに治療に用いられる分子標的薬が選択されるようになることが予想される。

　ただし、個別化医療により、患者一人ひとりに適した治療法を検討・提供することは、極めて有効な医療方法ではあるが、同時に医療費の高騰につながる可能性も考えられる。そこで近年、米国を中心に主に抗がん剤の分野で、個人の遺伝子情報に合致した最適な薬を用いた革新的な医療であるプレシジョン・メディシン（precision medicine；精密医療）の開発が急速に進んでいる[7]。

　プレシジョン・メディシンでは、より高精度の遺伝子解析に基づく有効な分子標的薬の選択に加え、人工知能（AI）システムによる精密な解析を導入することで、患者を疾患の特徴ごとに分類して、最適な治療を効率的に提供するシステムを確立することが期待されている。このプレシジョン・メディシンにより、これまで以上に効果的な治療が可能となるばかりでなく、現在大きな問題となっている増大した医療費の削減にも貢献すると考えられている。

Column

「未来のドラッグストア」

東京お台場にある日本科学未来館は、世界最先端のアンドロイドなど、近未来の科学技術が数多く展示されていることで有名である。以前、筆者も訪れたことがあり、非常に楽しい時間を過ごしたのだが、その中でもフロアの一角にある「未来のドラッグストア」が個人的には特に印象に残っている。

ショーウインドウの中に、鎮痛剤や胃腸薬などの「未来の薬」がずらりと並んでいる。それぞれの薬の箱には、「この薬が効く人の遺伝子型」あるいは「重篤な副作用が予測される遺伝子型」としてゲノム上の個人ごとに異なる塩基の違いが記載されているのだ。「未来のドラッグストア」では、個人が自分のゲノム配列を知っていて、それぞれの遺伝子型に合わせた最適な薬を簡単に入手できるようになるのかも知れない。

個々の遺伝情報に合致した「未来の薬」により、これまで有効な治療法がなかった難治性疾患の患者さんの治療成績や生活の質が格段に向上し、医療費も大幅に削減される時代がくることを願っている。

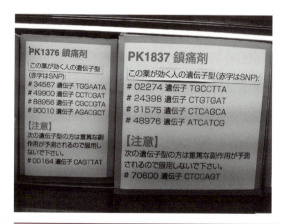

日本科学未来館 常設展示「未来のドラッグストア」
(「未来のドラッグストア」に展示されている薬に記載されている塩基配列は架空のものであり、実在の薬ではありません。)

演習問題

11.1 がん細胞における"oncogene addiction"について説明せよ。

11.2 セツキシマブとゲフィチニブは、いずれもEGFRを阻害する分子標的薬であるが、これらの薬剤の違いについて説明せよ。

11.3 EGFR阻害薬は、*KRAS*遺伝子に変異のある大腸がんには効果が期待できない。その理由を説明せよ。

11.4 乳がん患者においてトラスツズマブをはじめとする抗HER2抗体薬の適応を検討するためには、どのような検査を行う必要があるか、説明せよ。

11.5 イマチニブ、ダサチニブ、ニロチニブなどの慢性骨髄性白血病治療薬が標的としている融合遺伝子は何か。

11.6 プレシジョン・メディシンについて説明せよ。

参 考 文 献

1) 藤井昌学・木浦勝行:「肺がんと oncogene addiction」がん分子標的治療, **10**(3), 201-209 (2012).

2) 吉田 剛・佐谷秀行:「分子標的薬に対する治療抵抗性のメカニズム」胆と膵, **34**(2), 131-135 (2013).

3) 中川和彦・吉野孝之・佐藤太郎:「抗EGFR抗体療法の展望」がん分子標的治療, **9**(2), 86-94 (2011).

4) 谷口浩也:「*RAS*遺伝子変異測定時代の大腸がん治療と遺伝子検査」日本染色体遺伝子検査学会雑誌, **33**(1), 34-40 (2015).

5) 澤木正孝・岩田広治:「乳がんの個別化治療」がん分子標的治療, **10**(1), 26-34 (2012).

6) 西田俊朗・大森 健・益澤 徹:「GISTと oncogene addiction」がん分子標的治療, **10**(3), 194-200 (2012).

7) 武部直子:「ゲノム解析結果に基づく治療開発の実際 Precision medicine 構築に向けたアメリカNCIでの取組み」医学のあゆみ, **258**(5), 418-424 (2016).

演習問題解答

第1章 創薬科学の新潮流

1.1 従来型の創薬が、偶発的、経験的な事象から、医薬品の候補化合物となるヒット化合物を探し出し、その誘導体の化学合成と薬効評価を繰り返す帰納的プロセスであるのに対して、ゲノム創薬は、ゲノム情報を基点として、疾患関連遺伝子から標的タンパク質分子を同定し、その構造解析を基にして、リード化合物を分子設計する演繹的なプロセスである。

1.2 ゲノム創薬の要は、以下の3点である。(1) ゲノム情報を基に創薬標的タンパク質分子を同定する。(2) そのタンパク質の立体構造を基に医薬品候補化合物をスクリーニングしたり、分子設計する。(3) 選定された候補化合物を $in\ vitro/in\ vivo$ 系を用いて評価する。

1.3 システム創薬では、創薬の各プロセスのデータをリアルタイムで共有することによって、多角的に効率良く、最適な医薬品を開発できる可能性が高い。

1.4 患者のゲノム診断によって、疾患の状態が精密に分かったとしても、それに適正に対応できる医薬品が充分に用意されていないことが大きな問題点である。その解決策として、$in\ silico$ 創薬手法を用いて、患者各人の標的タンパク質に対して最適な医薬品を分子設計する"テーラーメイド創薬"を確立することが重要である。

1.5 「バイオ/ファーマコインフォマティクス」を活用して得られた生命現象のメカニズムをモデル化して、シミュレーションすることによって、生命システムを定量的に可視化し、応答反応の全体像を理解するのが「システム生物学」である。

第2章 創薬標的分子の探索

2.1 従来の創薬は、生薬成分や微生物が産生する抗菌薬の同定からそれらの化合物の化学合成、誘導体の創製、薬理作用機序の解明というプロセスが主流である。個体や細胞レベルでの観察からの薬理活性を有する化合物の発見は偶然であり、リード化合物(第5章参照)やその誘導体の合成は、経験や勘に依存するところがあった。これに対して、ゲノム創薬では、創薬標的遺伝子の選定・同定、タンパク質の解析、リード化合物の創製、そして、その薬理作用機序の解析、臨床評価へと進むすべてのプロセスでゲノム情報が取り入れられている。ゲノム創薬とは、ゲノム情報を幅広く取り入れた合理的で論理的なアプローチによる創薬である。

2.2 創薬標的分子の探索において、ゲノム情報を活用して機能未知遺伝子を網羅的、かつ体系的に探索する「遺伝子から疾患」のアプローチと、疾患あるいは薬剤に対する応答などの生体応答から、関連遺伝子を探索する「疾患から遺伝子」のアプローチがある。例は、表 2.1 を参考にしてまとめる。「遺伝子から疾患」のアプローチは、*in silico* 探索、既知薬剤の標的分子の同定、分子ネットワーク解析で用いられる手法が使われる。「疾患から遺伝子」のアプローチは、遺伝子発現プロファイリング、疾患関連遺伝子の同定で用いられる手法が使われる。

2.3 個々人のゲノム多型情報をもとに、薬の投与前に薬効と副作用の出現有無を遺伝子レベルで予測し、個人にあった最適な医療を行うことがテーラーメイド医療である。

2.4 薬の標的を選定する標的分子の探索・同定において、疾患情報と紐付けされたゲノム多型（SNPs）情報からなる疾患ゲノム情報の活用が行われている。

2.5 ゲノム解析が進むにつれて、膨大なゲノムデータが蓄積されている。また、医療情報、患者情報に紐付けされた疾患ゲノム情報のデータベース化も急速に行われている。このような膨大なデータを体系的に格納し、検索、解析するバイオインフォマティクスには、生物学、薬学、医学の知識に加えて情報科学の知識が必要とされる。ゲノム創薬や疾患ゲノム情報の解析において、バイオインフォマティクスはなくてはならない知識と技術になっている。

第 3 章　薬物−標的分子の相互作用

3.1 イオン結合、イオン−双極子相互作用、水素結合、ファンデルワールス相互作用、疎水性相互作用

3.2 $k = \dfrac{k_\mathrm{B}T}{h}\exp\left(-\dfrac{\Delta G^{\neq}}{RT}\right)$

$k_2/k_1 = \left\{\dfrac{k_\mathrm{B}T}{h}\exp\left(-\dfrac{\Delta G_2^{\neq}}{RT}\right)\right\} \Big/ \left\{\dfrac{k_\mathrm{B}T}{h}\exp\left(-\dfrac{\Delta G_1^{\neq}}{RT}\right)\right\} = \exp\left(-\dfrac{\Delta G_2^{\neq} - \Delta G_1^{\neq}}{RT}\right)$

$= \exp\left(\dfrac{6000}{8.31 \times 310}\right) = \exp(2.33) = 10$

10 倍になる。

3.3 $\mathrm{E} + \mathrm{S} \underset{k_{-1}}{\overset{k_1}{\rightleftarrows}} \mathrm{ES} \xrightarrow{k_2} \mathrm{E} + \mathrm{P}$

全酵素濃度　$[\mathrm{E}]_0 = [\mathrm{E}] + [\mathrm{ES}]$

$$\frac{d[ES]}{dt} = 0 = k_1[E][S] - k_{-1}[ES] - k_2[ES]$$
$$= k_1([E]_0 - [ES])[S] - (k_{-1} + k_2)[ES]$$
$$[ES] = \frac{k_1[E]_0[S]}{k_{-1} + k_2 + k_1[S]} = \frac{[E]_0[S]}{\frac{k_{-1} + k_2}{k_1} + [S]}$$
$$v = k_2[ES] = \frac{k_2[E]_0[S]}{\frac{k_{-1} + k_2}{k_1} + [S]} = \frac{k_2[E]_0[S]}{K_m + [S]}$$

[S]が大きいとき([S] ≫ K_m)、
$$v = k_2[E]_0 = V_{max}$$ 最大速度になる。そのため
$$v = \frac{V_{max}[S]}{K_m + [S]}$$

3.4 競合阻害剤は、基質結合部位に阻害剤が基質と競合して結合するもので、ミカエリス定数 K_m は増加するが最大速度 V_{max} は変わらない。

非競合阻害剤は、阻害剤の結合部位が基質結合部位と異なるもので、K_m は変化しないが最大速度 V_{max} が減少する。

不競合阻害剤は、基質と結合した酵素にのみ結合するもので、K_m も V_{max} も減少する。

3.5 抗体医薬　長所：抗体による受容体の直接の機能阻害に加えて、間接的に患者自身の免疫システムを利用できる。また、低分子化合物よりも高い特異性を持って標的受容体の機能を遮断する。短所：抗体は基本的に細胞膜（形質膜）を透過できないので、抗体医薬の標的抗原は受容体の細胞外ドメインに限定される（本文3.3.2項参照）。

低分子化合物　長所：細胞膜を通過して細胞内の標的分子にも作用できる。細胞外ドメインを欠失した活性化型変異受容体の阻害も可能である。短所：キナーゼの触媒裂溝を標的としたATPと競合するタイプの薬物を創製する場合、他のキナーゼに対する選択的特異性が高い薬物を創製することが難しい傾向にある（本文3.3.2項参照）。

3.6 触媒裂溝（触媒部位）は通常、小さな有機分子が極めて特異的な様式で結合できる空洞を形成している。これらの空洞では、低分子化合物が、空洞を形成する複数のアミノ酸と非共有結合を形成することが可能である。このような「鍵と鍵穴」を形成する特異的な結合は、薬物の阻害効果を発揮するうえで重要である。このよう

にして、薬物分子は標的タンパク質に強い特異性と親和性で結合することができ、薬物分子がチロシンキナーゼ活性、ひいては受容体機能を阻害する（本文 3.3.3 項参照）。

3.7 受容体の細胞外ドメインを標的とした抗体医薬の阻害作用には、1）直接的な受容体機能阻害作用、2）NK 細胞やマクロファージ等による ADCC 作用、3）補体の古典的経路を活性化する間接的な受容体機能阻害作用の CDC がある。抗体医薬は、標的受容体以外の受容体型チロシンキナーゼに対しては影響が少なく、低分子化合物よりも高い特異性を持って標的受容体の機能を遮断する。しかし、抗体は細胞膜を透過できないので、抗体医薬の標的抗原は、受容体の細胞外ドメインに限定される（本文 3.3.4 項参照）。

3.8 抑制性の免疫補助シグナル（免疫チェックポイント）の一つが、T 細胞膜表面上に発現する CTLA-4 受容体と、樹状細胞膜上に発現する B7 との相互作用である。CTLA-4 抗体がこの相互作用を阻害すれば、T 細胞の抑制が解除されてがん細胞を攻撃する。また、活性化した T 細胞膜表面に発現している PD-1 とがん細胞に発現している PD-L1 が相互作用すると、T 細胞機能が抑制される。PD-1 抗体や PD-L1 抗体によってこの相互作用が阻害されると、T 細胞の抑制が解除されてがん細胞を攻撃する。このような原理の阻害薬が免疫チェックポイント阻害薬である（本文 3.3.5 項参照）。

第 4 章　理論的ゲノム創薬手法

4.1 「鍵と鍵穴」モデルでは、基質の結合に伴い、酵素の基質結合部位の構造は変化しないが、「誘導適合」モデルでは、基質の結合に伴い、基質結合部位の構造は変化を起こし、基質と結合する。

4.2 リボンモデル。

4.3 ホモロジーモデリングは、立体構造既知のタンパク質のアミノ酸配列と標的タンパク質のアミノ酸配列との配列比較から、類似性の高いタンパク質を選択し、その立体構造を基に、標的タンパク質の立体構造を予測する方法である。

4.4 *De novo* 設計法の長所は、新規性の高い化合物の設計ができることであり、短所は、それら化合物の実際の合成は困難な場合が多いことである。

4.5 $\mathrm{EF}_{0.05\%} = \dfrac{\dfrac{4}{50}}{\dfrac{10}{100000}} = 800$

第5章　低分子医薬品の創製

5.1 薬剤がうまく吸収されなかったり、代謝されてしまったり、薬物動態の面で問題があったときなど。

5.2 標的タンパク質の立体構造に基づいた分子設計法のこと。具体例は本章を参照せよ。

5.3 リガンドの構造に基づいた分子設計法のこと。具体例は本章を参照せよ。

5.4 ファーマコフォアとは、薬剤分子の構造（立体的、電子的な特徴）のなかで、生体分子との相互作用に関わり、生物学的な応答を引き起こすために必要な構造的要素のことである。

5.5 天然物は合成品と比較して、構造の多様性が非常に高い。複雑な構造を有していることも大きな特徴で、生体内で標的分子に特異的に作用しやすい。

5.6 多様性指向型合成は、構造的に多様性に富んだ化合物群を系統的かつ簡便に構築する合成法である。標的指向型合成は、一つ（もしくは数個）の標的分子を効率的に合成しようとする合成法である。

5.7 標的タンパク質と相互作用するフラグメントをスクリーニングし、フラグメント同士を連結するなどして、より強く相互作用する分子を創製する方法である。

5.8 モノクローナルマウス抗体の作製技術の開発、ヒト抗体とのキメラとする技術、ヒト化する技術などが相まって抗体医薬が開発された。詳細は本文や第6章を参照。

第6章　バイオ医薬品の創製

6.1 B細胞受容体のH鎖遺伝子の可変部は、V,D,Jの3つ、L鎖遺伝子の可変部は、V,Jの2つの遺伝子断片にコードされている。V,D,Jのそれぞれは複数の短い遺伝子断片の集合からなっていて、B細胞の分化過程において、H鎖遺伝子はV遺伝子断片群のなかから一つ、D遺伝子断片群のなかから一つ、J遺伝子断片群のなかから一つの断片がランダムに選び出されて結合する。また、L鎖遺伝子もV遺伝子断片群とJ遺伝子断片群から一つずつの断片がランダムに組み合わされる。

その結果、組合せによる多様性が生まれる。また、V-D, D-J, V-J 遺伝子間の結合時に、それらの間に存在するヌクレオチドが削除されたり、新しいヌクレオチドが付加されることで結合部の多様性が生まれる。

6.2 相補性決定領域（CDR）。

6.3 B 細胞が胚中心で活性化 T 細胞からの活性化刺激と抗原刺激を受けると、可変部遺伝子（特に相補性決定領域）に集中して体細胞高頻度突然変異が起こる。突然変異によって抗原に対してより高い結合力を持つようになった B 細胞が選択され増加するため、親和性の上昇した抗体が産生される。

6.4 相補性決定領域（CDR）以外がヒト遺伝子由来のタンパク質でできている抗体。

6.5 抗体依存性細胞傷害作用（ADCC）と補体依存性細胞傷害作用（CDC）。

6.6 新生児 Fc 受容体（FcRn）。

6.7 インフリキシマブとアダリムマブ。

第 7 章　ファーマコインフォマティクス

7.1 薬物の分子は、本来目標とした標的タンパク質だけではなく、それ以外のタンパク質（オフターゲット）に結合することで、予想外の副作用を起こすことがある。

7.2 薬物の標的分子として単一のタンパク質だけでなく、すべてのタンパク質（プロテオーム全体）を考慮する考え方。

7.3 グラフ表記とは、化合物を数学的なグラフとして表記する方法である。グラフはノード（頂点）とエッジ（辺）からなり、それぞれ原子と結合に対応する。長所は、視覚的に分かりやすい点である。短所としては、化学構造のグラフ情報を適切なフォーマットで記述する必要があるため、計算機的な取り扱いが難しい。

線形表記とは、化学構造をアルファベットや数字の連続的な文字列で表現する。長所としては、メモリが少なくて済むので、計算機で扱いやすい。短所としては、化学構造と文字列が 1 対多の関係になる。

フィンガープリント表記とは、化合物の構造をビット列（多次元の特徴ベクトル）で表記する方法である。長所として、ビットの有無から化合物の特徴が分かりやすく、統計学や機械学習における様々な解析手法の入力として、そのまま利用できる。短所は、化学構造とフィンガープリントが多対 1 の関係になってしまう。フィンガープリントの部分構造の定義リストにないものは、表現不可能である。

7.4 化合物の構造類似度としてよく利用される指標。二つの化合物間で共通する部分構造の数を、二つの化合物間でどちらかにあるユニークな部分構造の数で割った

もの。

7.5 ケモゲノミクスの長所は、化学構造が得られるすべての化合物に対して適用可能であり、網羅性が高い点である。短所としては、学習データの中の化合物の基本骨格から大きく外れた予測は不可能であり、性能は化学構造のフィンガープリントや記述子に大きく依存する。

フェノミクスの長所は、化合物の化学構造に依存しないので、化学構造の基本骨格からは想像がつかないような薬物と標的タンパク質との関係性を検出できる点である。短所としては、フェノタイプの情報が得られる化合物（臨床情報が豊富にある薬物など）に適用範囲が限られる。

トランスクリプトミクスの長所は、細胞に曝露された化合物に対して反応する遺伝子群の発現パターンを把握できるため、詳細な作用機序の解析が可能な点である。短所としては、適用範囲が遺伝子発現データの得られる化合物に限られるため、実験コストが高く、細胞種間の遺伝子発現プロファイルのばらつきに注意が必要である。

7.6 既存薬は、ヒトでの安全性や体内動態が充分に確認されているため、臨床試験で失敗するリスクが低く、開発成功確率が高いという特長がある。安全で安い薬を早く開発できるため、疾患で苦しむ患者さんに早く薬を届けることができる。

7.7 近年の生命医科学では、遺伝子、タンパク質、疾患に関する大規模なオミクス情報が得られるようになり、膨大な数の化合物や薬物に関する化学構造情報や生理活性情報も蓄積されてきている。このようなビッグデータから、医学的・薬学的に価値のある情報を引き出すことが必要になってきたため、データマイニングに最適な機械学習の技術が注目されるようになった。

第8章　創薬とシステム生物学

8.1 ボトムアップアプローチの長所：作成したモデルの振る舞いの特性を解析しやすい。ボトムアップアプローチの短所：解析対象が恣意的になる。

トップダウンアプローチの長所：標的に関連する情報を合理的に網羅できる。トップダウンアプローチの短所：モデル構築、利用と結論の関係の齟齬に気付きにくい。（例：モデルに対して行うテスト（入力）と、観測すべき表現型（出力）の関係を、解析者が事前に充分把握していないため、必要な情報を抽出する手法を選べていないことに気付かずに、適切でない観察内容に基づく結論を出してしまうなど。）

8.2 赤線部

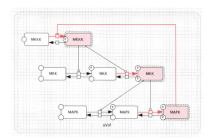

8.3 $\dfrac{\mathrm{d}[\mathrm{MAPK\text{-}PP}]}{\mathrm{d}t} = K_{\mathrm{m2}} \cdot [\mathrm{MKK\text{-}PP}] \cdot [\mathrm{MAPK\text{-}P}]$

8.4 $\dfrac{\mathrm{d}[\mathrm{MAPK\text{-}PP}]}{\mathrm{d}t} = K_{\mathrm{m2}} \cdot [\mathrm{MKK\text{-}PP}] \cdot [\mathrm{MAPK\text{-}P}] - K_{\mathrm{m2}i} \cdot [\mathrm{MAPK\text{-}PP}]$

* 8.3, 8.4 の解答案は、あくまで本章内で説明しているマス・アクション型の反応速度方程式の書き方を採用したものであり、MAPK 分子自体の特性や、酵素反応の反応過程をミカエリス–メンテン型の反応速度式で記述することを勉強した学生が、そのように記述することを禁止するものではない。

8.5 MAPK によるシグナル伝達を介してスイッチのように分けられる二つの異なる状態が、細胞のとりうる状態として存在していることが考えられる。例えば、細胞増殖を開始するのかしないのか、ストレスに応答するためのタンパク質発現を開始するのかしないのか、など。

* このシグナル伝達型は、信号を振動させて下流に伝える構造を内包している。外部からこの機構にどのようなシグナルが入って来るかで、振動の周期（単位時間当たりに換算した場合の周波数）が変化する。細胞システムには、この周波数の違いを、プロセスの結果渡された異なる意味の命令として受け取り、別々の結果を導く機構がある。例えば、細胞が増殖を続けるのか、または分化するのかを区別するのに利用している場合がある。

第9章　薬物の体内動態

9.1 両輸送系とも、基質濃度の上昇に伴い、膜輸送速度に飽和性が見られる。また、化学構造が類似する他の薬物が共存することで、輸送が阻害されることがある。一方、相違点としては、能動輸送は、エネルギーを必要とし、濃度勾配に逆らった輸送を行えるのに対し、促進拡散は、エネルギーは不要で、濃度勾配に従った輸送を

行う。

9.2 溶解性に問題がない薬物の場合、pH の高い小腸において非解離型分率が高く、高い親油性を示すことから、より良好な吸収を示すと考えられる。しかし、溶解度の低い薬物の場合、pH の低い胃内では溶解しても、pH の高い小腸に移行した後、析出してしまう場合があるので注意が必要と考えられる。

9.3 肺胞表面は、小腸に匹敵する広い表面積を持ち、また、毛細血管までの距離は、小腸の数十分の 1 と短く、経口製剤に比して素早い吸収が期待できる。また、小腸ではあまり期待できない高分子薬物の吸収も期待できる、肝初回通過効果を回避できるなどの利点がある。一方、吸入による投与となるので、正確な量を肺に送ることが困難。また、粒子径によって到達できる部位が異なるので、製剤的に高い精度が要求されるなどの欠点がある。

9.4 肝臓では、通常は血管を透過できないアルブミンなどの高分子タンパク質と結合した薬物も、シヌソイド（類洞）を透過して細胞近傍にまで到達する。肝細胞へは、タンパク質に結合していない遊離の薬物が取り込まれる。取り込み機構としては、受動拡散に加え、有機アニオン、カチオン性の化合物を取り込むトランスポーターによる能動輸送等の寄与が大きい。取り込まれた薬物は、第 I 相代謝、さらに第 II 相代謝を受けて、より高い親水性の構造となり、胆管側膜上にあるトランスポーターにより毛細胆管へ輸送され、胆汁中へと排泄される。

9.5 薬物の腎排泄は、糸球体ろ過、主として近位尿細管からの分泌により薬物は尿中へ移行する。一方、尿細管からの血管側への再吸収もある。遠位尿細管からの受動拡散による再吸収、また、D-グルコースなどは近位尿細管から能動輸送による再吸収を受ける。最終的に尿として体外に排泄されるのは、"糸球体ろ過＋分泌－再吸収"によって決まる。このことを加味した腎クリアランスの式としては、$CLr = fu \cdot (GFR + CLr, sec) \cdot (1 - FR)$ がある。

9.6 一般に、CYP 関連の代謝活性は、加齢により低下傾向を示すものが多いが、グルクロン酸抱合などの抱合代謝は、加齢の影響は少ないとされている。

9.7 投与量の増加に伴うバイオアベイラビリティの増加は、総じて、消失系に飽和が見られる場合に起こると考えられる。したがって、小腸上皮細胞内、あるいは肝臓における代謝の飽和、胆汁中排泄の飽和、また腎臓における尿細管分泌に飽和が起こり、消失系の CL が低下することが可能性のある理由となる。

第 10 章　薬物の送達システム

10.1　徐放性製剤は、血中濃度を治療域に長時間維持可能であるため、通常の製剤に比べ、薬効の持続が期待できる。

10.2　乳酸・グリコール酸共重合体のマイクロカプセルに酢酸リュープロライドを封入して注射剤とした製剤（リュープリン）は、数か月にわたって主薬を放出するため、薬効の持続による患者 QOL の改善へとつながる。

10.3　固体薬物を粉砕し微細化することにより、その溶解速度を顕著に高めることができる一方で、溶解度はほとんど変化しない。

10.4　リポソームは、脂質二重膜に分配させる形で脂溶性薬物を、内水相には水溶性薬物をそれぞれ内封可能である。

10.5　硝酸イソソルビド経皮吸収型製剤は、有効成分である硝酸イソソルビドが全身循環血に到達して初めて薬効を発揮するため、経皮吸収性に乏しい一部の箇所を除き、貼る場所に特に制限はない。

10.6　脂質二重膜からなる微粒子はリポソームのことである。エマルションは、液体中にこれと混合しない他の液体の微粒子が乳化剤の働きにより安定に分散したものであり、乳化剤の一重膜に覆われている。

10.7　インターフェロンを PEG 化することの目的は、その抗原性の低減と安定性の改善である。

10.8　初回通過効果の大きい薬物は、徐放性製剤とすることによって、吸収速度が抑制され、より効率的に初回通過効果を受けるようになり、経口投与後の全身循環血に到達する薬物の割合が低下する。

第 11 章　遺伝子診断と個別化医療

11.1　がん細胞は、がん遺伝子の増幅・変異・融合などにより、シグナル伝達経路が恒常的に活性化することで増殖能が亢進している。がん細胞が増殖・進展するうえで特定のシグナル伝達経路に強く依存していることを"oncogene addiction"と呼んでおり、このようなシグナル伝達経路のリガンドや受容体が創薬の標的になっている。

11.2　セツキシマブは、EGFR に対するヒト・マウスキメラ化モノクローナル抗体であり、EGFR に結合することでシグナル伝達を阻害する。一方で、ゲフィチニブは、EGFR に対する選択的チロシンキナーゼ阻害作用を有する低分子化合物である。

11.3 *KRAS*遺伝子に変異があると、EGFRを阻害しても下流に位置する変異RASからシグナルが伝達されるため、細胞増殖能が亢進した状態になっている。*KRAS*遺伝子が野生型の大腸がんに対して、EGFR阻害薬の効果が期待できる。

11.4 抗HER2抗体薬の適応は、「HER2過剰発現が確認された乳がん」である。免疫組織化学法（IHC）や蛍光 *in situ* ハイブリダイゼーション（FISH）法などにより、乳がん組織におけるHER2の過剰発現を確認する必要がある。

11.5 慢性骨髄性白血病（CML）では、22番染色体と9番染色体間での転座によるフィラデルフィア（Ph）染色体が形成されており、*BCR-ABL*融合遺伝子を認める。BCR-ABL融合タンパク質は、チロシンキナーゼ活性が亢進しており、CMLの発症に重要な役割を果たしていると考えられている。イマチニブ、ダサチニブ、ニロチニブは、BCR-ABLチロシンキナーゼを阻害する分子標的薬である。

11.6 プレシジョン・メディシン（精密医療）とは、より高精度の遺伝子解析に基づく有効な分子標的薬の選択に加え、人工知能システムによる精密な解析を導入することで、患者を疾患の特徴ごとに分類して最適な治療を効率的に提供する医療である。効果的な治療が可能となるばかりでなく、増大した医療費の削減にも貢献することが期待されている。

索　引

ギリシャ文字，数字など
α ヘリックス構造　77
$β_1$ アドレナリン受容体　111
$β_2$ アドレナリン受容体　111
$β_2$ アドレナリン受容体作動薬　111
β アドレナリン受容体遮断薬　112
β ストランド構造　77
2D 類似構造検索　90
2D 類似度探索　6
3D プリンター　77
3D 類似構造検索　91
3D 類似度探索　6

A
ab initio モデリング　80
ADC　129
ADCC　68,69,139,140,152,274,275,277
ADME　177,212
ADME 特性　178
ADME 予測　161
AI　32,161,285
AI 創薬　180
ALK 融合遺伝子　280
ALL　279
APF 法　102

B
B7　155
B7/CTLA-4 経路　69
BBB　225
BCR　134
BCR-ABL1 チロシンキナーゼ　196
BCR-ABL 遺伝子　279
BCR-ABL キメラタンパク質　284
BCR-ABL チロシンキナーゼ　279
BCR-ABL チロシンキナーゼ阻害薬　279,284
BCR-ABL 融合遺伝子　284
BCSFB　226
BLAST　80
B 細胞　128,134
B 細胞受容体　134

C
c-KIT 遺伝子　284
CD20　276
CD28　155
CD33　277
CDC　68,139,140,152,274,277
CDR　137,138,145
CHOP 療法　276
CMap　174
CML　279,284
condensing 効果　261
COSMOS 法　12,13
CTLA-4　155,157
CYP　227
CYP3A4　219
CYP 分子種　228

D
DDS　242
de novo 設計　7
de novo 設計法　86
de novo 分子設計　8
DM1　153
DNA 複製　200
DNA マイクロアレイ　7,33
docking study　11
DOS　123

E
EF　97
EGF　269,270,282
EGF/HER 受容体ファミリー　153
EGFR　269,270,282
EGFR 遺伝子　283
EGFR チロシンキナーゼ阻害薬　278,283
EGF 受容体　66,68,153
EPR　265,267
EPR 効果　265,267

F
Fab　134
Fas/Fas リガンド　12
FASTA　80
FBDD　124,125
Fc　134,139,140,147
Fcγ 受容体　67
FcRn　140,141
Fc 受容体　139,140
Fc 融合タンパク質　147,148,150
FEP　102
FISH 法　283
FK506 結合タンパク質　110
FKBP　110
fluidizing 効果　261
FMO　231
FMO 法　102

G
GER　218
GIST　280,284
GLUT1　226
GPCR　28,79,112
G タンパク質共役型受容体　28,64,79,112

H
HAT 培地　143
HER2　68,152,195,275,283
HGPRT　143
HLB　261
hot spot　12
HTS　3,111

I
Ig　128
IgA　134,136

索 引

IgD 136
IgE 134,136
IgG 134,136,140,147
IgM 134,136
IHC 283
IL-1 150
IL-6 150,151
IL-17 151
in silico ADME 予測 177
in silico ADME 予測法 177
in silico スクリーニング 161
in silico スクリーニング手法 6
in silico 探索 30,31
in silico 分子設計手法 6
in vitro 試験 107
in vivo 試験 107
infusion reaction 271
iPS 細胞 7,39

K
KIT 284
KRAS 154,275
KRAS 遺伝子 274,275,282

L
LAT1 226
LBDD 113,167
LBVS 89,93
LC-MS/MS 35
lead evaluation 9
lead generation 9
lead optimization 11
LOS 116

M
mab 148
MAC 68,140
MAOB 176
MAPK8 (MEK/ERK) 経路 279
MARDI-TOF/MS 35
MHC 154
MLR 109
MM-PBSA 法 105
MMC 219

MMP-3 124
mode of action 9,14
MP-CAFEE 法 102,105

N
Na^+/K^+ ATPase 214
NADPH-P450 還元酵素 231
NADPH-シトクロム還元酵素 227
NK 細胞 65,67,139,140,274
NMR 11,78

O
O/W マイクロエマルション 253
oncogene addiction 270,285

P
P-gp 218,251
P-糖タンパク質 214,218,251
PC 261
PD-1 155,156,157
PD-1/PD-L1 経路 69
PD-L1 155,156
PD-L2 155,156
PDB 77
PDGFR 280
PEG 260,264
PEG 修飾 260
PEG リポソーム製剤 265
pH シフト 216
Ph 染色体 279,284
Ph 染色体陽性急性リンパ性白血病 279
pH 分配仮説 216
PI3K/AKT/mTOR 経路 279
PI3K/AKT シグナル伝達経路 270
POC 15
precision medicine 1,19,24,285
proof of concept 9,15
PSO 96

R
RAF 280

RANKL 151,278
RANK 受容体 151
RAS/MAPK シグナル伝達経路 270
RNAi 34
RNA 医薬 11
RNA 干渉 34
RNA シークエンス 33
Rule of Five 116

S
SA 96
SAGE 法 33
SBDD 7,75,83,85,102,112,167
SBGN 185,186
SBML 185,186
SBVS 7,89,92,93
SDS ポリアクリルアミド電気泳動 35
SGLT2 阻害薬 235
SMEDDS 253
SMEDDS 製剤 253
SMILES 164
SNPs 7,20,39,41,42,43
STRP 42

T
Tanimoto 係数 91,165
target discovery 8
Tc 91
TCR 134,154
Th17 細胞 151
TNF-α 150,151,271
TOS 123
TTS 221
T 細胞 134,154
T 細胞活性化制御 155
T 細胞受容体 134,154

V
V,D,J 遺伝子群 135
VDJ 遺伝子 136,137
VEGF 275
VEGFR 280
Verify3D 82

索　引　*301*

VNTR　42

W, X

WHO　148
X線結晶構造解析　6,11,78,79

ア

アクチュエーター　183,184,194
アスピリン　3,4
アゾポリマー　255
アノテーション　31
アバスチン　275
アフィニティークロマトグラフィー　37
アブソープションエンハンスメント　243,249
アポ体　85
アポトーシス　99,156,277,280
アポトーシス抑制　270
アルキル化薬　195
アレルギー反応　271
アロステリック酵素　62
アロステリック制御　62
アロステリック阻害　62
アロステリック部位　61,84
アンギオテンシン変換酵素　108
安定性　218

イ，ウ

イオン-双極子相互作用　51
イオン結合　49,51
イオンチャネル　27,28
イオンチャネル直結型受容体　64
胃潰瘍　115
位相数学　162
一塩基多型　19,41
一次性能動輸送　215
遺伝子組換えマウス　146
遺伝子再構成　134
遺伝子診断　281,282
遺伝子多型　7,40
遺伝子発現プロファイリング　30,33

遺伝子発現プロファイル　7,172
遺伝子変異　44
遺伝的アルゴリズム　96
胃内滞留型製剤　254
胃内容物排出速度　218
イマチニブ　280,284
イマチニブ耐性 GIST　284
医薬分子-標的の分子複合体　48
医療ビッグデータ　32
イレッサ　279
インコヒーレントフィードフォワード　189,190
インスリン　127
インフルエンザウイルス　113
埋め込み剤　247

エ

液体クロマトグラフィー質量分析計　35
エコファーマ　172
エッジ　162
エトポシド　4
エナンチオマー　126
エネルギー極小化計算　82
エピトープ　142
エフェドリン　2
エマルション　261,262
エリブリン　119
エルロチニブ　283
遠位尿細管　233,234
炎症　271
炎症性サイトカイン　150
エンタルピー　49
エンタルピー支配　49
エンドサイトーシス　213,215
エンドソーム　141
エントロピー　49
エントロピー支配　49

オ

オイラー角　94
オスモティックオープニング法　258
オプジーボ　156

オプソニン　264
オプソニン化　264
オフターゲット　21,160,175
オミクス情報　159

カ

カーネル関数　169
カーネルサポートベクターマシン　169
カーネル法　169
潰瘍性大腸炎　272
外乱　188,189
解離度　216
化学情報科学　162
「鍵と鍵穴」モデル　56,73,74
獲得免疫系　134
核内受容体　27,28
核内ホルモン受容体　63
確率モデル　188
重ね合わせ依存的な手法　91
重ね合わせ非依存的な手法　91
カスケード型　206
カスパーゼ　99
活性化 T 細胞　155
活性化エンタルピー　55
活性化エントロピー　55
活性化ギブズエネルギー　54,55
活性中心　84
滑膜線維芽細胞　151
カプトプリル　108
可変領域　134
カルシニューリン　110
がん遺伝子依存性　270,285
がんゲノム医療　44
肝初回通過効果　219,220
関節リウマチ　150,151,271
完全ヒト抗体　129,150,156
官能基　86
がん免疫逃避機構　69
がん免疫療法　154

キ

機械学習　168,179
機械制御　185

気管支喘息　111
基質特異性　57
キナーゼ　65
キニーネ　1,2,118
機能性 RNA　27
ギブズエネルギー　48
キメラ型抗体　143,144,150,152,154
キメラ抗体　129,271,273
キャリア　258
吸収　212
吸収改善　243,249
吸収性　215
吸収促進剤　250
吸収速度　216
吸水性架橋高分子　254
急性輸液反応　271,272
吸入麻酔薬　240
共結晶構造　79
競合阻害　60,229
狭心症　112
鏡像異性体　126
共有結合　104
供与体　52
キラー T 細胞　155
近位尿細管　233
禁煙補助剤　173
近接効果　56

ク

クーロン引力　49
クーロン力　49,50
クエリー構造　90
クッパー細胞　238,263,264
クラススイッチ　136,137
クリゾチニブ　280
グリチルレチン酸　2
グリベック　280
グルクロン酸抱合体　239
グルタチオン抱合体　239
クレアチニンクリアランス　233
グレープフルーツジュース　219
クローン病　271

ケ

蛍光 in situ ハイブリダイゼーション法　283
軽鎖　133,134,135
形状記憶ポリマー　254
形状相補性　75
経動脈カテーテル法　257
経皮吸収　221
経皮吸収型コントロールリリース製剤　245
経皮治療システム　221
血液—脳脊髄液関門　226
血液脳関門　225,278
血管新生　265,270,275,280
血管新生因子　153
血管内皮細胞増殖因子　275
結合角　104
結合自由エネルギー　105
結合親和性　93,105
結合スコア　88,92
結合定数　48
結合表フォーマット　163
血中濃度　244,245
血流速度　223
ゲノム診断　19
ゲノム創薬　1,5,8,30
ゲフィチニブ　283
ケミカルプロテオミクス　36
ケモインフォマティクス　162,163
ケモゲノミクス　170,171

コ

抗 CD20 抗体　276
抗 CTLA-4 抗体　157
抗 EGFR 抗体　274
抗 EGFR 抗体薬　282
抗 EGF 受容体抗体　153
抗 HER2 抗体　153,275
抗 HER2 抗体薬　283
抗 IL-6 受容体抗体　152
抗 PD-1 抗体　156,157
抗 TNF-α 抗体薬　271
抗 VEGF 抗体　153,275
抗 VEGF 抗体薬　153
抗がん剤　176

口腔粘膜吸収　219
高血圧　112
抗原　133
抗原性　260
抗原提示細胞　154
交差（自己）リン酸化　65
抗腫瘍効果　274
酵素　54
酵素阻害剤　59
酵素反応速度論　58
構造活性相関　75,113,167,179
構造キー　91
酵素内在・会合共役型受容体　64
酵素誘導　229,230
抗体　128,132,133
抗体—薬物複合体　129,130
抗体依存性細胞傷害　68,274
抗体依存性細胞傷害作用　140,152
抗体医薬　10,13,65,67,128,139,196,271,274
抗体医薬品　148,150
抗体産生細胞　136
抗体薬物複合体　276,277
抗ヒスタミン薬　271
抗ヒト CD20 抗体　152
抗ヒト TNF-α 抗体　150
高分子化医薬　259
高分子基剤　248
高分子マトリックス　248
高分子マトリックス微粒子　262
高分子ミセル　262
高分子ミセル製剤　266
酵母ツーハイブリッド法　38
呼気中排泄　240
固相合成　121
固体分散体　252,253
固体分散体化　217
コデイン　1,2
コヒーレントフィードフォワード　189,190
個別化医療　19,21,281,282
混合リンパ球反応　109
コントロールドリリース　243,

244,245
コンパニオン診断　282
コンパニオン診断薬　282
コンビナトリアルケミストリー　6,159
コンビナトリアル合成　120

サ

ザーコリ　280
再吸収　233
最大速度　59
最大膜透過速度　214
最低毒性発現濃度　244
最低薬効発現濃度　244
最適化　11,86
サイトカイン　132
細胞周期　200
細胞死誘導機構　201
細胞死誘導シグナル　201
細胞傷害作用　139
細胞増殖機構　194
細胞内受容体　63
細胞内生化学反応回路　186
細胞分裂　200
細胞膜受容体　63
細胞膜透過性　215
細網内皮系組織　263,264
サブミクロンオーダー粒子　252
サポートベクターマシン　181
サリチル酸　4
サリドマイド　173
酸化還元電位　228
酸化的脱アミノ化　230
三次元回転　94,95
三次元構造　91
三次元並進　94,95

シ

シード化合物　92
ジェットミル　252
ジギトキシン　118
糸球体　232,233
糸球体ろ過　233
糸球体ろ過速度　233
シグナル伝達　269

シグナル伝達系　194
シクロデキストリン　254
自己乳化型製剤　253
自己乳化型マイクロエマルション製剤　253
自己ネガティブフィードバックループ　206
自己フィードバック機構　202
自己ポジティブフィードバックループ　206
自己免疫疾患　150,154
自己免疫性　156
脂質二重膜　212
脂質微粒子　260
システム　183
システム生物学　17,21,31,183
システム生物学グラフィカル表記　185
システム生物学マークアップ言語　185
システム創薬　16
システム創薬科学　16
疾患関連遺伝子　30,38
疾患モデル動物　14,39
シトクロム450　227
シヌソイド　223,237
シメチジン　3,115
自由エネルギー摂動法　102,105
周期性運動　218
重鎖　133,134,135
収縮運動　218
自由度　94,95
十二指腸　237
十二指腸潰瘍　115
従来型創薬　30
縦列反復数多型　42
樹状細胞　69,155
受動拡散　213,220,234
腫瘍壊死因子　271
主要組織適合遺伝子複合体　154
腫瘍組織内微小環境　267
受容体　52,63
受容体型チロシンキナーゼ　269,275

昇圧化学療法　258
消化管管腔内液　218
消化管間質腫瘍　280
消化管吸収　215
消化管粘膜透過性　250
上皮増殖因子　269
上皮増殖因子受容体　269
常微分方程式　187
静脈内注射用コントロールドリリースデバイス　248
生薬　3
触媒活性部位　66
触媒裂溝　66
ショットガンプロテオミクス　37
徐放化　247
シルデナフィル　172
腎機能検査薬　234
腎クリアランス　236
人工知能　32,161,168,285
腎小体　232
新生血管網　265
深層学習　32,179
振動解　205
腎排泄　232
親油性　215
親和性成熟　137

ス

水系サスペンション　247
水素結合　47,50,51,87,88
水中油滴型エマルション　261
スコア関数　93,95
ステロイド　271
ストレプトマイシン　2
スプリット合成　121,122
スレディング　80

セ

生化学反応ネットワーク　185,188
生化学分子ダイナミクス　197
制御性T細胞　155
制御モチーフ　200,202,206
生存シグナル　201
生体バリア　260

生体膜透過機構　214
静電相互作用　47,50,104
静電相補性　75
生物学的利用能　215
生物情報科学　44,162
精密医療　1,19,21,24,285
世界保健機関　148
舌下錠　246
接触面積　88
セリン・スレオニンキナーゼ　278
遷移状態　54,55
線形サポートベクターマシン　169
線形表記　163
線形表記法　164
センサー　183,194
全細胞モデル　191

ソ

双極子　51
双極子－双極子相互作用　52
双極子－誘起双極子相互作用　52
双極子モーメント　51
増殖因子受容体　278
増殖促進　270
層別化　282
相補性決定領域　137,138,145
創薬標的分子　26,29
促進拡散　213,214
疎水性相互作用　53,87,88
ソファルコン　4

タ

ターゲットプロテオミクス手法　36
ターゲティング　243,256,257
第Ⅰ相反応　227
第Ⅱ相反応　227
体細胞高頻度突然変異　138
体細胞変異　285
代謝　212,227
代謝拮抗薬　195
代謝阻害　229
耐性　66

大腸指向型製剤　255
体内動態　14,212
胎盤関門　226
唾液中排泄　239
タクロリムス　109
多発性骨髄腫　173
多様性指向型合成　123
タルセバ　278
胆汁　237
胆汁中排泄　232,237,238,239
短縦列反復配列多型　42
単純拡散　213,250
タンパク質－核酸相互作用　28
タンパク質－タンパク質相互作用　28
タンパク質間相互作用　12,28
タンパク質構造データバンク　77

チ

中和抗体　150
中和作用　274
腸肝循環　239
長鎖非コードRNA　27
頂点　162
超微細化　253
腸溶性カプセル化　250
チロシンキナーゼ　65,278
チロシンキナーゼ型細胞膜表面受容体　64

テ

ディープラーニング　8,32,181
定位放出製剤　255
ディジーゾーム　160
定常領域　134,135
定速注入用デバイス　248
ディッセ腔　238,263
低分子医薬品　272,278
低分子プロドラッグ　259
データマイニング　191
テーラーメイド医療　21,39,43
適応拡大　176
適応可能疾患　175
デス受容体－デスリガンド　12

転移・浸潤　270
電気陰性度　51
電気化学的勾配　214
電子回路　185
テンソル積　169
天然物　3,117
点鼻薬　220

ト

糖尿病治療薬　235
トキシコゲノミクス・インフォマティクスプロジェクト　172
特殊輸送機構　213
ドセタキセル　4
ドッキングスコア　93
ドッキングスタディ　11,89,92,93
トップダウンアプローチ　190,191
トップダウンプロテオミクス　36
トポイソメラーゼ阻害薬　195
トポロジー　162
トラジェクトリ　102,105
ドラッグリポジショニング　161,172
トランスクリプトーム　8,26,160
トランスクリプトミクス　170,171
トランスジェニックマウス　7
トランスポーター　214,226

ナ

ナイーブB細胞　137
ナイーブT細胞　155
ナチュラルキラー細胞　65,139,140
ナノDDS製剤　262,263,265
ナノオーダー粒子　252
ナノマイザー　252
ナノ粒子　264
難水溶性改善　252

索引

ニ
二型糖尿病 175
二次構造 77
二次性能動輸送 214
ニトログリセリン 246
乳化剤 261
乳がん 152,283
乳汁中排泄 239
尿細管再吸収 234
尿細管分泌 233
尿排泄速度 233

ネ
ネガティブフィードバック 190
ネガティブフィードバック機構 202
ネガティブフィードバックループ 200,206
ネガティブ-ポジティブダブルフィードバック機構 202
ねじれ角 94,104
熱力学積分法 105
ネフロン 232
粘膜付着型製剤 255
粘膜付着性ポリマー 255

ノ
ノイエス-ウィットニーの式 216
ノイラミニダーゼ阻害剤 113
濃縮係数 97
能動輸送 213,214,250
濃度勾配 213,214,250
脳毛細血管内皮細胞 226
ノード 162
ノックアウトマウス 7
ノンターゲットプロテオミクス手法 36

ハ
パーキンソン病 176
ハーセプチン 275
バーチャルスクリーニング 89
バイオアベイラビリティ 215
バイオ医薬品 127,128,132
バイオインフォマティクス 21,31,44,162
バイオマーカー 281,282
配向効果 56
排出系トランスポーター 251
ハイスループットスクリーニング 3,111,159
排泄 212,232
胚中心 137
肺動脈性肺高血圧症 172
バイナリ特徴ベクトル 165
ハイブリドーマ 128,142,143
配列アライメント 80
パクリタキセル 118
破骨細胞 150,151
破骨細胞前駆細胞 151
白金錯体薬 195
発現異常 285
ハップマップ計画 39
発毛薬 173
パパベリン 1,2
ハプロタイプ 40
ハプロタイプ地図 39
パラレル合成 121,122
ハロタイプ 43
半減期 140
反応速度定数 54,187,203,204
反応速度論 187

ヒ
ピオグリタゾン 175
非解離形分率 216
比較モデリング 80
非競合阻害 60,61
非結晶化 217
微細化 252
微小管作用薬 195
微小管重合阻害薬 153
非小細胞肺がん 280
非晶質化 217,253
ヒスタミン H_2 受容体 115
ヒスタミン H_2 受容体拮抗薬 115
ヒステリシス 200,201
ビッグデータ 21,159
ビット列 90
脾洞 264
ヒト化抗体 129,144,145,148,152,153,271,273
非特異的阻害 229
ヒト抗体 144,145,146,148,150,154,157,271,273
ヒト上皮増殖因子受容体 2 型 275
鼻粘膜吸収 220
微分方程式 203
微分方程式モデル 198
ビマトプロスト 173
比誘電率 50,56
標的指向化 244,256
標的指向型合成 123
標的部位 84
微粒子製キャリア 259,260
ビンブラスチン 118

フ
ファージディスプレイ法 145
ファージライブラリー 146
ファーマコインフォマティクス 21,159,160
ファーマコフォア 113
ファーマコフォア探索 6
ファンデルワールス相互作用 47,50,52,53,104
ファンデルワールス反発力 53
フィードバック機構 188,189,201
フィードフォワード機構 188,189
フィードフォワードループ 206
フィラデルフィア (Ph) 染色体 280
フィンガープリント 90
フィンガープリント表記 165
フェノーム 160
フェノミクス 170,171
不可逆的阻害 229
不競合阻害 60,61,62
ブプロピオン 173

部分構造検索　90
フラグメント構造　91
フラグメント分子軌道法　102
プラズマ細胞　136
フラノクマリン誘導体　219
フラビンタンパク質　231
プランク定数　54
プルダウン法　38
プレシジョン・メディシン　285
ブレンツキシマブ ベドチン　129,130
プログラム化注入用デバイス　249
プロセッサー　183,184,194
プロテオーム　8,160
プロテオミクス　35,36
プロドラッグ　247,251
プロドラッグ化　251
分解防止　252
分極　51
分子性キャリア　259
分子動力学　7
分子動力学法　82,102
分子内回転　94,95
分子ネットワーク解析　30,38
分子標的の治療薬　195
分子標的の薬　133,152,271,281
分子表面モデル　77
分配係数　215
分布　212,222,244
分布平衡　225
分布容積　225

ヘ
ペニシリン　2,3,117
ペプチド医薬　13
ペプチド性医薬品　252,256
辺　162

ホ
抱合代謝　231
抱合反応　227,231
放射性同位体　277
放射線治療　152
放射免疫治療薬　277

放出制御　244
放出制御型製剤　246
放出制御型注射剤　247
放出制御型パッチ製剤　246
放出抑制　243
包接化　254
ボーマン嚢　232
ポジショナルクローニング法　7
ポジティブフィードバック　190
ポジティブフィードバック機構　204
ポジティブフィードバックループ　200,206
ホスファチジルコリン　261
補体　139,274
補体依存性細胞傷害　68,274
補体依存性細胞傷害作用　140,152
ホットスポット　12
ポテンシャルエネルギー　50,103
ボトムアップアプローチ　190,191
ボトムアッププロテオミクス　36
ホモロジーモデリング　80
ポリエチレングリコール　260
ポリグリセリン脂肪酸エステル　255
ポリファーマコロジー　21,160,167
ボルツマン定数　54
ホルモン　132
ホロ体　85

マ
マイクロ RNA　27
マイクロカプセル　247
マイクロスフェア　247,260,262
マイクロパーティクル　262
マイクロピノサイトーシス　141
マウス抗体　144,148

膜攻撃複合体　140
膜侵襲複合体　68
膜透過性改善　250
膜透過制御システム　245
膜透過速度　216
膜動輸送　213,215
マクロファージ　65,67,139,140,274
まつ毛貧毛症治療薬　173
マトリックス拡散制御システム　245
マトリックス支援レーザー脱離イオン化飛行時間型質量分析計　35
マトリックスメタロプロテアーゼ-3　124
マブ　148
マルチキナーゼ阻害薬　280
慢性骨髄性白血病　196,279

ミ
ミエローマ　142,143
ミカエリス-メンテンの式　59
ミカエリス定数　59,214
ミクロソーム　227,231
ミサイル療法　152
ミノキシジル　172

メ
メタボローム　8,160
メトトレキサート　176
免疫　133
免疫グロブリン　128
免疫原性　260
免疫組織化学法　283
免疫チェックポイント　69,154
免疫チェックポイント阻害抗体医薬　70
免疫チェックポイント分子　154,155,157
免疫沈降法　38
免疫抑制剤　109
免疫抑制性補助シグナル　69

索　引

モ

毛細血管透過性　222
モデル化　186
モノアミン酸化酵素　175
モノクローナル抗体　128,142,143,148,271
モノクローナル抗体医薬　273
モルヒネ　1,2,118

ヤ

焼きなまし法　96
薬剤開発戦略　197
薬物相互作用　54,63
薬物－標的タンパク質間相互作用　161,168
薬物－標的分子間相互作用　47
薬物応答遺伝子発現プロファイル　173
薬物キャリア　259
薬物送達システム　242
薬物代謝　227
薬用植物　117

ユ

誘起双極子－誘起双極子相互作用　52
「誘導適合」モデル　57,75

ヨ

油脂製剤化　217
油性溶液　248
油中水滴型エマルション　261

ヨ

溶解速度　216
溶媒和　56

ラ

ラインウィーバー-バークの式　59
ラインウィーバー-バークプロット　59
ラクチュロース　256

リ

リード化合物　92,107,117
リード指向型合成　116
リウマチ治療薬　176
リガンド　63
リガンド-受容体システム　63
リガンド-受容体相互作用　194
リガンド結合部位　84
リガンド構造　89
リツキサン　276
立体構造表示法　76

立体構造予測　80
リピッドマイクロスフェアー　262
リポソーム　260,261
リボンモデル　77
硫酸抱合体　239
粒子群最適化　96
緑内障　112
リンパ洞　264

ル，レ

類似度指標　91
類洞　223,237,263
ループ構造　77
ルール オブ ファイブ　113,116
レニン-アンギオテンシン-アルドステロン系　108

ロ

ロータマーライブラリ　82
ロジスティック回帰　169
ロンドン分散力　53

ワ

ワトソン・フォー・オンコロジー　24
ワルファリンカリウム　4

執筆者一覧

編　集

田沼　靖一　東京理科大学薬学部薬学科／ゲノム創薬研究センター

執筆者 (五十音順)

秋本　和憲　東京理科大学薬学部生命創薬科学科 (第3章3.3節)
大河原　賢一　岡山大学大学院医歯薬学総合研究科 (第10章)
倉持　幸司　東京理科大学理工学部応用生物科学科 (第5章)
齋藤　義正　慶應義塾大学薬学部薬学研究科 (第11章)
佐藤　聡　東京理科大学薬学部薬学科 (第2章)
田沼　靖一　東京理科大学薬学部薬学科／ゲノム創薬研究センター (序，第1章)
原田　陽介　東京理科大学薬学部生命創薬科学科 (第6章)
檜垣　和孝　岡山大学大学院医歯薬学総合研究科 (第9章)
広井　賀子　慶應義塾大学理工学部生命情報学科 (第8章)
山西　芳裕　九州大学生体防御医学研究所 (第7章)
横山　英志　東京理科大学薬学部生命創薬科学科 (第3章3.1，3.2節)
吉森　篤史　株式会社　理論創薬研究所 (第4章)

編者略歴

田沼 靖一
たぬま せいいち

　東京理科大学薬学部薬学科生化学教室教授・ゲノム創薬研究センターセンター長。薬学博士。
　1952年、山梨県に生まれる。東京大学大学院薬学系研究科博士課程修了。専門は生化学、分子生物学。細胞の生と死の決定機構や、ゲノム創薬などに関する研究を行う。主な著書に『ヒトはどうして老いるのか』（筑摩書房, 2002年）、『ヒトはどうして死ぬのか』（幻冬舎, 2010年）などがある。

ゲノム創薬科学

2017年10月20日　第1版1刷発行

検印省略	編　者	田　沼　靖　一
	発行者	吉　野　和　浩
	発行所	東京都千代田区四番町8-1 電　話　03-3262-9166（代） 郵便番号　102-0081
定価はカバーに表示してあります．		株式会社　裳　華　房
	印刷所	中央印刷株式会社
	製本所	牧製本印刷株式会社

社団法人
自然科学書協会会員

JCOPY 〈(社)出版者著作権管理機構 委託出版物〉
本書の無断複写は著作権法上での例外を除き禁じられています．複写される場合は，そのつど事前に，(社)出版者著作権管理機構（電話03-3513-6969, FAX 03-3513-6979, e-mail: info@jcopy.or.jp）の許諾を得てください．

ISBN 978-4-7853-5236-3

© 田沼靖一, 2017　　Printed in Japan

ゲノム編集入門 —ZFN・TALEN・CRISPR-Cas9—

山本 卓 編　A5判／240頁／定価（本体3300円＋税）

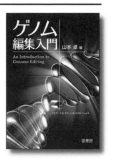

人工DNA切断酵素の作製が煩雑で難しかったため限られた研究での利用にとどまっていたゲノム編集は，新しい編集ツールであるCRISPR-Cas9の出現によって，誰もが簡便に効率よく広範囲に利用できるものへと大きく変わった．

有用物質を作る微生物の作製，植物や動物の品種改良や創薬に必要な疾患モデルの細胞や動物の作製，さらにはがんを含む病気の治療への利用など，ゲノム編集は，基礎研究の分野のみならず，産業や医療での分野においても世界中で研究が進められている．

本書は，「ゲノム編集の基礎を勉強したい」「さまざまな生物でこの技術を使うメリットがどこにあるのかを知りたい」「産業や医療におけるこの技術の有用性を知りたい」と考える初心者を対象にした，国内初のゲノム編集の入門書である．微生物から植物，さまざまな動物でゲノム編集技術を開発してきた国内の研究者が，従来の改変技術とゲノム編集の技術を紹介し，ゲノム編集の可能性についてわかりやすく解説する．

【主要目次】1．ゲノム編集の基本原理　2．CRISPRの発見から実用化までの歴史　3．微生物でのゲノム編集の利用と拡大技術　4．昆虫でのゲノム編集の利用　5．海産無脊椎動物でのゲノム編集の利用　6．小型魚類におけるゲノム編集の利用　7．両生類でのゲノム編集の利用　8．哺乳類でのゲノム編集の利用　9．植物でのゲノム編集の利用　10．医学分野でのゲノム編集の利用　11．ゲノム編集研究を行う上で注意すること

薬学系のための 基礎化学

齋藤勝裕・林　一彦・中川秀彦・梅澤直樹 共著　B5判／170頁／定価（本体2600円＋税）

新しい「薬学教育モデル・コアカリキュラム」の内容に準拠し，高校化学の基礎知識がなくとも無理なく薬学に必要な化学を習得できるよう編集されている．章末には復習問題に加えて薬剤師国家試験類題も収録，到達度を確認しながら学習を進めることができる．

【主要目次】1．原子構造　2．電子配置と原子の性質　3．周期表　4．化学結合　5．物質の状態　6．溶液の化学　7．酸・塩基　8．酸化・還元　9．典型元素各論　10．遷移元素各論　11．化学熱力学　12．反応速度論　13．有機分子の構造　14．有機化合物の種類と反応　15．基本的な生体分子

各A5判　　**新・生命科学シリーズ**　　既刊13点，以下続刊

エピジェネティクス

大山　隆・東中川　徹 共著
248頁／定価（本体2700円＋税）

エピジェネティクスとは，「DNAの塩基配列の変化に依らず，染色体の変化から生じる安定的に継承される形質や，そのような形質の発現制御機構を研究する学問分野」のことである．本書の前半ではその概念や現象の背景にある基本的なメカニズムを解説し，後半ではエピジェネティクスに関係する具体的な生命現象や疾病との関係などをわかりやすく紹介した．

遺伝子操作の基本原理

赤坂甲治・大山義彦 共著
244頁／定価（本体2600円＋税）

遺伝子操作の黎明期から現在に至るまで，日進月歩の遺伝子操作技術の進歩とともに，自ら技術を開拓し，研究を発展させてきた著者たちの実体験をもとに，遺伝子操作技術の基本原理をその初歩から解説．

遺伝子操作の基本的技術の原理を化学の視点で学ぶことを通じて，最新の生命科学の論理を理解できるように努めた．

裳華房ホームページ　**http://www.shokabo.co.jp/**